Dr. med Henning Saupe

Krebs verstehen
und ganzheitlich behandeln

Dr. med Henning Saupe

Krebs verstehen und ganzheitlich behandeln

Integrative Strategien für einen neuen Umgang mit Krebs

VAK Verlags GmbH
Kirchzarten bei Freiburg

Hinweis

Aus Gründen einer gendergerechten Anredeform wurden weitgehend sowohl weibliche als auch männliche Formen verwendet. Der besseren Lesbarkeit wegen wurde im Text vereinzelt auch nur die weibliche oder die männliche Anredeform gewählt. Alle Angaben beziehen sich selbstverständlich auf Angehörige aller Geschlechter.

Bibliografische Information der Deutschen Nationalbibliothek
Die Deutsche Nationalbibliothek verzeichnet diese Publikation in der Deutschen Nationalbibliografie; detaillierte bibliografische Daten sind im Internet über http://dnb.d-nb.de abrufbar.

VAK Verlags GmbH
Eschbachstraße 5
79199 Kirchzarten
Deutschland
info@vakverlag.de / www.vakverlag.de

2. Auflage 2026

Lektorat: Josef K. Pöllath
Illustrationen: Ulrike Plaßmann
Autorenfoto: Mila Gligorić-Šmigić
Layout und Satz: Atelier Lehmacher, Friedberg b. Augsburg
Cover: Markus Weber, Guter Punkt unter Verwendung eines Motivs von AdobeStock
(AdobeStock Bild-Nr. 281037812, Künstler: Avector)
Druck: mediaprint solutions GmbH, Paderborn

Printed in Germany
ISBN 978-3-86731-252-3 (Paperback)
ISBN 978-3-95484-444-9 (ePub)
ISBN 978-3-95484-445-6 (PDF)

Für Emanuel, David und Fredrik, meine Söhne

Inhalt

Hinweise des Verlags

Dieses Buch dient der Information über Möglichkeiten der Gesundheitsvorsorge. Wer sie anwendet, tut dies in eigener Verantwortung. Autor und Verlag beabsichtigen nicht, Diagnosen zu stellen oder Therapieempfehlungen zu geben. Die hier beschriebenen Vorgehensweisen sind nicht als Ersatz für professionelle medizinische Behandlung bei Krebs oder anderen ernsthaften gesundheitlichen Beschwerden zu verstehen.

Prolog

Als Menschen sind wir in jedem Moment den gesund- und den krankmachenden Einflüssen ausgesetzt. Von der Zeugung und der Geburt an durch das ganze Leben hindurch bis zum letzten Atemzug vollzieht sich das Leben in einem ständigen Wandel, in Auf- und Abbau der Substanzen, die den menschlichen Körper und seinen Organismus ausmachen. Nichts in uns steht jemals still.

Das unendlich differenzierte Kräftenetz, das unseren Körper zusammenhält, so lange er uns in unserem Leben dient, wird in den östlichen, traditionellen medizinischen Lehren mit Chi (*chinesisch*), Qi (*japanisch*) oder Prana (Sanskrit, *altindisch*) bezeichnet und in der anthroposophischen Medizin, die in den 1920er-Jahren entwickelt wurde, als das Ineinanderwirken von „Lebenskräfteleib“, „Seelenleib“ und „Ich-Organisation“ verstanden.

Wir nennen es vereinfacht Vitalkraft, und die Naturheilkunde spricht von den Selbstheilungskräften, die in dieser Vitalkraft ihren Ursprung haben.

Ihr Ansatz ist es, dieses Kräftefeld stärkend zu beeinflussen und die Selbstregulation des Immunsystems wiederherzustellen, die Kohärenz der Kräfte von Psyche (Seele) und Soma (Körper) zu reorganisieren und so die ständig auftretenden Hindernisse des Lebens, die zu Beschwerden und Krankheiten führen, aus dem Weg zu schaffen und immer neues Leben zu ermöglichen.

Krebs ist die Folge einer Störung dieser hochkomplexen Zusammenhänge, eine Störung der Vitalkräfte des Menschen. Davon handelt dieses Buch. Je mehr wir davon verstehen, desto besser können wir uns durch ein gesundheitsbewusstes Leben vor Krebs schützen. Je mehr wir darüber wissen, was Krebs fördert, desto besser können wir mit einer Krebserkrankung umgehen, sie manchmal heilen oder zumindest unter Kontrolle bringen und sie in unser Leben integrieren, um dann mit Zuversicht und auf bewusste(re) Weise leben zu können.

Folgen Sie mir auf eine Reise durch die Gesetzmäßigkeiten und Phänomene von Gesundheit und Krankheit! Lernen Sie mehr und mehr zu verstehen, wie alles, was wir tun oder unterlassen, fühlen oder verdrängen, an Nahrung aufnehmen oder Mangel leiden, unser Risiko, an Krebs zu erkranken oder daran zu genesen, beeinflusst, damit Sie künftig so leben können, wie es Ihnen guttut, und mehr das tun können, was ihnen wirklich wichtig und wertvoll ist.

Einleitung

Holismus, Komplexität und Kohärenz

Das holistische Prinzip

Ich gehe in diesem Buch vom holistischen Prinzip aus. Der altgriechische Begriff *hólos* bedeutet „ganz" und *Hólon* „das Teil eines Ganzen Seiende". Meine Überzeugung und Erfahrung ist es, dass alles mit allem zusammenhängt und nichts als ein Einzelnes, losgelöstes Teil unabhängig von anderen Teilen oder Einflüssen sein oder betrachtet werden kann.

Wir können zwar eine Zelle für sich als Ganzes betrachten, jedoch ist auch sie Teil eines größeren Ganzen, zum Beispiel des Organs. Auch das Organ können wir als ein Ganzes betrachten, doch auch dieses ist wiederum Teil eines größeren Ganzen, nämlich des Körpers usw. In beide Richtungen, ins Kleine wie ins Große, können wir uns diese Hierarchie von Hólons und eine Welt vorstellen, deren Teile zwar für sich betrachtet werden können, jedoch in einem größeren Zusammenhang in Beziehung zueinander stehen.

So bedeutet das holistische Prinzip für den menschlichen Organismus, dass jeder Teil mit einem größeren Ganzen in wechselseitigem Austausch steht. Das System des menschlichen Organismus reagiert als Ganzes und ist nicht nur als Summe seiner Bestandteile zu verstehen: Jede Zelle reagiert auf Einwirkungen des Gesamtorganismus und der Gesamtorganismus auf die Einwirkungen aus jeder Zelle. Auch der menschliche Körper gleicht also einem Hologramm, in dem jeder Teil das Ganze spiegelt und im Ganzen die Eigenschaften der Teile zu finden sind.

Diese Einsicht, dass sich das *Bauprinzip* des Menschen im Universum widerspiegelt, wurde von zahlreichen Philosophen über Jahrhunderte hinweg als Entsprechung von Mikrokosmos (Mensch) und Makrokosmos (Welt) bezeichnet.

Die Texte der *Tabula Smaragdina* (smaragdene Tafeln) sollen auf Hermes Trismegistos zurückgehen, der eine Verschmelzung des griechischen Gottes Hermes mit dem ägyptischen Gott Thot sein und tatsächlich gelebt haben soll. Sie sind die philosophische Grundlage der Hermetik, die der Kern der gesammelten Schriften des Corpus Hermeticum ist, das im ersten bis dritten Jahrhundert n. Chr. von einer Gruppe Neuplatonikern in Griechenland verfasst und in der Renaissance im 15. Jahrhundert durch Cosimo di Medici wiederentdeckt und ins Lateinische übersetzt wurde.

Auch dort spiegelt sich die Auffassung dieser Entsprechung wider: „Wie oben, so unten; wie innen, so außen; wie der Geist, so der Körper", war der philosophische Leitsatz der antiken Naturwissenschaft und der langsam über die Jahrhunderte entstehenden Medizin als Heilkunst.

Von der griechischen Antike bis in die Mitte des 19. Jahrhunderts reichte das Verständnis der hermetischen Gesetzmäßigkeiten mit der Entsprechung der *großen* Welt (Makrokosmos/Universum) und der *kleinen* Welt (Mikrokosmos/Mensch).

Die Verhältnisse im Universum entsprechen dieser Auffassung, nach denen sich im Individuum die äußeren Verhältnisse im Menschen spiegeln und umgekehrt. Veränderungen im mikrokosmischen Bereich wirkten sich folglich auch auf die Gesamtheit aus.

Diese philosophische Schule prägte auch das Denken und Handeln des größten Arztes der Antike entscheidend: Hippokrates von Kos, dem Begründer der *modernen Medizin* und *Humoralpathologie*. Er entwickelte die Viersäftelehre, deren Essenz es ist, dass Gesundheit auf einem Gleichgewicht (griech. *Krasis*, lat. *humores*) und Krankheit auf einem Ungleichgewicht (griech. *Dyskrasis*) der inneren Kräfte beruht.

Die vier Kräfte, die sich im Gleichgewicht befinden sollten, wurden von Empedocles (ein vorsokratischer Philosoph, der um 495 v. Chr. auf Sizilien geboren und um 435 v. Chr. vermutlich auf dem Peloponnes gestorben ist) erstmals als die „Vier-Elemente-Lehre" bezeichnet. Den Eigenschaften von Feuer, Wasser, Luft und Erde entsprachen im Menschen die Säfte Blut, Schleim, gelbe und schwarze Galle.

Was mit den Begriffen aus antiker Zeit verbunden wurde, ist allerdings viel mehr prozesshaft und weniger biochemisch-materiell zu verstehen. Der für uns wichtige Aspekt hierbei ist, dass Gesundheit als Kräftegleichgewicht verstanden wurde.

Eine spätmittelalterliche Darstellung dieses Kräfteprinzips, in dem der Mensch sich befindet, liegt in einem Bild aus dem Stundenbuch „Les très riche Heures de Duc de Berry“ vor.

Dieses Meisterwerk der Buchmalerei ist das berühmteste illustrierte Manuskript des 15. Jahrhunderts und wurde von den „Brüdern von Limburg“ für ihren Dienstherrn Johann von Berry gemalt. Den Kern bilden die aufwendig gestalteten und detaillierten Kalenderblätter. Es illustriert wichtige Geschichten der Bibel, alle Festzeiten des Jahres und zeigt als eine Besonderheit die Darstellung des *l'homme anatomique*, des anatomischen Menschen, wie er in die Kräfte des Kosmos eingebunden ist.

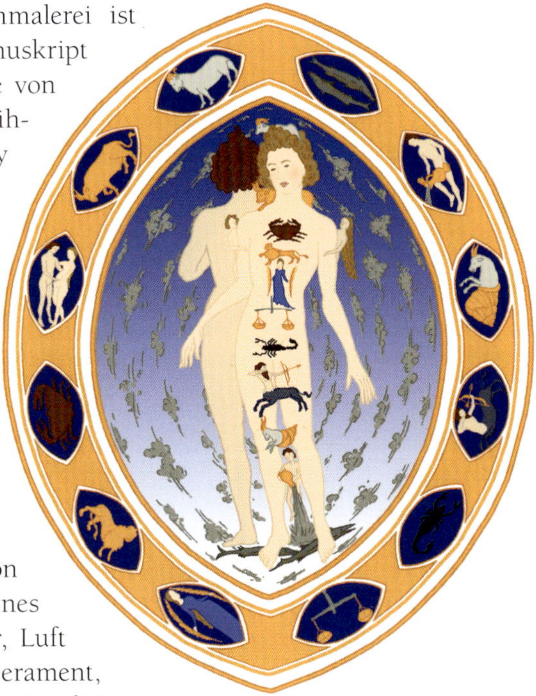

Inmitten von vier Gruppen von Tierkreiszeichen, denen jeweils eines der vier Elemente Feuer, Wasser, Luft und Erde, ein Organ, ein Temperament, eine Himmelsrichtung und die Qualitäten feucht, trocken warm und kalt zugeordnet sind, steht der Mensch als weiblich-männliches Doppelwesen.

Dieses Bild bringt wie kaum ein anderes das Prinzip der Analogie der Hermetik zum Ausdruck – die Dualität allen Seins – und soll hier als Beispiel dienen, das Konzept eines umfassenden Kraftfeldes, aus dem Krankheit oder Gesundheit entstehen, bildlich erfassen zu können. Es zeigt außerdem deutlich, dass dieses Wissen eine lange philosophische Vorgeschichte hat.

Die medizinisch-philosophische Lehrmeinung der hippokratischen Säftelehre wurde zum letzten Mal in moderner Zeit vom österreichischen Pathologen und Philosophen Karl von Rokitansky (1804 in

Königgrätz geboren, 1878 in Wien gestorben) in seinem wissenschaftlichen Lehrbuch der „Allgemeinen pathologischen Anatomie" im Jahre 1848 dargelegt.

Der Berliner Pathologe Rudolf Virchow (1821 in Schivelbein/Hinterpommern geboren, 1902 in Berlin gestorben) begründete nur wenige Jahre später in seinem 1858 erschienenen Buch „Zellularpathologie" die reduktionistische Krankheitslehre und erlangte mit ihrer Verbreitung Weltruhm. Die Folgen und Auswirkungen Virchows Reduktionismus sind bis heute die vorherrschende philosophische Leitlinie der westlichen Medizin. „Krankheiten gehen aus kranken Zellen hervor", war das neue Dogma, aus dem sich der reduktionistisch-materialistische Grundansatz der Medizin entwickelte und bis heute von der sogenannten „Schulmedizin" favorisiert wird.

Mithilfe des Mikroskops gelang es, mehr und mehr Details zu sehen, die man als Ursachen der Krankheiten deutete. Es war nicht mehr der Mensch, der erkrankte, es waren seine Zellen. Und bald schon waren es nicht mehr nur die Zellen, sondern Teile der Zellen: Rezeptoren auf der Oberfläche einer Zellmembran, Gene (also DNA-Abschnitte im Inneren des Zellkerns oder einzelne Moleküle), die für die Entstehung der Krankheiten verantwortlich gemacht wurden. Das Verständnis für das Ganze fiel zugunsten einer unüberschaubaren Vielzahl von Einzelphänomenen auseinander.

Über mehr als 2.000 Jahre wurden Krankheit und Gesundheit als dynamische Prozesse zwischen Ungleichgewicht und Gleichgewicht der Kräfte verstanden.

In jüngster Vergangenheit entwickelte Karl H. Pribram (1919 in Wien geboren, 2015 in Virginia gestorben), ein österreichisch-US-amerikanischer Neurowissenschaftler, zusammen mit dem Quantenphysiker David Bohm (1917 in Pennsylvania geboren, 1992 in London gestorben) in den 1960er-Jahren ein „holonomes Gehirnmodell".

In diesem Modell schrieb er dem Gehirn einen „Feldcharakter" zu und plädierte dafür, das Gehirn als Ganzes zu verstehen und nicht als einzelne Neuronen, aus denen es aufgebaut ist: „Unser Gehirn ist ein Hologramm, welches ein holographisches Universum interpretiert", ist eines seiner bekannten Zitate.

Die Herausforderung unserer Zeit liegt also darin, die neugewonnenen Erkenntnisse und das enorme (biochemische) Wissen wieder in ein größeres Ganzes einzugliedern und einzelne Mosaikstückchen, die für sich allein genommen ein „vollwertiges", in Farbe und Form „funktionierendes" Steinchen sind, mit anderen zu einem Bild zusammenzufügen, das wiederum ein größeres Ganzes (ab)bildet.

Ein prozesshaftes Krankheits- und Gesundheitsverständnis finden wir auch heute noch in der aus Indien kommenden ayurvedischen Heilkunst, die dort seit über 2.500 Jahren praktiziert und wissenschaftlich gelehrt wird. Sie geht von einem Menschenbild aus, in dem die Einheit von Körper, Geist und Seele in ständiger Wechselwirkung mit der Umwelt steht. Hier ist Gesundheit gleichbedeutend mit dem Gleichgewicht von Stoffwechsel, Verdauung, Körpergeweben und Ausscheidungen und abhängig vom inneren Wohlbefinden des Bewusstseins, des Geistes und der Sinne, während der Körper in jeder Sekunde eine Vielzahl komplexer Stoffwechselvorgänge durchläuft.

Auch die Traditionelle Chinesische Medizin (TCM), die in China vor circa 2.000 Jahren entwickelt wurde und heute wissenschaftlich gelehrt wird, zeugt mit der Balance von Yin und Yang von diesem Kräfteverhältnis.

In der indischen und chinesischen Heilkunst und Medizin und dem damit verbundenen Menschenbild ist die Lebenskraft noch ein feststehender Begriff und Teil sowohl der Philosophie als auch der Praxis. Die chinesische Bezeichnung für Lebenskraft ist Chi, die indische Prana und die griechische Bios. Von den auf Aristoteles zurückgehenden Vitalisten des 19. Jahrhunderts wurde sie „vis vitalis" (lat. für *Lebenskraft*) genannt.

Heute haben wir uns daran gewöhnt, dass der Begriff *Leben* entweder gar nicht mehr oder nur abstrakt gedacht wird und dass wir für den Ausdruck *Leben* keine klare Definition und kein genaues Verständnis mehr haben.

Im Medizinstudium unserer westlichen Breitengrade und Zeit kommt der Begriff *Leben* so gut wie nicht mehr vor, er wird weder studiert noch gelehrt. So kommt es auch, dass wir in der Schulmedizin keine vernünftige Definition von *Gesundheit* haben. Das

„Nicht-Vorhandensein von Krankheit“, welche die gültige Definition der Weltgesundheitsorganisation WHO für Gesundheit ist, ist nur eine Verschiebung des Problems, aber keine Lösung.

Gesundheit des Menschen ist laut WHO „ein Zustand des vollständigen körperlichen, geistigen und sozialen Wohlergehens“ und nicht nur das Fehlen von Krankheit oder Gebrechen.

Komplexität und Eindeutigkeit

Heute wissen wir, dass sich in jeder unserer circa 100 Billionen Körperzellen pro Sekunde mehr als 100.000 biochemische Reaktionen abspielen. Schon allein aus diesen Zahlen wird deutlich, dass wir nicht annähernd verstehen oder vorhersagen können, was die lebendige Zelle steuert und wie sie sich exakt verhalten wird. Ein staunendes Beobachten, ein sorgfältiges Beschreiben ist immer noch die noble Art des Naturwissenschaftlers, sich der unermesslich komplexen lebendigen Zelle und des noch komplexeren menschlichen Organismus zu nähern.

Vom genauen Verstehen aller Einzelheiten, vom Begreifen der konkreten Zusammenhänge zwischen Ursache und Wirkung sowie vom Vorhersehen des kompletten zellulären Verhaltens kann noch lange nicht die Rede sein.

Es scheint eher so zu sein, als ob die Anzahl der möglichen Reaktionen einer Zelle ins Unendliche geht, ähnlich wie die Anzahl aller möglichen Schachpartien, die auf 10^{100} geschätzt wird, was sehr nahe an *unendlich* ist. (Beispiel: 10^{100} übersteigt die Anzahl an Elektronen im bekannten, sichtbaren Universum.)

Diese Zahlenbeispiele über die Komplexität biochemischer Vorgänge im menschlichen Organismus zeigen, dass es eine einfache oder die eine Antwort auf das Problem *Krebs* nicht geben kann. Die Anzahl Krebs (mit-)beeinflussender Faktoren ist sehr hoch und die möglichen Kombinationen daraus noch weitaus höher.

Die oben genannten Beispiele sollen uns helfen, nicht dem Irrtum zu verfallen, den einen Krebs auslösenden Faktor finden zu wollen und die eine Therapie, die ihn heilt.

Vielmehr ergeben sich aus unserem Verständnis der multifaktoriellen Ätiologie (Entstehungsgeschichte) der verschiedenen Krebserkrankungen eine Vielzahl von unterschiedlichen Behandlungsmöglichkeiten. Es ist zwar eine große Aufgabe, diejenigen Behandlungen zu finden und anzuwenden, die im individuellen Fall die besten sind, doch es ist auch der einzig sinnvolle Weg.

Die Therapie eines einzelnen Menschen sollte sich daher sowohl aus typischen Behandlungen zusammensetzen, die für die meisten Erkrankten von Nutzen und effektiv sind – dazu gehört zum Beispiel die Reduktion von Entzündung und Stress – als auch solche, die an die individuellen Faktoren dieses einzelnen Menschen angepasst sind, wozu zum Beispiel der Einsatz individuell angepasster Mengen von Nahrungsergänzungsmitteln, Herd- und Störfeldsanierungen (Zahnwurzelinfektionen, chronisch entzündete Hals-Mandeln u. a.) sowie spezifische Lebensstilveränderungen gehören.

Wichtig dabei ist, immer das Ganze im Auge zu behalten und die Schwachstellen zuerst zu beheben. Schrittweise sollte sich die Behandlung an den Fragen ausrichten: „Was kann am schnellsten mit dem geringsten Aufwand verändert werden?“ und: „Was richtet am meisten Schaden an?“

Stellt das Arbeits- oder Familienumfeld einen großen Stressfaktor im Leben dar, so sollte dies zuerst verändert werden, bevor zum Beispiel eventuelle Amalgamfüllungen der Zähne entfernt werden. Auch wenn diese der Gesundheit nicht förderlich sind, spielen sie im Gesamtgeschehen in diesem Beispiel eine eher untergeordnete Rolle.

Ganz anders ist es, wenn sich im Zahnbereich verschiedene Materialien wie Gold, Amalgam und andere Metalllegierungen befinden, die über den Speichel dann wie eine Batterie chemische Reaktionen auslösen und den Organismus mit den entsprechenden Giften belasten. Der allgemeine Rat, Amalgamfüllungen möglichst durch metallfreie Materialien zu ersetzen, ist zwar grundsätzlich richtig, muss aber vor dem Hintergrund der Bedeutung mit den anderen Therapieelementen verglichen werden. Prioritäten sollten in der Gesamtbehandlung sinnvoll eingeschätzt und Behandlungsmöglichkeiten abgewogen werden.

Dabei kann uns auch die Einsicht Lofti Zadehs (1921 in Baku/Aserbaidschan geboren, 2017 in Berkeley/Kalifornien gestorben), US-amerikanischer Mathematiker, Informatiker, Elektroingenieur und emeritierter Professor der Informatik, helfen; denn eine genaue oder mathematische Sicherheit in solch komplexen Systemen wird es nie geben, und eine gewisse Unsicherheit wird immer bestehen bleiben.

Zadeh prägte 1965 den Begriff der *fuzzy logic* und entwickelte eine neue Methode, mit sogenannten unscharfen Informationen umzugehen. Übersetzt bedeutet *fuzzy* neben unscharf u.a. auch verschwommen, unbestimmt oder undeutlich. Sein Begriff bezeichnet keine bestimmte mathematische Logik, wie man meinen könnte, sondern eine Theorie – die Theorie der *unscharfen Mengen*.

Obwohl von der Mathematik und Informatik kommend, war Zadeh schon früh davon überzeugt, dass seine Theorie im Bereich der medizinischen Diagnose Anwendung finden würde, und war der Meinung, dass wir unsere traditionellen Ansätze zur Analyse biologischer Systeme in grundlegender Weise verändern müssen, da die Komplexität solcher biologischen Systeme zu vielfältig sei, als dass man sie mit monokausalen Parametern berechnen könne. Hierzu sagt er: „In dem Maße, in dem die Komplexität eines Systems zunimmt, verlieren eindeutige Aussagen ihre Bedeutung und bedeutungsvolle Aussagen ihre Eindeutigkeit."

In der Wissenschaft oder der Computerprogrammierung wurde bisher nur mit zwei Werten gearbeitet: wahr oder falsch, an oder aus, 1 oder 0. Zwischenwerte oder Graustufen gab es nicht. Wir sind es gewohnt, die Welt in ein Schwarz-Weiß-Raster einzuteilen, obwohl dieses *Entweder-oder* nicht unserem tatsächlichen Erleben entspricht. Wir reduzieren damit die Welt in zwei Werte und tun so, als gäbe es zwischen diesen Extremen keinen Übergang.

Die binäre Darstellung macht nicht nur die Mathematik und die Computerverarbeitung (besser) handhabbar. Doch das auf diese Weise erhaltene Ergebnis kann – manchmal mehr, manchmal weniger – ein Trugschluss sein. Unser Zeitalter der Information beruht zwar auf dieser digitalen Denk- und Arbeitsweise, doch es kann komplexe biologische Systeme wie unser Leben damit nicht hinreichend berechnen oder einordnen.

Bereits seit der Antike beschäftigt sich unter anderem die Philosophie mit der Frage der unscharfen Mengen, zum Beispiel in Form der berühmten *Sorites-Paradoxie* und der Fragestellung: „Ab wann ist eine Ansammlung von Sandkörnern ein Haufen?"

Ab wie vielen bzw. wie wenigen Haaren auf dem Kopf hat man eine Glatze, oder ab wie vielen Krebszellen im Körper ist der Mensch krank? Hier Grenzen zu ziehen ist sehr schwer, doch durch Vereinfachung erliegen wir oft einer Fehleinschätzung.

Auch wenn Zusammenhänge nicht gleich ersichtlich sind, heißt das nicht, dass sie nicht vorhanden sind. Das Leben ist multifaktoriell und fühlt sich daher für uns manchmal unvorhersehbar, unberechenbar und chaotisch an. So wie im restlichen Leben ist es auch in der Medizin: Der fehlende Beweis eines Zusammenhangs ist nicht der Beweis, dass es keinen Zusammenhang gibt. Die Gefahr besteht also darin, dass wir Zusammenhänge leugnen, wo wir keine vordergründigen Zusammenhänge sehen. Einer ganzheitlichen (Welt-)Sicht wird diese Betrachtungsweise jedoch nicht gerecht.

Eine Studie aus dem Jahr 2017 von dem Genetiker und Tumorforscher Bert Vogelstein und seinem Kollegen, dem Mathematiker und Statistiker Cristian Tomassetti der Johns-Hopkins-Universität in Baltimore, gibt in dem Fachblatt „Science" auf die Frage der Krebsentstehung eine provokante Antwort: In zwei von drei Fällen beruhe die Tumorbildung auf blankem Zufall, auf „Tippfehlern" beim Kopieren der genetischen Information vor der Zellteilung. Demzufolge sei Krebs purer Zufall und einfach „Pechsache", ein schicksalhaftes Ereignis, an dem die Erkrankten völlig unbeteiligt sind. Damit treffen die beiden Forscher den allgemeinen Ton der westlichen Schulmedizin.

Einerseits mag dieses Studienergebnis einige Menschen erleichtern und kann gerade bei den Fragen: „Warum ich?" und: „Was habe ich falsch gemacht?", die sich vermutlich nahezu alle Krebspatientinnen und Krebspatienten stellen, entlastend wirken. Doch entbindet uns diese Sichtweise jeglicher Verantwortung, die wir uns und unserem Körper gegenüber haben und die unsere Lebensweise beeinflusst. Demnach wäre es völlig egal, was und wie wir essen, ob wir uns bewegen und genug schlafen, ob wir einen Sinn im Leben suchen und finden, ob wir uns mit Menschen und Tieren umgeben, die uns guttun, ob wir bestimmte Werte leben und vermitteln und ob wir uns weiter entwickeln usw. Alles, was wir tun und denken, wäre demnach egal. Es wäre tatsächlich alles nur Pech und blanker Zufall.

Wir plädieren jedoch dafür, Verantwortung für uns selbst zu übernehmen und damit ein gewisses Maß an Mit- und Selbstbestimmung in unserem Leben zu erreichen. Auch wenn das Zusammenspiel von sehr vielen krankheitsfördernden Faktoren unerkannt bleibt oder bis ins Letzte nicht zu entschlüsseln ist, sind wir doch nicht nur dem Pech oder dem Zufall hilflos ausgeliefert.

Wir gehen mit dem holistischen Modell der zwölf Vitalfelder davon aus, dass die Entstehung von Krebs zwar ein hoch komplexes, multifaktorielles Geschehen ist, dass wir dieses Geschehen aber sehr wohl mit der Behandlung der zwölf Vitalfelder auf positive Weise beeinflussen und wesentlich verändern können. Indem wir auf die verschiedenen Felder achten und mit psychischer und körperlicher Pflege Verantwortung für uns übernehmen, sind wir nicht nur dem Schicksal ausgeliefert, sondern können mit einer Krebserkrankung (oder Erkrankung jeglicher Art) nicht nur anders, sondern auch aktiv umgehen. Schon Hippokrates war der Ansicht, dass die meisten Krankheiten durch den Lebensstil entstehen und nicht von den Göttern gesandt werden. Die holistische Sicht- und Behandlungsweise kann dementsprechend zu einem sinnvollen und erfolgreichen Therapieganzen führen.

Kohärenz und Gesundheit

Der menschliche Organismus wird in diesem Buch nicht nur holistisch, sondern als von zwölf unterschiedlichen Prinzipien beeinflusst gesehen. Das besondere dieser Prinzipien – die im Fall der Krebserkrankung als Risikofaktoren gesehen werden können – ist, dass sie nicht materieller Art sind. Sie beeinflussen die Zusammensetzung und das Verhalten der Materie, sind aber selbst immateriell. Es sind letztendlich Kräfte, die ständig auf die lebendigen Zellen und Organe unseres Körpers einwirken und als zwölf Felder miteinander verbunden und in ständigem Austausch sind wie die Farben des Sonnenlichtes. Sie in zwölf Nuancen zu unterteilen gleicht dem Betrachten eines Prismas, das das weiße Sonnenlicht in seine farbigen Bestandteile zerlegt.

Hinter den zwölf Faktoren, die hier dargestellt werden, verbirgt sich das Leben an sich.

Das Anliegen dieses Buches ist es, den Betroffenen dabei zu helfen, wieder einen aktiven, lebendigen Begriff des Lebens für sich formulieren zu können. Vorgestellt und erläutert wird hier ein dynamisches Verständnis von Leben, ein nicht nur materielles, sondern auch geistiges Wirkprinzip, das auch den biochemischen Abläufen des Organismus zugrunde liegt und diese im Sinne eines Kraftfeldes organisiert und gestaltet.

Die zwölf Faktoren, um die es hier geht, können wie zwölf Instrumente eines Orchesters verstanden werden. Der Dirigent des Orchesters ist der Mensch selbst, von ererbten Anlagen (den Genen, sie sind nicht beeinflussbar) und epigenetischen Strukturen (sie lassen sich durch das eigene Verhalten und die Umwelt beeinflussen) bestimmt. Das „Erklingen der Musik" ist die Biografie des Menschen. In diesem Bild gesprochen führen verstimmte Instrumente – die dyskohärent, also ohne Zusammenhang und bei dem jedes für sich spielt – zur Verzerrung der Musik, d.h. in unserem Fall zu Krankheiten.

Die Therapie ist somit das Stimmen der Instrumente, das Vitalisieren der zwölf Faktoren und das Miteinander-in-Kohärenz-Bringen, in eine Ordnung, einen Zusammenhang und ein Ineinander-Greifen.

In Analogie zu dem in der Physik gebräuchlichen Feldbegriff, der zum Beispiel als Magnetfeld die Struktur von Eisenspänen auf einem Blatt Papier ordnet, sobald das Kraftfeld eines Magneten unter dem Papier wirkt, wird die Gesamtheit der wirkenden (und im besten Fall ordnenden) Einflussfaktoren in diesem Buch ebenfalls als *Feld* bezeichnet.

Die Ordnung der Eisenspäne kommt vom Kraftfeld des Magneten, nicht aus den Eisenspänen selbst. Die „Erkrankung Krebs" kommt unserer Meinung nach nicht aus den kranken Zellen, sondern wird von den mannigfaltigen Kräften, den biochemischen Prozessen um sie herum, erzeugt, denen die Zellen folgen, wie die Eisenspäne dem Magnetfeld.

Wenn sich Krebs als Krankheit einstellt, ist es nicht die Krebszelle selbst, die ein *Problem* hat, sondern der Mensch, dessen körperliche – sowie geistig-seelische – Existenz damit in höchstem Maße bedroht und gefährdet wird.

Dem Verständnis nach, das diesem Buch zugrunde liegt, ist der Mensch ein äußerst komplexes und vielschichtiges Wesen. Das Wort *Wesen*, was auch *das Besondere* oder *das Kennzeichnende* heißt, deutet auf einen Sinn hin, auf etwas Geistiges. Dieses Geistige bedient sich eines Körperlichen, um sich auszudrücken und entwickeln zu können. Das Wesen des Menschen ist aber nicht nur vielschichtig, sondern es drückt sich auch auf zahlreichen Ebenen aus. Eine klassische Betrachtungsweise, die dem schwer fassbaren Begriff des menschlichen Wesens etwas näherkommt, gliedert ihn in *Leib* und *Seele*.

Eine feinere Gliederung unterscheidet zudem noch Seele und Geist als zwei unterschiedliche Bereiche. Der Leib (oder Körper) kann wiederum in einen mineralischen oder physischen Leib und einen biochemischen Leib unterteilt werden. Solange er sich im Zustand der Gesundheit befindet, ist dessen Haupteigenschaft, das pulsierende Gleichgewicht zwischen Abbau und Aufbau aufrechtzuerhalten. Dieser Zustand wird auch altgriechisch *Homöostase* genannt, was „Gleichstand" bedeutet und eben diesen Gleichgewichtszustand eines dynamischen Systems beschreibt, der durch interne regulierende Prozesse aufrechterhalten wird.

Der physische Leib sondert sich in der Weise vom biochemischen Leib ab, indem er als feste Struktur in Erscheinung tritt. Der biochemische Leib dagegen ist in ständiger Veränderung und fließt, pulsiert, atmet, pendelt hin und her, zieht sich zusammen und dehnt sich aus, wächst und verwandelt sich.

Was die Seele ist, hat je nach mythischen, religiösen, philosophischen oder psychologischen Traditionen und Lehren eine andere Bedeutung. Nach unserem heutigen Verständnis ist sie, zugehörig zum physischen Leib, nach dem Verständnis vieler Menschen der Ort oder Raum, der Gefühlsregungen wahr- und Eindrücke aufnimmt. Die Seele wird als etwas Inneres empfunden und ist das Persönlichkeitsmerkmal eines Menschen. Aus dem Altgriechischen stammend bedeutet Seele Psyche. Wenn wir von psychischer Gesundheit sprechen, meinen wir damit den seelisch-geistigen Zustand, ohne ihn hier für unsere Ausführungen zu sehr unterscheiden zu wollen.

Während wir also etwas vorsichtig mit der Definition sind, was die Seele ist, können wir mit Sicherheit sagen, dass sie – was auch immer sie ist – reagiert. Und die Seele interagiert in höchstem Maße mit dem biochemischen Organismus.

In der Medizin gehen wir heute davon aus, dass Physis und Psyche, also Körper und Geist oder Seele, voneinander abhängig sind und sich gegenseitig beeinflussen.

Die Psychoimmunologie (auch Psychoneuroimmunologie, kurz PNI genannt) und für unsere Betrachtung besonders wichtig ist die Psycho-Onkologie oder psychosoziale Onkologie sowie die Wissenschaften der Interaktionen dieser verschiedenen Ebenen des menschlichen Wesens.

Hier geht es nicht nur um die Wechselwirkungen zwischen Psyche, Nervensystem und Immunsystem, sondern speziell um die psychischen, sozialen und sozialrechtlichen Bedingungen, Folgen und Begleiterscheinungen einer Krebserkrankung.

Verfolgen wir diese Wechselbeziehungen, so führen sie uns zu dem israelisch-amerikanischen Medizinsoziologen Aaron Antonovsky (1923 in New York City geboren, 1994 in Be'er Scheva/Israel gestorben), der in den 1980er-Jahren den Ausdruck der *Salutogenese* prägte, was aus dem Lateinischen übersetzt so viel wie *Gesundwerdung* bedeutet.

In seinem Salutogenese-Modell spielt der Begriff der Kohärenz (was vom Lateinischen *cohaehere* stammend *zusammenhängend* oder *verbunden* bedeutet) eine zentrale Rolle: Die Entstehung und Erhaltung von Gesundheit versteht auch Antonovsky als einen aktiven Prozess mit dynamischen Wechselwirkungen und nicht als einen passiven Zustand.

In den Mittelpunkt der Entstehung von Gesundheit rückt er den Kohärenzsinn, der die Fähigkeit eines Menschen beschreibt, die ihm gebotenen Ressourcen zu nutzen, um sich gesund zu (er-)halten. Besonders wichtig für Antonovsky sind dabei die Einflussfaktoren Verstandnis, Machbarkeit und Sinnhaftigkeit.

Ähnlich wie in seinem Salutogenesemodell, in dem ein sinnvolles kohärentes Zusammenschwingen verschiedener Einflussfaktoren von Bedeutung ist, zeigt dieses Buch, wie ein kohärentes Ineinandergreifen der zwölf Faktoren Gesundheit erzeugt, während ein Mangel an Kohärenz Krankheit und schließlich Krebs fördert.

Aber was ist Kohärenz im gesunden Zustand? Und was heißt Kohärenz im Zusammenhang mit Krankheit, wenn wir physisch sowie psychisch geschwächt oder angeschlagen sind? Was gerät in Unordnung im kranken Zustand des Menschen? Woraus besteht dieser Zusammenhang, und welche (Aus-)Wirkung hat er auf das menschliche Wesen?

Die Kohärenz – also das Zusammenspiel der verschiedenen Ebenen, unterteilt in den physischen Leib, die chemischen Vorgänge im Körper und in seelisch-geistige Belange – findet auf ganz unterschiedlichen Ebenen statt. Ist sie in Ungleichgewicht geraten, zeigt sich fehlende Kohärenz im Bereich des Physischen (Körper) als Überformung, Tumorbildung (d.h. Wucherung und Substanzbildung am falschen Ort) und wird in krankhaft gesteigerter Intensität sichtbar.

Im Bereich der biochemischen Prozesse führt ihr Fehlen zu chronischer Entzündung, immunologischer Verirrung, lokaler Übersäuerung, lokalem Sauerstoffmangel oder lokaler toxischer Belastung.

Im Bereich des seelischen Empfindens oder Erlebens äußert sie sich als Verlust sinnvoller Zusammenhänge im Denken, Fühlen und Wollen sowie als ängstlich und defizitär.

Im speziellen Bereich des Geistigen zeigt sich das Fehlen der Kohärenz durch den Verlust des sinnvollen, proportionalen und somit gesunden Verhältnisses zwischen Eigenwahrnehmung und Fremdwahrnehmung. Hier wird das Abwägen und Umsetzen der eigenen Bedürfnisse, die entweder im Einklang mit den Bedürfnissen der Umwelt oder im Gegensatz zu ihr stehen, zu einem teilweise unüberwindbaren Hindernis.

Ohne es bewusst wahrzunehmen besteht eine ausreichend hohe Kohärenz zwischen diesen verschiedenen Ebenen des Menschen solange er gesund ist. Sie erhält die Form des Körpers, sie regelt seine energetischen Bedürfnisse, die sich in der Verwandlung der biochemischen Aktivitäten ausdrücken, sie lässt uns angemessen reagieren und bewahrt das Maß im Verhältnis zwischen Ich und Umwelt.

Der Sozialpsychologe Heiner Keupp (1943 in Kulmbach geboren) beschreibt in seinem Werk „Reflexive Sozialpsychologie" Kohärenz als ein Gefühl und nennt es den „Kohärenzsinn". Er unterteilt ihn in drei Bereiche: „Kohärenz ist das Gefühl, dass es Zusammenhang und Sinn im Leben gibt, dass das Leben nicht einem unbeeinflussbaren Schicksal unterworfen ist. Der Kohärenzsinn beschreibt eine geistige Haltung: Meine Welt erscheint mir verständlich, stimmig, geordnet; auch Probleme und Belastungen, die ich erlebe, kann ich in einem größeren Zusammenhang sehen (Verstehbarkeit).

Das Leben stellt mir Aufgaben, die ich lösen kann. Ich verfüge über Ressourcen, die ich zur Meisterung meines Lebens, meiner aktuellen Probleme mobilisieren kann (Handhabbarkeit). Für meine Lebensführung ist jede Anstrengung sinnvoll. Es gibt Ziele und Projekte, für die es sich zu engagieren lohnt (Bedeutsamkeit). Der Zustand der Demoralisierung bildet den Gegenpol zum Kohärenzsinn."

Es scheint aber, als würde das Gefühl von Verstehbarkeit, Handhabbarkeit und Bedeutsamkeit – kurz gesagt: der Kohärenzsinn – durch Krankheit geschwächt oder in manchen Fällen sogar vollständig untergraben.

In der Tat ist es schon bei einem grippalen Infekt schwierig, ein sonniges Gemüt, eine positiv-kraftvolle Grundstimmung zu haben und zuversichtlich in die Zukunft zu blicken: Sind wir krank, fühlen wir uns nicht nur körperlich, sondern auch geistig gebrechlich, sind emotional verletzlicher, weniger tatkräftig (was natürlich auch der rein physischen Verfassung geschuldet ist) und wenig entscheidungsfreudig, sehen uns nicht mehr in der Lage, den Anforderungen unserer Mitmenschen, unseren eigenen und denen des täglichen Lebens gerecht zu werden. Wir fühlen uns überfordert, deutlich kleiner und schutzloser. Die Gefühlspalette der Begleiterscheinungen von Krankheit mag bei jedem Menschen individuell ausgeprägt sein; manch einer zieht sich besonders still zurück und versucht, alles mit sich selbst auszumachen, während andere vielleicht weinerlich, anhänglich, jammernd oder vorwurfsvoll werden.

Je nach Alter kann die Demoralisierung, die Krankheit mit sich bringt, unterschiedlich aussehen. Doch im Falle eines grippalen Infekts, einer Erkältung, eines unkomplizierten Knochenbruchs, einer Zahnbehandlung usw. ist dies eine überschaubare und absehbare Periode in unserem Leben, mit der wir mit zunehmendem Alter umzugehen lernen und sie als Erwachsene einzuschätzen wissen.

Lebensbedrohliche Krankheiten wie Krebs haben dagegen eine ungleich höhere Macht über unser Gleichgewicht und besitzen eine ganz andere Wucht, unsere Kohärenz aus den Angeln zu heben.

Auf die Fragen: „Warum ich?“ oder: „Was habe ich falsch gemacht?“, gibt es keine einfachen Antworten. Schuldgefühle führen nur zu weiteren seelischen Belastungen und damit auch zu einer zusätzlichen Schwächung des gesamten Systems, aber nicht zur Lösung.

Weil Krankheit zum Teil durch Verlust der Kohärenz entstanden ist und weiterführend eine fehlende Kohärenz den Organismus negativ beeinflusst, kann eine Lösung des Problems und damit die Unterstützung der Gesundheit nur durch einen Richtungswechsel erfolgen: Es muss also auch anders herum funktionieren, dass Kohärenz aufgebaut und gefestigt wird, wenn wir uns darauf besinnen, was uns guttut, wie wir leben wollen, wie wir mit anderen Lebewesen umgehen wollen, was wir brauchen und was wir vermeiden sollten, was wir fordern wollen, genauso gut aber auch, was wir verweigern sollten, was wir wünschen und was wir können. Kleine Schritte im Bereich des Machbaren sind dabei besonders wichtig und für die meisten von uns bereits bei guter Gesundheit ein tägliches Übungsfeld.

Mit dem Krebs leben bedeutet, aufmerksam zu bleiben, bewusst den Alltag zu gestalten und ein hohes Maß an Beobachtung für kleine Veränderungen im Körper zu entwickeln. Krebs im metastasierten Stadium bleibt eine dauerhafte Herausforderung: Nur eine ganzheitliche Behandlung und Nachsorge kann das Wachstum von Krebs kontrollieren oder zurückdrängen.

1
Wer an Krebs leidet und wer am Leiden verdient

1.1 Krebs auf dem Vormarsch

Krebs ist eine der größten Herausforderungen des um sein Leben und seine Gesundheit besorgten Menschen in allen modernen Zivilisationen. Die ungefähr 500 verschiedenen Krankheiten, die der Laie mit dem Sammelbegriff *Krebs* bezeichnet, sind in den westlichen Zivilisationen weiterhin auf dem Vormarsch und dabei, Herz-Kreislauf-Erkrankungen, wie Herzinfarkt oder Schlaganfall, als Ursache der häufigsten Todesfälle den Rang abzulaufen. In Kanada ist es schon so weit: Krebs ist dort die Todesursache Nummer eins.

Der Trend in allen entwickelten Industrienationen unserer modernen Welt ist dramatisch: Jedes Jahr gibt es rund zwei Prozent mehr diagnostizierte Krebserkrankungen als im Vorjahr, und 2040 wird statistisch jeder zweite Erwachsene an Krebs erkranken, wenn wir diese Entwicklung nicht stoppen und lernen, unsere Gesundheit von Grund auf besser zu stärken.

Bevor wir mithilfe dieses Buches weiter in das Zusammenspiel der Lebenskräfte und der krankmachenden Einflüsse eintauchen, ist es wichtig, uns ein Bild über die aktuelle Lage der Krebserkrankungen und wie sie in der Welt auftreten zu machen.

Damit wir besser verstehen, wie die Landschaft der onkologischen Spezialabteilungen in unseren Krankenhäusern aussieht, welche Auswahl von Behandlungsmethoden dort praktiziert werden und warum die onkologische Forschung in unseren Universitäten so ist, wie sie ist (und nicht dem folgt, was zum Beispiel dieses Buch beschreibt, aufdeckt und empfiehlt), ist ein Blick auf die wissenschaftlichen und wirtschaftlichen Aspekte von Krebs interessant.

Zahlen und Fakten

Der Informationsdienst des Deutschen Krebsforschungszentrums veröffentlichte 2020 auf seiner Internetseite folgende Erkrankungsraten: „2016 erkrankten etwa 492.000 Menschen in Deutschland neu an Krebs. Für 2020 wird ein Anstieg auf über 500.000 Krebsneuerkrankungen prognostiziert. Vergleicht man diese Zahlen mit der Lage 1970, hat sich die Zahl der Krebs-Betroffenen sogar fast verdoppelt. Das hat verschiedene Ursachen: die gestiegene Lebenserwartung und der Rückgang anderer Erkrankungen, die früher lebensbedrohlich waren, spielen mit eine Rolle. Fast alle Krebsarten treten bei älteren Menschen viel häufiger auf als bei Jüngeren."

2017 sind in Deutschland 226.680 Menschen an Krebs gestorbenen. Geschätzt wird, dass in Deutschland – bei einer Bevölkerungsanzahl von etwa 83 Millionen Menschen – ungefähr 1,67 Millionen Krebskranke leben, deren Krebsdiagnose nicht länger als fünf Jahre zurückliegt. Insgesamt leben heute mehr als die Hälfte aller Krebspatienten noch fünf Jahre nach der Diagnosestellung. Das bedeutet, dass die andere Hälfte der an Krebs erkrankten Menschen diese fünf Jahre nicht überleben. Für die verschiedenen Krebs-Arten sind diese Zahlen sehr unterschiedlich, worauf wir in diesem Buch nicht näher eingehen können. Länderübergreifend sind die vier häufigsten Krebsarten Brustkrebs, Lungenkrebs, Darm- und Prostatakrebs. Wenn in diesem Buch im Weiteren von Krebs die Rede ist, sind damit meist die alltäglichen und zahlenmäßig am häufigsten auftretenden Krebsarten gemeint. Die Blutkrebs-Arten (Leukämien) stellen besondere Erkrankungen dar, die einer speziellen Darstellung bedürfen. Einige allgemeine Aspekte von Leukämie werden in diesem Buch behandelt, nicht aber die speziellen, da sie den Rahmen dieses Buches sprengen würden.

Im internationalen Vergleich der Länder gibt es sehr große Unterschiede, was die Anzahl der Krebs-Neuerkrankungen pro Jahr betrifft. Dieser Vergleich zeigt ein eindeutiges Bild: Die westlichen Industrienationen (Westeuropa, Nordamerika, Australien und Neuseeland) führen die Tabelle mit großem Abstand zu anderen Nationen an, von über 253 und bis zu 450 neu an Krebs Erkrankten pro 100.000 Einwohner pro Jahr. Indien und die äquatornahen afrikanischen und arabischen Länder haben die niedrigsten Neuerkrankungen. Sie liegen unter 106 pro 100.000 Menschen jährlich. Diese Unterschiede scheinen weniger mit genetischen Faktoren als mit Lebensstilfaktoren zusammenzuhängen. Besonders auffällig ist, dass japanische Frauen ein viel geringeres Brustkrebsrisiko (circa 53 Neuerkrankungen pro 100.000 Einwohner im Jahr) haben als europäische, australische oder US-amerikanische Frauen (dort sind es 85 bis 94 Neuerkrankungen je 100.000 Einwohner pro Jahr). Ziehen sie in eines der Länder mit hohem Krebsvorkommen, gleicht sich ihr Risiko nach einigen Jahren an das des neuen Wohnlandes an! Das heißt, dass die Ursache des höheren Krebsrisikos nicht an ihren Genen liegt, sondern von Lebensstil- und Umwelt-Faktoren beeinflusst ist. Chinesische Männer haben knapp ein Zehntel des Prostatakrebs-Vorkommens (etwa neun Neuerkrankte pro 100.000 Einwohner im Jahr) im Vergleich zu Männern in westlichen Zivilisationen (circa 75 bis 85 Neuerkrankte pro 100.000 Einwohner jährlich). Die brennende Frage ist also: Warum ist unser westlicher Lebensstil in so hohem Maße krebsfördernd?

1.2 Krebs und die damit verbundene Industrie ...

... Segen für die Menschheit oder „Big Business"?

Bei dieser enormen Ausbreitung in der gesamten industrialisierten Welt und der damit einhergehenden Bedeutung für die Gesundheit des modernen Menschen ist es vielleicht nicht verwunderlich, dass sich eine ganze Industrie und eine ihr zuarbeitende Forschungswelt gebildet haben. Neben dem Ziel, Krebserkrankungen immer besser behandeln zu können, werden – und manchmal möchte man sagen: leider – auch wirtschaftliche Interessen verfolgt. Die Verflechtung von Forschungsinstituten und der pharmazeutischen Industrie ist ein komplexes Thema, das bereits viele Bücher füllt und das wir hier nur am Rande streifen wollen.

Zum grundlegenden Verständnis dieser Lektüre ist es wichtig zu erwähnen, dass ein Buch wie dieses als *alternativ* angesehen wird. Ungeachtet dessen, dass es sowohl auf biologischen Tatsachen beruht als auch den neuesten Erkenntnisstand der verschiedensten wissenschaftlichen Bereiche widerspiegelt, kann es nicht als populärer Allgemeinvertreter der vorherrschenden Lehrmeinung angesehen werden, die in den onkologischen Kliniken unserer westlichen, industrialisierten Länder angewandt wird.

Was aber ist eigentlich die an den Universitäten so einheitlich vertretene *Lehrmeinung* und die allgemein anerkannte *Schulmedizin*, und wie kommt diese oft einseitige Auffassung von Krankheit zustande?

Für das Feld der Onkologie lautet die Antwort: Die schulmedizinische Lehrmeinung ist das, was von onkologischen Gremien zum jeweiligen Zeitpunkt als „hinreichend" wissenschaftlich untersucht und mit sogenannten evidenzbasierten Studien belegt ist.

Vereinfacht könnte man auch sagen, es ist diejenige Lehrmeinung, welche die akademischen Lehrer, Professoren der westlich-orientierten Universitäten jeweils als die *richtige* definieren. Ein Zirkelschluss, der einem in sich geschlossenen System gleicht, das seine eigenen Regeln aufstellt und nach eben diesen handelt, während vieles andere als unwissenschaftlich abgetan wird.

Dabei fällt zunächst ein wesentlicher Gedankenfehler auf: Was nicht mit evidenzbasierten Studien bewiesen ist, sollte im Umkehrschluss nicht als per se falsch angesehen werden. Es ist eben nur nicht von der mainstreambeeinflussten (oder geförderten) Wissenschaft und deren Standards bewiesen.

Beispiel

Die entkrampfende Wirkung einer Wärmflasche auf dem Bauch einer Patientin mit Menstruationsschmerzen ist mit keiner Studie als wirksam bewiesen. Sie ist aber deshalb nicht falsch, unwirksam oder unwissenschaftlich. Sie ist Teil der Erfahrungsmedizin und vielfach angewandter Praxis. Das Beispiel mag banal erscheinen, trifft aber den Nagel auf den Kopf.

In die Leitlinien der onkologischen Standardbehandlungen kommt nur, was durch große kontrollierte randomisierte Studien abgesichert ist. In den meisten westlichen Ländern ist dies nicht nur eine

Empfehlung, sondern eine Gebotsstellung, die keine Ausnahme duldet. In Frankreich oder Schweden werden zum Beispiel nur Verfahren oder Medikamente angewendet, die durch große kontrollierte randomisierte Studien „abgesichert“ sind. Vieles bleibt dabei leider unbeachtet und kann Patienten und Patientinnen letztendlich nicht zugutekommen. In deutschsprachigen oder auch einigen asiatischen Ländern ist die Handhabung etwas lockerer, und auch die oben erwähnte Erfahrungsmedizin darf angewendet werden.

Randomisiert ist eine Studie, wenn sie aus zwei Gruppen besteht, deren teilnehmende Personen nach dem Zufallsprinzip ausgewählt wurden. Die eine Gruppe bekommt das zu untersuchende Medikament, die andere den gängigen Standard. Placebokontrolliert ist sie, wenn die Kontrollgruppe ein wirkungsloses Pseudo-Medikament bekommt (von lat. *placere*, was so viel wie *gefallen* bedeutet, also den *Anschein gebend*, ein Medikament zu sein).

Am besten ist es, wenn eine solche Studie im Vorfeld durchgeplant (prospektiv) ist und an mehreren Orten gleichzeitig durchgeführt wird (multizentrisch). Der Aufwand derartiger Studien lässt sich nur erahnen. Die Kosten belaufen sich auf sieben- bis achtstellige Beträge. Bevor ein neues Anti-Krebs-Medikament frei zugänglich ist, muss es vier Phasen von klinischen Studien mit den eben beschriebenen Mitteln durchlaufen. Ehe es am Markt eingeführt oder gar verkauft ist, kostet es das entsprechende Unternehmen rund fünf Milliarden Euro. Aus dieser Zahl allein wird deutlich, warum Anti-Krebs-Mittel wie hochdosiertes Vitamin-C, Mistelextrakte oder Curcumin keine Chance haben, in absehbarer Zeit in die Leitlinien der empfohlenen (und damit auch durch die Krankenversicherungen finanzierten) Krebsbehandlungen aufgenommen zu werden: Hochdosiertes Vitamin-C, Mistel- oder Curcuma-Extrakt sind in der Beschaffung und Herstellung im Vergleich zu anderen Medikamenten sehr kostengünstig, was Medikamenten dieser Art mittlerweile leider den Ruf einträgt, nicht „so wirksam“ wie teure Medikamente zu sein, und durch ihren Einsatz kann wohl kaum das Geld eingespielt werden, womit Pharmaunternehmen ihre Medikamente entwickeln und testen wollen, inwieweit und ob diese nun wirksam sind oder nicht.

Die Kosten einer Krebsbehandlung haben sich in den vergangenen 55 Jahren verhundertfacht! Waren es 1965 rund 100 US-Dollar, die für einen Krebskranken im Durchschnitt im Monat ausgegeben wurden, so sind es heute etwa 10.000 US-Dollar.

Leider wirken aber viele der heute zur Verfügung stehenden teuren Anti-Krebs-Mittel gar nicht oder nur viel weniger, als wir es uns wünschen.

Der englische Krebsforscher Charles Swanton, Professor und Onkologe, fasste die ernüchternden Zahlen in einem Artikel zusammen, den er 2018 in der Zeitschrift der *Royal Society of Medicine* veröffentlichte: „Wenn wir die letzten zwölf Jahre nehmen und uns die von der *Food and Drug Administration* (US-amerikanische Zulassungsbehörde für Arzneimittel, Anm. des Verfassers) zwischen 2002 und 2014 akzeptierten 71 neuen Anti-Krebs-Mittel nehmen, so haben 23 dieser Mittel überhaupt keinen Überlebensvorteil gezeigt. Insgesamt war die mittlere Verbesserung des Überlebens 2,1 Monate. Ähnlich die Mittel, die in Europa zugelassen wurden. 48 Arzneimittel wurden für 68 verschiedene Indikationen (Anwendungsbereiche) zugelassen. In 41 von diesen 68 Anwendungsbereichen ergab sich überhaupt keine Verbesserung des Überlebens. Ich würde argumentieren, dass die Kosten nicht im Verhältnis zum Vorteil stehen, etwas, das schleunigst berücksichtigt werden muss."

Dazu kommt noch ein ganz anderer, wenig rühmlicher Aspekt moderner Verbindungen zwischen Forschung, pharmazeutischer Industrie und behandelnden Ärzten, nämlich Betrug.

Der dänische Universitätsprofessor Peter Christian Gøtzsche, der Mitbegründer und bis 2018 Direktor des renommierten Cochrane-Institutes in Kopenhagen war, entlarvte und kritisiert die Machenschaften der bis in die politischen Strukturen hineinreichende Macht der pharmazeutischen Industrie in seinem mutigen Buch „Tödliche Medizin und organisierte Kriminalität: Wie die Pharmaindustrie unser Gesundheitswesen korrumpiert".

Es geht um viel Geld. 2015 wurden weltweit schätzungsweise über 107 Milliarden US-Dollar für Anti-Krebs-Medikamente ausgegeben, und für 2020 wird ein Umsatz von 150 Milliarden US-Dollar erwartet.

Momentan haben 511 verschiedene pharmazeutische Firmen 581 potenzielle Anti-Krebs-Mittel in der mittleren Testphase in der Hoffnung, für einige von ihnen die Zulassung zu bekommen. Ein einziges Mittel kann dabei einen Umsatz von vier Milliarden US-Dollar pro Jahr generieren bei einer Gewinnspanne von circa 70 Prozent! Eine einzige Behandlung mit einer Serie von Infusionen eines neuen Medikaments kann dabei bis weit über eine Million Euro kosten.

In der modernen Onkologie erfreuen sich neue Mittel, die auf sehr spezielle Weise in das Immunsystem eingreifen, immer größerer Beliebtheit. Dabei entfalten sie leider auch sehr viele Nebenwirkungen. Aktuelles Beispiel sind die sogenannten Checkpoint-Inhibitoren. Sie blockieren ein Signalmolekül, das auf so gut wie allen gesunden und manchen Krebszellen sitzt und dem Immunsystem signalisiert, nicht angegriffen zu werden. Durch *Maskierung* dieser sogenannten *Program Death-1 Rezeptoren* (PD1-Rezeptoren) wird die Angriffshemmung von Krebszellen gegenüber dem Immunsystem ausgeschaltet. Zwei solcher Arzneimittel, die seit einigen Jahren auf dem Markt sind, stehen nach einem Bericht aus dem Jahr 2020 mit 2,637 Milliarden Euro für 6,6 Prozent der gesamten Arzneimittelkosten eines ganzen Jahres der gesetzlichen Krankenversicherungen zu Buche.

Die Arzneimitteltherapie mit den höchsten Kosten zu der Zeit, als dieses Buch entstand, ist die sogenannte Car-T-Zelltherapie, bei der spezielle weiße Blutkörperchen aus dem Blut der behandelten Person entnommen und im Labor verändert werden, um sie danach der jeweiligen Patientin bzw. dem Patienten wieder zu injizieren. Eine einzelne Injektion dieses individuell für jede Patientin bzw. jeden Patienten hergestellten Wirkstoffes kostete bei Veröffentlichung in den USA 475.000 US-Dollar (etwa 435.000 Euro).

In der Regel werden für eine zu behandelnde Person drei solcher Injektionen für einen Behandlungsversuch gegeben. Zum Vergleich liegt der Preis für ein Kilogramm Vitamin-C für Endverbraucher bei unter 20 Euro. Damit lässt sich kein Geld verdienen. Es soll hier keineswegs behauptet werden, dass Vitamin-C die Stärke eines modernen Immuntherapie-Mittels hat, auch nicht deren starke Nebenwirkungen, die für die Gruppe der oben erwähnten Checkpoint-Inhibitoren bei bis zu 89 Prozent der Behandelten eintreten, wie aus dem *Deutschen Ärzteblatt* von 2019 hervorgeht. Der Vergleich soll lediglich zeigen, welch himmelweiten Unterschiede in puncto Kosten von Anti-Krebs-Arzneimitteln bestehen.

Außerdem müssen die in Deutschland Krankenversicherten die Kosten für zum Beispiel hochdosiertes Vitamin-C oder das für die Krebsvorbeugung und auch Behandlung äußerst wirksame Vitamin-D selbst bezahlen, da die Leitlinien eine Behandlung mit diesen Vitaminen nicht vorsehen. Je mehr man sich aber mit dieser Materie beschäftigt, desto besser versteht man, wie wir uns ein in sich selbst geschlossenes System geschaffen haben, das die gesamte Medizin, insbesondere aber die Onkologie beherrscht. In keinem anderen Fachbereich der Medizin wird so viel Geld mit Arzneimitteln umgesetzt.

1.3 Das in sich geschlossene System der medizinischen Forschung

„Beklagenswert ist das menschliche Leben, weil die unerträgliche Geldgier es durch und durch wie ein eisiger Hauch durchdringt. Mögen doch lieber alle Ärzte dagegen zusammenstehen in dem Willen, eine Krankheit völlig zu heilen.“[1]

Unser medizinisches System besteht aus dem in sich geschlossenen Kreislauf, weil die – idealerweise unabhängige – Universitätsforschung in hohem Maße von der Industrie finanziert oder gefördert wird. Nur diejenigen Arzneimittel werden in großen klinischen Studien be- und erforscht, die einen entsprechend hohen Gewinn versprechen. Mittel, von denen kein großer Gewinn zu erwarten ist, werden von vornherein nicht untersucht.

Leitlinien werden von Professoren definiert, die mithilfe der von Drittmitteln finanzierten Studien ihre Karriere gemacht haben. Leider gilt da nur allzu oft der Spruch: „Wes Brot ich ess, des Lied ich sing!“, und so werden in die Leitlinien keine Behandlungsmaßnahmen oder Arzneimittel aufgenommen, die nicht mit großen und kostenintensiven Studien untersucht wurden. Krankenversicherer bezahlen nahezu

ausschließlich nur diejenigen Behandlungen, die in Leitlinien vorgeschlagen werden, und lehnen die Erstattung von Behandlungen ab, die nicht *leitlinienkonform* sind.
Sollte beim Lesen dieses Buches also die Frage aufkommen, warum dieser Inhalt häufig nicht den Weg in die onkologischen Kliniken und deren Behandlungsweisen Eingang gefunden hat, so können die hier vorgestellten Fakten eine Antwort geben.

Möglicher Ausweg aus der *money-based-medicine*

Das öffentliche Gesundheitssystem – bestehend aus Universitäten, Forschern, Krankenversicherern und Ärzten – ignoriert das in diesem Buch Dargestellte weitgehend und lässt bis heute nicht zu, den *Schutzwall* der EBM (evidenzbasierte Medizin) mit ihren Forderungen nach kontrollierten randomisierten Studien zu durchbrechen.

Dabei gäbe es auch andere sichere Forschungsmethoden als nur die gemeinhin propagierten großen klinischen Studien. Die Erfahrungsmedizin kann mit gut dokumentierten Fallbeschreibungen, naturalistischen Studien und den aus Untersuchungen an Tier- und Zellkulturen erbrachten Erkenntnissen sehr wohl eine wissenschaftliche Aussage über die Wirkung einer Behandlungsmethode machen.

Doch diese Art zu forschen ist noch wenig bekannt, wenig gefördert und wird bisher von den *Global Players* ignoriert. Warum das so ist, lässt sich nach den hier dargelegten Inhalten unschwer verstehen.

Wer sich näher mit der erkenntnisbasierten Medizin als neuem Wissenschaftsweg beschäftigen und damit tiefer in die in diesem Buch dargestellten Behandlungsweisen eintauchen möchte, dem sei sowohl die *Zeitschrift für ärztliche Fortbildung* mit dem Titel „Was ist cognition-based medicine?“ von 2005 empfohlen als auch folgende Internetseite: http://www.ifaemm.de

Das Institut für angewandte Erkenntnistheorie und medizinische Methodologie e.V. am Institut der Universität Witten/Herdecke stellt ebenfalls Informationen bereit.

2
Wie das Licht scheint

Am Anfang war das Licht! Alles Leben, wie wir es kennen, verstehen und es uns vorstellen können, entstand durch die Einwirkung der Sonne auf unseren Planeten.

Wenn es um die Bedeutung der Sonne für das Leben auf der Erde geht, finden wir in Herbert Friedmanns Buch „Die Sonne“ (1997) den treffenden und vielzitierten Abschnitt: „Die Sonne erhält alles Leben auf der Erde, sie leuchtet uns, erwärmt den Boden, die Meere, die Atmosphäre, sie steuert das Klima, sie bringt Trockenperioden und Eiszeiten, sie treibt den Wind, der über die Erde weht und unser Wetter bestimmt. Ihre Stürme stören Radioverbindungen, verursachen elektrische Entladungen und markieren sogar die Baumringe mit Radioaktivität.“

Sie wandelt während eines Milliarden von Jahren währenden Prozesses in ihrem Inneren ständig Wasserstoff in Helium um. Dabei wird eine unglaubliche Menge an Energie freigesetzt, die wiederum unzählige chemische und physikalische Prozesse in Gang setzt. Leben von Pflanzen, Tieren und Menschen gäbe es ohne die Sonne nicht; auch sonst keine Form von Leben. Die Bedeutung der Sonne für unser Leben und unseren Erdball geht noch weiter: Alle komplexen Atome, aus denen wir und die Natur um uns herum gebildet sind, entstanden aus den Prozessen der Atomzusammenfügung aus Wasserstoff im Kern der Sonne, wie die moderne Astrophysik festgestellt hat. Aus Sicht der modernen Astrophysik ist die Sonne ein riesiger, Energie freisetzender Kernreaktor im Zentrum unseres Sonnensystems.

Die Erforschung und wissenschaftliche Beschäftigung mit Licht in Zellen sämtlicher Organismen begann vor etwa 150 Jahren mit dem russischen Biologen und Mediziner Alexander Gurwitsch (1874 in der Ukraine geboren, 1954 in Russland gestorben). Als Histologe beschäftigte er sich mit der Wissenschaft biologischer Gewebe und machte

1923 eine erstaunliche Entdeckung: Bei der Untersuchung der Zellteilung von Zwiebelzellen konnte er ein schwaches Leuchten im ultravioletten Bereich bei 260nm Wellenlänge nachweisen; ein Bereich der Lichtstrahlung, den das bloße menschliche Auge nicht mehr wahrnehmen kann. Er vermutete, dass dieses Licht aus den biochemischen Prozessen der Zellteilung stammt, und nannte sie daher *mitogenetische Strahlung* (*Mitose* bedeutet „Zellteilung").

Seine Entdeckung wird heute als ultraschwache Photonenemission bezeichnet und tritt als Folge chemischer Reaktionen auf. Sie kann nur mit speziellen Apparaten, sogenannten Fotoelektronenvervielfachern (engl. *photomultiplier*), gemessen werden und liegt nur knapp über der technischen Nachweisbarkeitsgrenze.

Im Altgriechischen bedeutet *Photon* „Licht". In der Physik sind Photonen Lichtquanten und physikalisch die kleinsten Einheiten des Lichts. Biophotonen nennt man sie dann, wenn sie von lebenden Zellen abgegeben werden.

Obwohl Gurwitsch richtig vermutete – wie viele Wissenschaftler heute auch annehmen –, dass diese Strahlung die Mitose (Teilung des Zellkerns) von Zellen stimulieren könnte, wurde er nach anfänglicher Anerkennung bald darauf mit seinen Forschungen infrage gestellt und als unwichtig abgetan.

Das schwache Leuchten der Biophotonen lässt sich nur mit speziellen Geräten feststellen und darf nicht verwechselt werden mit der Biolumineszenz, wie wir es zum Beispiel bei Glühwürmchen kennen.

Es wird heute angenommen, dass das Leuchten nicht nur eine Folge chemischer Reaktionen ist, sondern auch eine Antwort auf äußere Einflüsse oder innere Schäden sein könnte, die durch toxische Stoffe, wie zum Beispiel Chemikalien oder von Mikroorganismen ausgeschiedene Substanzen, verursacht sein könnten. Die Photonenemission kann sich möglicherweise aber auch durch physikalische Einflüsse wie extreme Temperaturen, Strahlen und Strom, aber auch durch mechanische Einwirkungen verändern.

Der deutsche Biophysiker Fritz-Albert Popp (1938 in Frankfurt/Main geboren, 2018 in Meerbusch gestorben) bestätigte Gurwitschs Beobachtungen durch Messungen mit Lichtverstärkern und wurde dadurch zu einem der Begründer der oben genannten Biophotonik, die heute ein eigener Wissenschaftszweig ist, der sich mit dem Phänomen des zellulären Leuchtens und seiner möglichen Bedeutung auseinandersetzt.

Obwohl die Existenz der Biophotonen mittlerweile unumstritten ist, wurden teilweise auch Popps Forschungen, wie seinerzeit wahrscheinlich auch die von Gurwitsch, von der etablierten Wissenschaft abgelehnt. Diese Reaktionen weisen auch auf eine gewisse Brisanz hin: Forschte Popp doch an keiner geringeren Frage, als der, was Leben ist.

Bis heute wird das Thema Biophotonen und ihre Bedeutung kontrovers diskutiert. Sie hat trotz zahlreicher Publikationen keine allgemeingültige Anerkennung in der etablierten Welt der Mainstreamwissenschaft gefunden. Als eine Form des *Neovitalismus* wird sie von ihren Kritikern als Interessengebiet der alternativ-esoterischen Szene belächelt oder abgelehnt, während andere Wissenschaftler und Kollegen Popp als einen sehr kompetenten Wissenschaftler schätzen, der mit seinen Forschungen und Erkenntnissen Neuland betreten hat.

Außerhalb der Populärwissenschaft stößt die Biophotonik auf großes Interesse bei Wissenschaftlern und Ärzten, die sich mit alternativen Konzepten befassen und das interzelluläre Kommunizieren mithilfe von Licht aufgrund chemischer Vorgänge für möglich halten.

So können mit der Versuchsanordnung von Fritz-Albert Popp kranke von gesunden Zellen an ihrem Lichtmuster, das sie ausstrahlen, unterschieden werden, und seine Aussage: „Krebs ist eine Art Kommunikationsstörung in den subtilen Signalen, mit denen sich die Zellen untereinander verständigen“, könnte ein weiterer Schritt zur Beantwortung der Frage sin, wie und wodurch Krebs entsteht oder wie Krebs therapiert werden kann.

Seine Versuche mit lebenden und toten Zellen ergaben, dass bei lebenden Systemen (ohne erneute Energetisierung durch Sonnenlicht) die Photonenstrahlung langsamer abklingt als bei unbelebten Systemen: Lebendige Zellen leuchten intensiver und länger als tote Zellen, die einige Zeit noch ein grundsätzlich schwächeres Licht abgeben, deren Licht insgesamt dann aber auch schneller „erlischt“.

Biophotonen werden von Elektronen erzeugt, die wiederum durch Sonnenlicht angeregt werden, schlussfolgerte Popp. Für ihn war das der Beweis, dass die Elektronen eines lebendigen Organismus oder einer erst kürzlich gepflückten Pflanze untereinander informiert sind, also in einem Austausch in Lichtgeschwindigkeit miteinander stehen. Das Licht, das diese Zellen aussenden, ist wie bei einem Laser außerdem noch kohärent. Kohärentes Licht ist hoch geordnet und hat die gleiche Wellenlänge, d. h. Farbe, und die gleiche Ausrichtung der Wellen mit ihren Wellenbergen und Wellentälern. Es erscheint daher gebündelt und eindeutig ausgerichtet.

Für uns ist dieses Phänomen aber auch eine Brücke zwischen Philosophie und Wissenschaft, zwischen Vitalfeld-Hypothese und messbarer Biophysik. Sie hat ihre Relevanz zum Beispiel in der Qualitätsforschung von Lebensmitteln und auch in der Behandlung von Krankheiten mit kohärentem Licht, dem oben genannten Laserlicht.

Über eine Messung der Lichtemissionen lässt sich zum Beispiel auch die Qualität von Lebensmitteln bestimmen: Je mehr Licht ein Produkt speichern und dann wieder abgeben kann, desto frischer und gesünder ist es in der Regel. Auf diese Weise liefert die Lichtmessung eine Aussage, die mit herkömmlichen Methoden auf diese Weise nicht zugänglich ist. Eier aus konventioneller Haltung haben in Versuchen beispielsweise deutlich weniger Licht gespeichert als solche aus Bio-Haltung. Das gleiche Phänomen zeigt sich bei der Untersuchung von biologisch erzeugtem Obst, Gemüse oder Fleisch. Laut Popp liegt der Unterschied in der „Ordnung der Stoffe", und die Lichtspeicherfähigkeit kann als ein Maß für den Organisationsgrad der Zelle angesehen werden. Getreu dem Motto: „Man ist, was man isst", scheint es also – mit einer auf Kohärenz basierenden Lebensweise – sinnvoll und gesund zu sein, diejenigen Lebensmittel zu sich zu nehmen, die sich durch ein höheres Maß an Vitalkraft, also einer größeren Ordnung der Stoffe, auszeichnen.

Abgesehen vom *Mehrwert*, von dem unser Körper auf diese Weise offensichtlich profitieren kann, steigern wir durch die Förderung und den Konsum biologisch erzeugter Produkte nebenbei auch die Kohärenz anderer Systeme und Lebensbereiche. Die Biophotonenemission zeigt einen Zusammenhang von Lebendigkeit und Wohlbefinden eines Organismus.

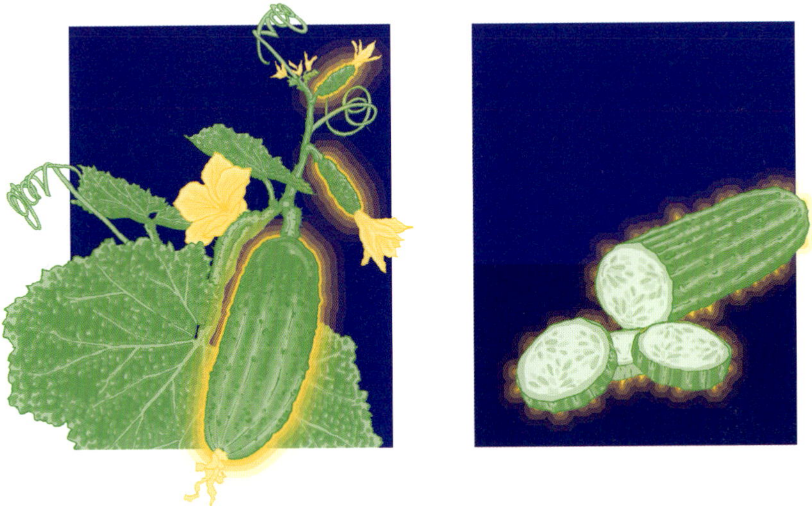

Gurke, links als lebendiges Gemüse aus biologischem Anbau mit kohärenter Lichtstrahlung, rechts als Lagergemüse bzw. aus konventionellem Anbau

Diese kohärent leuchtenden Zellen stellen eine Ordnung dar, die – wenn wir sie in uns aufnehmen– wiederum unserem Organismus zu mehr Ordnung verhelfen können. Der höhere Organisationsgrad ist gleichbedeutend mit höherer Qualität und höherer Vitalkraft.

Popp zufolge senden gesunde Zellen kohärentes Licht aus, Krebszellen hingegen nicht-kohärentes, chaotisch anmutendes Licht. In Bezug auf Krebserkrankungen – oder auch andere Erkrankungen – ist die Kohärenzförderung somit ein universelles therapeutisches Prinzip, durch Steigerung der kohärenten Ordnung in einem Organismus die chaotisch wachsenden Krebszellen zur Redifferenzierung, also zur Rück-Entwicklung zu normalen Zellen, anzuregen.

Dies ist das Ziel der nicht-toxischen Krebsbehandlungen und das Wirkprinzip durch die Behandlung mit einer Vielzahl biologischer Anti-Krebs-Stoffe (siehe Kapitel 6: *Krebstherapien – out of the box,* → Seite 231), um die verlorene Apoptose – d.h. das natürliche Absterben der Krebszellen – erneut anzuregen, das alle gesunden Zellen auszeichnet. Eine gesunde Zelle hat eine bestimmte Lebenszeit und stirbt den natürlichen Zelltod, wenn sie zu alt wird, was Apoptose genannt wird.

Dies kann eine Krebszelle nicht mehr. Sie ist potenziell „unsterblich“ und geht erst zugrunde, wenn der gesamte Organismus um sie herum zerfällt und stirbt.

Je weniger kohärent die komplexen Lebensvorgänge einer Zelle sind, desto weniger differenziert ist sie, desto aggressiver ist ihre Krebsnatur. Je mehr eine Krebszelle aber wieder in den kohärenten Lebensrhythmus zurückkehrt, desto höher differenziert ist sie und desto langsamer wächst sie in Krebstumoren in einem Organismus.

Da ein völliges Eliminieren von Krebszellen in so gut wie allen Fällen von metastasierten Krebserkrankungen nicht möglich scheint, sollte es das Bestreben sein, sie zu ruhenden Krebszellen, sogenanntem *schlafendem Krebs* übergehen zu lassen, wie japanische Wissenschaftler 2019 herausfanden. Das Ziel ist also, die als Rest nach einer erfolgreichen Therapie überdauernden Krebszellen durch Kohärenzsteigerung so zu beeinflussen oder gar zu heilen, dass sie in ruhende Krebszellen übergehen, mit dem der Organismus in Balance leben und alt werden kann.

Marco Bischof beschreibt in seinem Buch „Biophotonen – das Licht in unseren Zellen“, dass Krebs einen Verlust des gesamten Organismus an Kohärenz und Lichtspeicherfähigkeit darstellt. Während es scheint, als könnten gesunde Zellen Licht besser speichern, ist es bei malignen Krebszellen umgekehrt: Je unkontrollierter und schneller sie sich vermehren, desto mehr Licht strahlen sie ab. Popp konnte an menschlichen Tumorzellen bestätigen, was bereits von Dennis Schamhart von der Universität Utrecht in den Jahren 1983 bis 1984 experimentell gefunden wurde: Von ihm und seinen Kollegen konnte gemessen werden, dass Krebszellen ein weniger kohärentes Lichtmuster haben als gesunde Zellen, sich also ungeordneter verhalten. Damit geht die Fähigkeit verloren, mit anderen Zellen eine sinnvolle Gemeinschaft zu bilden, die man *Synzytium* nennt.

Ein Tumorgewebe besteht aus sich autistisch verhaltenden Zellen, die nicht zu einem höheren Ganzen beitragen können, sondern jede für sich auf dem Entwicklungsniveau eines Einzellers leben. Hier wird erneut sichtbar (ähnlich wie in Kapitel 3.9: *Mitochondrien – Kraftwerke der Zellen*, → Seite 166ff. gezeigt), dass die Krebszelle in der Evolution des Lebens einen großen Schritt zurück gemacht hat. Die Fähigkeit, Synzytien zu bilden, ist eine Errungenschaft der höheren Lebensformen, bei denen sich viele Zellen zu einem *höheren Ganzen* zusammenfinden und in der jede Zelle das „Gemeinwohl" des gesamten Organismus berücksichtigt und sich daher diesem unterordnet.

Wir betrachten dies als Ausdruck eines ordnenden Lebensfeldes, da in der gesamten Biologie keine wissenschaftliche Erklärung zu finden ist, was diese Fähigkeit zum Zusammenleben in einem höher organisierten Zellverband eigentlich verursacht.

Ebenso ist das Phänomen der Organ- und Organismusform mit den Begriffen der geltenden Lehrmeinung der Biologie allein schwer oder gar nicht zu verstehen. Auch hier sehen wir eine Notwendigkeit, den engen Rahmen der auf die Biochemie gründenden reduktionistischen Zellbiologie zu verlassen und in der Dimension von *Vitalfeldern* zu denken, wie es der englische Biochemiker Ruppert Sheldrake in seinen Schriften beschreibt: Es sind „morphogenetische Felder", die hier wirken.

Popp postuliert einen durch Biophotonen gesteuerten Chaos-Kohärenz-Regelkreis, der bei der Krebsentstehung in seiner Wachstumsregulation entgleist ist. Das Krebsproblem ist demnach nicht der Tumor, sondern die verloren gegangene Regulationsfähigkeit des Gesamtorganismus. Tumore sind nach Popp späte und nur lokal auftretende Symptome.

Die Erkenntnisse von Gurwitsch, Popp, Budwig (siehe auch Kapitel 3.2: *Gesunde Ernährung und gesundheitsfördernde Nahrungsergänzungsmittel am Beispiel der zwölf Vitalfelder*, → Seite 57ff.) und anderen Wissenschaftlern treffen auch in der Forschung über Mitochondrien zusammen: Die als *Kraftwerke der Zelle* bekannten Mitochondrien – Näheres dazu im Kapitel 3.9: *Mitochondrien – Kraftwerke der Zellen* (→ Seite 166) – sind in höchstem Grad verantwortlich für unsere Gesundheit und unsere Lebensqualität.

Trotz ausreichender Forschung findet dieses Thema in der Schulmedizin jedoch noch viel zu wenig Beachtung.

Die Biophotonen-Analyse ist nicht nur ein Messinstrument für die Vitalkraft lebender Zellen, sondern sie kann auch eine Verbindung zwischen den antiken Vorstellungen von Lebenskraft/Prana/Chi und physikalisch messbarer Energie beleuchten: So sehen wir zum Beispiel in den Umschreibungen der Aura, dem Prana (Indien) oder dem Chi (China) philosophisch-vitalistische Konzepte, deren Verständnis im Kern die Revitalisierung und Aufrechterhaltung sowie das (An-)Erkennen eines göttlichen Funken in Allem ist.

Mit Popps Aussage: „Licht ist Signalträger" schließt sich hier der Kreis mit der Erkenntnis, dass alles durch ein riesiges Netzwerk aus Licht und Energie miteinander verbunden ist und dass das Licht in unseren Zellen nicht nur zur Kommunikation der Zellen untereinander, sondern auch zur Kommunikation mit sämtlichen anderen Systemen und sogar mit einer göttlichen Lebenskraft im Stande ist. Dies ist das holistische Prinzip.

So verweist zum Beispiel bereits der *Große Sonnenhymnus* des ägyptischen Pharao Echnaton auf die lebensspendende Kraft der Sonne und die einzigartige Bedeutung ihres Lichts für das Leben der Erde. Dort heißt es u.a.:

> Schön erscheinst du im Horizonte des Himmels,
> du lebendige Sonne, die das Leben bestimmt!
> ...
> Wie zahlreich sind deine Werke,
> die dem Angesicht verborgen sind, du einziger Gott,
> dessen gleichen nicht ist!
> Du hast die Erde geschaffen nach deinem Wunsch,
> ganz allein, mit Menschen, Vieh und allem Getier, mit allem,
> was auf der Erde ist, was auf den Füßen herumläuft,
> und allem, was in der Höhe ist und mit seinen Flügeln fliegt."
>
> Echnaton, um 1351-1334 v. Chr.

Auch in einem Gedicht Goethes (*Zahme Xenien*) wird auf dichterische Weise verdeutlicht, wie Sonne und Mensch, Gott und das, was uns entzückt, auf dem Prinzip der Resonanz beruhen. Gleiches zieht Gleiches an, Gleiches bringt Gleiches zum Schwingen oder im übertragenen Sinne zum Entzücken. Das Leben leuchtet, weil es aus Licht entstanden ist. Und wie ein Echo, ein Nachhall des Beginns allen Lebens aus der Energie des Sonnenlichts, leuchtet es in allen unseren Zellen, solange sie und wir mit ihnen leben.

„Wär nicht das Auge sonnenhaft,
die Sonne könnt es nie erblicken;
Läg nicht in uns des Gottes eigne Kraft,
Wie könnt uns Göttliches entzücken?“[2]

Johann Wolfgang von Goethe (1749-1832)

3

Das holistische Modell der zwölf Vitalfelder

3.1 Die Entgiftung des Organismus

> Alle Ding' sind Gift und nichts ohn' Gift -
> allein die Dosis macht,
> dass ein Ding' kein Gift sei.

Dieser recht geläufige Satz stammt aus der Feder des Arztes und Naturforschers Philippus Theophrastus Bombast von Hohenheim, besser bekannt als Paracelsus, der von 1493 bis 1541 lebte. Auffassung und Ergebnis seiner umfangreichen Forschungen war *sola dosis fazit venenum* (nur die Dosis macht das Gift).

Paracelsus wurde 1493 in Einsiedeln in der heutigen Schweiz geboren. Nach seiner Promotion, die er in Ferrara ablegte, zog er mehrere Jahre lang durch verschiedene Länder, bevor er Stadtarzt in Basel wurde. Er gilt heute als einer der Urväter der modernen Pharmazie. Paracelsus erkannte schon früh, dass Gifte in unserem Körper diejenigen Stoffe sind, die in zu hoher Konzentration oder Menge vorhanden sind.

Das können – heute mehr denn je – Stoffe verschiedenen Ursprungs sein, die wir in zu hoher Menge aufnehmen oder aufgenommen haben und die wir nicht in entsprechender Menge wieder ausscheiden, d.h. entgiften können.

Auch das Thema Giftbelastung bzw. Entgiftung des Körpers führt uns wieder zum Gesundheitszustand als Gleichgewicht zwischen Ver- und Entgiftung. Täglich nehmen wir Stoffe zu uns, die potenziell *giftig* sind, wie zum Beispiel Pestizide, Konservierungsmittel in der Nahrung, Schwermetalle, wie Blei und Quecksilber, chemische

Stoffe aus Körperpflegemitteln, Kosmetika und Kleidung, außerdem setzt die Luftverschmutzung in vielen Städten unserem Organismus zu. Solange wir aber diese Stoffe wieder loswerden können und die körpereigenen Entgiftungsmechanismen gut funktionieren und nicht überlastet sind, müssen uns Giftstoffe nicht zwingend krank machen. Gesundsein fordert also einerseits, ein noch tolerables Maß an Giftaufnahme nicht zu überschreiten und andererseits die körpereigenen Entgiftungswege in Gang zu halten oder gegebenenfalls zu aktivieren. Giftstoffe, die unseren Organismus herausfordern oder ihn gar überfordern, unterteilen wir in drei Kategorien:

3.1.1 Umweltgifte

Zur ersten Kategorie gehören die sogenannten Umweltgifte, die wir zwar über die Atmung, die Ernährung oder die Haut in uns aufnehmen, die unser Organismus aber für seine biochemischen Vorgänge, die Auf- und Abbauprozesse nicht benötigt.

Geringe Mengen dieser Umweltgifte können von einem gesunden Organismus täglich kompensiert, also entgiftet und ausgeschieden werden. Größere Mengen überfordern den Organismus und seine Entgiftungskapazität allerdings. Die nicht abgebauten und ausgeschiedenen Gifte sammeln sich mit der Zeit an und blockieren mehr und mehr die wichtigen biochemischen Vorgänge im Körper, was wiederum zur Bildung weiterer sekundärer Gifte führt.

Ein gutes Bespiel hierfür ist die sogenannte pathologische Leberentgiftung: Wenn die Entgiftungskapazität der Leber überschritten wird, entstehen in ihr toxische Stoffe, die den Organismus zusätzlich belasten und schädigen. Es entsteht dadurch ein Kreislauf mit negativer Rückkoppelung, der für die Vitalität des Organismus von großer Bedeutung ist. Er kann sich nicht mehr aus sich selbst heraus helfen und sollte zum Beispiel mit Mariendistel, schwefelhaltigen Aminosäuren, gallentreibenden Mitteln und orthomolekularer Medizin behandelt und unterstützt werden.

Beispiele für gängige Umweltgifte sind Schwermetalle, Spritzmittel, Kunstdünger, Schädlingsbekämpfungsmittel aus der Landwirtschaft, Abgase, Feinstaub, Putzmittel aus dem Haushalt, Ausdünstungen technischer Geräte (zum Beispiel Flammschutzmittel) und chemische Rückstände aus Textilien, Farben u. v. m.

3.1.2 Organisch entwickelte Giftstoffe

Zur zweiten Gruppe der Giftstoffe gehören Substanzen und Stoffe, die – in der richtigen Menge eingenommen – entweder unschädlich sind oder sogar eine wichtige Aufgabe in unserem Körper übernehmen. Genau genommen sind sie also (noch) gar keine Gifte. Nur durch eine übermäßige Aufnahme werden sie giftig und schädigen den Organismus.

Gifte dieser Art finden wir in unserer heutigen *ungesunden Ernährung* in Form von zu viel Zucker, zu viel animalischem Fett, aber auch zu viele Milchprodukte und zu viel Alkohol, Kohlenhydrate oder Gluten überlasten den Organismus. Hier ist es wichtig, das für den jeweiligen Menschen richtige Maß zu finden und bei Erkrankungen eine Entlastung durch den Verzicht auf bestimmte Nährstoffe zu erreichen.

Die Gifte in unserem Körper entstehen also als Folge eines aus dem Gleichgewicht geratenen Stoffwechsels. Ein Übermaß an Zucker- und Fleischverzehr macht den Körper *sauer*. Diese Säuren werden zu Giften, wenn sie ein gesundes Maß überschreiten und nicht mehr im Gleichgewicht mit entsprechenden basischen Stoffen sind.

Ein gutes Beispiel hierfür ist der Abbau des Alkohols in der Leber: Sie ist mit circa 95 bis 98 Prozent des Alkoholabbaus beschäftigt, während über Lungen, Haut und Nieren nur ein sehr geringer Teil des Alkohols abgebaut werden kann.

Durch den Abbauprozess des Alkohols entsteht in der Leber aus Ethanol – unter anderem – giftiges Acetaldehyd. Das Acetaldehyd wird in Azetat (Essigsäure) umgewandelt, über die Leber an die Körperflüssigkeiten abgegeben und schließlich in Kohlendioxid und Wasser transformiert. Zu guter Letzt werden die Giftstoffe über Atem, Schweiß und Urin ausgeschieden.

Man kann sich also vorstellen, dass nicht nur Alkoholkonsum in Maßen, sondern vor allem regelmäßiger und übermäßiger Alkoholkonsum zu einer hohen Belastung und Vergiftung der Leber führt oder führen kann. Ähnlich ist es mit Harnsäure, die u.a. durch den Abbau tierischer

Proteine in Leber und Dünndarm entsteht. Kommt womöglich noch eine geringe Ausscheidung über die Nieren hinzu, lagert sie sich in den Gelenken ab und führt im Extremfall zu schmerzender Gicht.

3.1.3 Arzneimittel als Giftstoffe

Eine dritte, ganz spezielle Kategorie der Gifte sind Arzneimittel. Sie stellen in erschreckender Weise eine der häufigen Todesursachen unserer Zeit dar. So ist die Hauptursache für Nierenversagen die übermäßige Einnahme von Schmerzmitteln, die in vielen Fällen eine lebenslange Dialysebehandlung – Dialyse bezeichnet die Blutwäsche-Behandlung mit einer künstlichen Niere – oder eine Nierentransplantation notwendig macht. In Krankenhäusern wurde der Tod durch Arzneimittelnebenwirkungen seit vielen Jahren an Platz vier aller Todesursachen festgestellt. Schätzungen zufolge sterben allein in Deutschland zwischen 30.000 und 60.000 Menschen jedes Jahr an den Folgen zu hoch dosierter bzw. zu reichlich eingenommener Arzneimittel, die jedoch von den Patienten exakt so zu sich genommen wurden, wie ihr Arzt es ihnen vorschrieb. Einer US-amerikanischen Statistik aus dem Jahr 2009 zufolge starben mehr Menschen durch Arzneimittel, als Tote durch Unfälle im Straßenverkehr zu beklagen waren.

Dieses Phänomen untersuchte Andreas Sönnichsen, Leiter des Instituts für Allgemeinmedizin und Familienmedizin der Universität Witten/Herdecke, in einer kleinen Pilotstudie mit 169 Patienten aus 22 allgemeinmedizinischen Praxen, über die 2013 berichtet wurde. Neben Dosierungsfehlern und Wechselwirkungen zwischen Medikamenten fand sich bei zwei Drittel der sogenannten Polypharmazie-Patienten (Patienten, die mit vielen Arzneimitteln gleichzeitig behandelt werden) für die Verschreibung bestimmter Medikamente keine wissenschaftliche Begründung.

Ganz ähnlich ging aus einer EU-Studie mit rund 4.000 Patienten und über 300 Hausärzten 2017 hervor, dass fast jedes dritte Medikament aus verschiedenen Gründen für die jeweiligen Patienten und Partientinnen ungeeignet war. Dazu gehörten u.a. relevante Wechselwirkungen mit anderen Medikamenten und falsche Dosierungen.
Sönnichsen zufolge werden nicht nur unpassende Medikamente

verschrieben, sondern oft auch solche, deren Nebenwirkungen nicht erkannt oder falsch interpretiert werden. So kommt es, dass Nebenwirkungen häufig als neue, eigenständige Krankheit interpretiert und wiederum mit einem weiteren Medikament behandelt werden.

Bei uns in Deutschland sind die gesetzlichen Krankenkassen dazu verpflichtet, ihren Versicherten eine sogenannte *Hausarztzentrierte Versorgung* (HzV) anzubieten. Dieses Hausarztmodell ist allerdings für die Hausärzte und ihre Patientinnen und Patienten (allgemein: die Versicherten) freiwillig. Bis auf Notfälle und Besuche bei Gynäkologen, Augenärzten, Zahnärztinnen, Kinder- und Jugendärztinnen und -ärzten, sollten sich die Behandelten bei gesundheitlichen Fragen und Problemen immer zuerst an ihre Hausärztin bzw. ihren Hausarzt wenden, damit diese die Behandlung übernehmen (was zusätzliche Kosten sparen soll) und bei Bedarf gezielt an Fachärztinnen bzw. Fachärzte und Krankenhäuser überweisen können. Vor allem kann damit ein Überblick über die Krankengeschichte der Patientinnen und Patienten sowie die vorgenommene Behandlung inklusive eingenommener Medikamente gewahrt werden. So wird im Idealfall eine Fehl- und Übermedikation mit unerwünschten Wechselwirkungen und Gesundheitsschäden vermieden. Bietet ein Hausarzt dieses Modell an und möchten die Behandelten es in Anspruch nehmen, müssen sie sich dazu bereit erklären, ein Jahr lang zuerst ihren Hausarzt aufzusuchen.

Für die Genesung genauso wie für das Gesundbleiben ist es also von großer Wichtigkeit, die Giftbelastung im Organismus und seine Entgiftungskapazität im Gleichgewicht zu halten oder durch Intensivierung und Optimierung der Entgiftungstätigkeit wieder ins Gleichgewicht zu bringen.

Die vier wichtigen Entgiftungsorgane, die es nicht zuletzt bei chronischen Krankheiten und Krebs zu stärken gilt, sind die Leber mit ihrer Produktion der Gallenflüssigkeit, die Nieren mit ihrer Harnproduktion, die Schleimhäute und die Peristaltik (= Bewegungsfähigkeit) des Verdauungstraktes und die Schweißdrüsen der Haut.

Neben einem gesunden Lebenswandel, der idealerweise aus vollwertiger, biologischer Kost, regelmäßiger Bewegung im Grünen oder Sport an frischer Luft, sozialen Kontakten, wie Familie und Freundschaften, sinnhafter beruflicher Tätigkeit bestehen und mit nicht zu viel negativem Stress usw. verbunden sein sollte, gibt es diverse therapeutische Maßnahmen zur Verbesserung der Entgiftungsleistung des Körpers. Hierzu gehören leberaktivierende Stoffe wie Mariendistel, B-Vitamine und Antioxidantien (Selen, Vitamin-C, Zink und anderes mehr), außerdem schwefelhaltige Substanzen wie L-Cystein, MSM (Methylsulphanylmethan, ein schwefeliges Nahrungsergänzungsmittel) und Glutathion (ein Tripeptid, das als körpereigenes, schwefelhaltiges Molekül aus drei Aminosäuren besteht und in fast allen Zellen enthalten ist).

Um dem Körper über die Ernährung etwas gezielter schwefelhaltige Verbindungen und entzündungshemmende Stoffe gegen chronische Entzündungen und Krebserkrankungen zuzuführen, können sämtliche Gemüsekohlarten verzehrt werden.

Obwohl die jeweiligen Kohlarten sehr unterschiedlich aussehen, sind sie in der Zusammensetzung von Kohlenhydraten, Fetten und Proteinen, einem hohen Gehalt verschiedener Vitamine, Mineral- und Ballaststoffe sehr ähnlich.

Sie alle gehören zur Familie der Kreuzblütengewächse, denen unter anderem die Produktion der entgiftungsfördernden Schwefelverbindungen eigen ist. Diese Stoffe werden zu den sekundären Pflanzenstoffen gezählt und als Senfölglycoside zusammengefasst. Es gibt ungefähr 120 dieser schwefelhaltigen Verbindungen, die nachweislich das Krebswachstum hemmen und die Wirkung einer Chemotherapie verstärken können.

In Kapitel 3.2: *Gesunde Ernährung und gesundheitsfördernde Nahrungsergänzungsmittel am Beispiel der zwölf Vitalfelder* (→ Seite 57) werden die vitalisierenden und entgiftungsfördernden Nahrungsmittel und ihre Wirkung genauer beschrieben.

Die entgiftende Wirkung von Fieber

Die Fähigkeit, Fieber zu erzeugen, ist eine der genialsten Erfindungen der Evolution der höheren Säugetiere und des Menschen. Es dient nicht nur dazu, das Immunsystem im Kampf gegen eindringende Mikroorganismen anfeuernd zu unterstützen, sondern auch um die

Entgiftung des Organismus über die Schweißdrüsen zu verbessern. Die wohltuende und gesundheitsfördernde Wirkung der Sauna beruht zum Teil auf diesem Mechanismus. Auch Schwitzen durch Sport wirkt entgiftend, und wer eine nahende Erkältung abwehren möchte, tut gut daran, ein Überwärmungsbad in der Badewanne zu nehmen. Die Körpertemperatur kann dabei um ein gutes Grad Celsius erhöht werden. Danach trinkt man am besten ein bis zwei Gläser heißen Fliedertee, der das Schwitzen noch zusätzlich fördert, legt sich anschließend ins Bett und schläft: Im Schlaf ist unser Immunsystem besonders aktiv. Nicht selten kann am Morgen danach bereits eine sehr deutliche Besserung der Erkältung festgestellt werden.

Bürstenmassage

Die Poren unserer Haut, sowohl Schweiß- als auch Talgdrüsen, können gepflegt und offen gehalten werden, indem man durch sanftes Bürsten mit einer geeigneten Massagebürste von der Peripherie der Arme und Beine einwärts in Richtung Herz massiert. Drei Minuten Trockenbürsten am Morgen bringt nicht nur den Lymphfluss in Schwung, sondern fördert auch die natürliche Entgiftungsfunktion der Haut.

Kaffee-Einläufe nach Dr. Gerson

Eine weitere Methode, die Entgiftung speziell durch Anregung der Leber-Galle-Tätigkeit zu steigern, ist der Kaffee-Einlauf nach dem deutsch-amerikanischen Arzt Max Gerson (1881 in Polen geboren, 1959 in New York gestorben). Gerson nutzte das im Kaffee enthaltene Koffein und zahlreiche Antioxidantien, um die Entgiftungsleistung der Leber zu verbessern.

Heute wissen wir, dass Kaffee eine ganze Reihe gesundheitsfördernder Eigenschaften besitzt: Die antioxidative Wirkung verschiedener Inhaltsstoffe vermindert das Risiko erhöhter Leberwerte, von Leberzirrhose und Leberzellkrebs. Allgemein verbessert Kaffee die Entgiftungsfunktion durch die Anregung der Bildung von Entgiftungsenzymen.

Doch auch bei Kaffee ist die Dosis entscheidend: In Maßen getrunken – wir empfehlen zwei bis drei Tassen täglich, am besten in

Espresso-Röstung und -Zubereitung mit wenig Säure – ist Kaffee ein potenzielles Anti-Krebs-Mittel.

Warum nun aber auch als Einlauf? Die Erklärung liefert uns die Blutversorgung des Enddarms mit ihrer direkten Verbindung zur Leber. Nehmen wir Kaffee als Einlauf in Form von etwa 700 bis 800 ml Flüssigkeit über den Enddarm auf, wird dieser direkt über den sogenannten entero-hepatischen Kreislauf, also die direkte Blutverbindung zwischen Enddarm und Leber, in die Leber geleitet. Die dadurch in der Leber aufgenommene Menge an Kaffee-Stoffen ist deutlich höher als die, die wir durch gewöhnliches Trinken in der Leber aufnehmen, da beim Trinken die Kaffeestoffe in den ganzen Körper geleitet werden, bevor sie in die Leber gelangen.

Seit 2014 wird die Wirkung von Kaffee intensiv erforscht, und das US-amerikanische National Cancer Institute konnte in einer veröffentlichten Studie zeigen, dass Kaffeegenuss die Werte verschiedener Leberenzyme verbessert.

So können auch Patienten mit einer chronischen Leberentzündung durch Kaffee profitieren. In Laborversuchen zeigten 2015 japanische Forscher vom National Institute of Infectious Diseases zum Beispiel, dass Kaffeesäure die Vermehrung von Hepatitis-C-Viren hemmen kann.

Unser Fazit: Mäßiger Espresso-Genuss ist gesund, und bei Krankheiten, die mit Giftbelastung einhergehen, ist ein Kaffee-Einlauf vorteilhaft. Wir empfehlen unseren Patientinnen und Patienten mit Leberbelastung (bei erhöhten Leberwerten, bei Lebermetastasen, Leberkrebs oder nach leberbelastender Chemotherapie) eine Serie von Kaffee-Einläufen: dreimal an aufeinanderfolgenden Tagen, am besten morgens, und dann je nach Bedarf ein bis zweimal wöchentlich, bis eine Verbesserung des Zustandes erreicht ist. Nebenwirkungen sind uns nicht bekannt.

3.2 Gesunde Ernährung und gesundheitsfördernde Nahrungsergänzungsmittel am Beispiel der zwölf Vitalfelder

Gibt es eine *Anti-Krebs-Diät*? Und was bedeutet *gesunde Ernährung*? Während wir von einer Flut verschiedener Diäten für alle möglichen Zwecke und Lebenslagen überschwemmt werden, ist es schwierig, sich ohne professionelle Beratung oder Hilfe auf die Suche nach der diätischen Lebensweise zu machen, die alle krankmachenden oder gesundheitlichen Übel beseitigen soll. Je extremer und einseitiger sich solch eine Diät zeigt und große Wunder in kurzer Zeit verspricht, desto skeptischer sollten wir sein: Ernährung ist ein grundlegendes, sehr emotionales Thema, das durch viele persönliche, kulturelle, religiöse, geografische, alters- und gewohnheitsbedingte Umstände, durch körperliche und genetische Voraussetzungen usw. beeinflusst wird.

Ernährung ist abhängig von unserer Herkunft und Erziehung, von unseren finanziellen Möglichkeiten, unserem Wohnort und der Wohnsituation, von unserem sozialen Umfeld, von Zeit und immer mehr und häufiger auch von Moden und Gesundheitstrends, die sich immer schneller verändern, Neues erfinden oder Vergessenes wieder entdecken.

Während wir als diätische Lebens-(abschnitts-)formen nicht *die eine für alle(s)* wählen können, sondern sehr individuell entscheiden und abstimmen sollten, ist es mit gesunder Ernährung einfacher: Was gesund ist und was der Körper braucht, um gesund, d.h. widerstandsfähig und der Psyche ein gutes Heim zu sein, lässt sich allgemeingültig sagen. Ein altes Sprichwort sagt zwar: „Essen hält Leib und Seele zusammen“, aber um welches Essen handelt es sich, und welches Essverhalten und welche Nahrungsmittel helfen dabei? Im Folgenden wird unter dem Aspekt der zwölf Vitalfelder eine Übersicht über Nahrungsmittel, Mikronährstoffe, Vitamine, Mineralien, Spurenelemente, Fettsäuren und einflussreiche Nahrungsergänzungsmittel gegeben, die unsere besondere Aufmerksamkeit verdienen.

Eine gesunde Ernährung ist durch Vielfalt gekennzeichnet und dadurch, persönliche Bedürfnisse herauszufinden und dem weiten Themenfeld der Ernährung am besten mit Neugier, Offenheit und natürlich auch etwas Zeit zu begegnen. Es gibt viele Beispiele für Ernährungsweisen, die von sich behaupten, Krebs „heilen" zu können, eindeutige Beweise dafür gibt es jedoch nicht.

Im Dschungel der verschiedenen Ernährungsempfehlungen ist es schwierig, den einen oder einzig richtigen Weg zu finden. Gibt es ihn überhaupt? Die Gerson-Diät, das Breuss-Saftfasten, die vegane Ernährung, die Paleo-Ernährung, die ketogene Ernährung, die alkalische Diät, das Intervallfasten und viele andere sind nur ein paar Beispiele hierfür. Einige dieser Ernährungsweisen können, wenn sie optimal eingesetzt und über eine beschränkte Zeit praktiziert werden, eine Verbesserung der Vitalkraft des Organismus bewirken. Wenn extreme Diäten jedoch zu lange eingehalten werden, können sie, vor allem für einen geschwächten Organismus, auch gefährlich werden.

Sinn der Ernährung ist es, unserem Köper so viel Lebenskraft und Energie wie nötig zur Verfügung zu stellen, damit das komplexe Geschehen *Leben* in unseren rund 60 Billiarden Zellen mit rund 15 Quintillionen biochemischen Reaktionen in jeder Sekunde bestmöglich ablaufen kann.

Grundsätzlich gilt für gesunde Ernährung, so viel Obst und Gemüse in den täglichen Speiseplan aufzunehmen, wie möglich. Natürlich sollten unsere Nahrungsmittel so naturbelassen wie möglich und nicht verarbeitet (konserviert, gezuckert, chemisch behandelt usw.) sein. Es ist immer ratsam, auf biologisch erzeugtes Obst und Gemüse zurückzugreifen, da wir sonst an einer Stelle versuchen, uns gesund zu ernähren und zum Beispiel Giftstoffe loswerden wollen, während wir sie uns an anderer Stelle zuführen.

Ganz allgemein ist gesunde Ernährung also wenig giftbelastet, antientzündlich und entgiftungsfördernd, sie enthält etwa 90 essenzielle Nährstoffe (Mineralien, Vitamine, Aminosäuren, Fettsäuren, Mikronährstoffe und Spurenelemente), beinhaltet ausreichend Aufnahme von frischem Wasser und fördert eine optimale Sauerstoffverwertung im Körper.

So liegt beispielsweise das Hauptaugenmerk der sogenannten Budwig-Diät auf einer speziellen Mischung von mehrfach ungesättigten Fettsäuren aus Leinsamen und sulfhydrylhaltigen Proteinen (zum

Beispiel in Quark oder Hüttenkäse), die die Funktion geschädigter Zellen reoxygenieren, also mit Sauerstoff versorgen und wieder herstellen soll, womit erneut eine direkte Verbindung zum Kapitel 2: *Wie das Licht scheint* (→ Seite 39) und Kapitel 3.9: *Mitochondrien – Kraftwerke der Zellen* (→ Seite 166) besteht.

Gesunde Ernährung wird in Ruhe, ohne Hektik und Stress eingenommen, ist gut für die Darmflora, arm an schnell verwertbaren Kohlenhydraten (also *low-carb*), fördert das physiologische Säure-Basen-Gleichgewicht und ist frei von krankmachenden Mikroorganismen.

Das bedeutet, dass gesunde Ernährung Kohlenhydrate nicht ganz vermeidet, wie es uns manche Diäten weismachen wollen, aber sie reduziert Kohlenhydrate jedenfalls und sollte bei Verwendung von Getreiden aus Vollkorngetreide bestehen, das dann gleichzeitig auch noch reich an Ballaststoffen ist. Gesunde Ernährung enthält außerdem ganz bestimmte Bausteine, die die Mitochondrien unserer Zellen benötigen (unter anderem L-Carnitin und Selen) und unterstützt in ganzheitlicher Weise das Immunsystem.

Um aber genauer herauszufinden, woraus gesunde Ernährung besteht, wollen wir uns das Vitalfeld mit seinen zwölf Feldern im Einzelnen ansehen. Obwohl es auf die abwechslungsreiche und frische – auch saisonale – Vielfalt ankommt, seien im Folgenden einige besondere „Ernährungskünstler" speziell herausgehoben.

Jedes einzelne Thema der zwölf Vitalfelder steht gleichwertig mit denen der anderen Felder dieses Systems in Verbindung und kann – obwohl für unsere Zwecke und zur besseren Strukturierung mit einer Nummer versehen – beliebig durch jedes andere ausgetauscht werden und seinen Platz im Gesamtgefüge wechseln.

Die Reihenfolge der einzelnen Vitalfelder ist hier inhaltlich nicht aufeinander aufbauend oder hierarchisierend zu verstehen. Das gesamte Vitalfeld mit seinen zwölf Einzelfeldern entspringt dem systemischen Gedanken, dass alles mit allem verbunden und durchdrungen ist. Verändern wir unser Verhalten und unsere Gewohnheiten in einem Feld, hat das ebenso und automatisch Auswirkungen in einem oder mehreren anderen Feldern.

3.2.1 Die antientzündliche Ernährungsweise

Entzündungen haben neben dem positiven Effekt, Infektionen zu bekämpfen und unerwünschte Stoffe aus dem Körper zu treiben, den Nachteil, sich bei entsprechender Lebensführung chronisch im Organismus einrichten zu können. Auch wenn es auf den ersten Blick nicht so wirkt, haben Morbus Crohn, Rheuma, Arthritis, Gastritis (Magenschleimhautentzündung), Depressionen, Krebs und Asthma etwas gemeinsam: Sie können durch Entzündungen hervorgerufen werden oder sich auch dadurch verschlechtern. Die antientzündliche Ernährungsweise ist eine frische und vielfältige Mischkost mit einem sehr deutlichen Übergewicht an pflanzlichen Nahrungsmitteln, innerhalb der es einige besonders wirkungsvolle Pflanzenarten und Fettsäuren gibt.

Kreuzblütengewächse

Neben den Blattgemüsen im Allgemeinen mit ihren zahlreichen Antioxidantien und einer großen Menge an Vitaminen und sekundären Pflanzenstoffen ist ein wichtiges, aber völlig unterschätztes Gemüse der Kohl im Speziellen. Ursprünglich zu unserer mitteleuropäischen (Ess-)Kultur gehörend und in vielen Variationen und Lebenslagen gegessen, besaßen die Deutschen in der Vergangenheit, wenn auch nicht ganz ohne Häme, im Ausland häufig den Spitznamen „The Krauts“.

Dank verschiedener Neuerungen und Moden seit den 1950er-Jahren, dank Fast Food und Globalisierung haben wir uns nicht nur die Koseform weitgehend „vom Leib“ geschafft. Um so erfreulicher ist es, dass wir durch Forschung und jüngste Gesundheitsbewegungen die Lust am Kohlgenuss mit entstaubten Rezepten – sowohl roh und fermentiert als auch gekocht – wieder entdecken.

Zu den Kreuzblütengewächsen gehörend, sind allen Kohlarten die sogenannten Senfölglycoside gemeinsam. Im vorigen Kapitel kurz als Teil der sekundären Pflanzenstoffe angesprochen, sind Senfölglycoside schwefel- und stickstoffhaltige chemische Verbindungen, die aus Aminosäuren gebildet werden. In ihrer chemischen Wirkungsweise sind sie ein wichtiger Aspekt der Oxygenierung, also der Sauerstoffanreicherung im Gewebe, während sie geschmacklich allen Vertretern der Kreuzblütengewächse den typischen scharfen und bitteren

Geschmack verleihen. Bei Senf, Kresse, Kapuzinerkresse, Rettich und Meerrettich tritt die scharf-bittere Note meist deutlicher hervor als bei vielen Kohlarten.

Da Kinder noch einen stark ausgeprägten Geschmackssinn für Bitterstoffe haben, ist es nicht verwunderlich, dass sie zum Teil heftig auf die Schärfe von Kresse oder das bittere Aroma des Rosenkohls mit Abneigung reagieren.

Um in den vollen Genuss der oxygenierenden Stoffe zu kommen, sollte man Kohl vor der Zubereitung zerteilen und einige Zeit an der Luft liegen lassen, denn die Pflanzenzellen bestehen aus zwei Kammern: In der einen befindet sich das Senfölglycosid, in der anderen ein Enzym namens Myrosinase. Bei Verletzungen (Schnitten, Brüchen oder Bissen) kommen die beiden Substanzen miteinander in Kontakt und bilden im Folgenden erst die verschiedenen Senföle, deren Wirkung so gesund ist. Sie werden von der Pflanze also eigentlich als Abwehrstoffe gegen Fressfeinde eingesetzt.

Neben Senfölglycosiden enthält Kohlgemüse auch viele weitere sekundäre Pflanzenstoffe, von denen unter anderem die Flavonoide (wasserlösliche Pflanzenfarbstoffe) Quercetin und Kaempferol im Zusammenhang mit Therapien gegen Krebs eine besondere Rolle spielen. Sie haben eine stark antientzündliche und antioxidative Wirkung auf freie 02-Radikale im Körper – eine chemisch überaktive und dadurch potenziell schädliche Variation des Sauerstoffs – und außerdem antiallergische, antivirale (Virus abtötende), antimikrobielle (Bakterien und Parasiten abtötende) und antikanzerogene (krebshemmende) Eigenschaften.

Kohlgemüse ist außerdem sehr reich an Vitaminen. Besonders wichtig sind hier die Vitamine der B-Gruppe, die Vitamine C und K und das Beta-Carotin. Während Brokkoli und Rosenkohl am meisten Vitamin C enthalten, ist Rosenkohl auch noch Tabellenführer, was den Vitamin-K-Gehalt angeht. Mineralstoffe wie Kalzium, Magnesium, Kalium, Eisen und Kupfer sind ebenfalls reichlich vorhanden.

Als eine der ballaststoffreichsten Gemüsearten trägt Kohl besonders zur Darmgesundheit bei und ist die beste Vorbeugung gegen Krankheiten und Entzündungen. Wie ballaststoffreiche Ernährung zur

Entgiftung beiträgt, wird im Abschnitt 3.2.2: *Entgiftungsfördernde Stoffe in der Nahrung* (→ Seite 69f.) unter Ballaststoffe beschrieben.

Lauchgewächse

Zu den Lauchgewächsen gehörenden unter anderem Zwiebeln, Frühlingszwiebeln, Lauch, Schalotten, Schnittlauch, Knoblauch und Bärlauch. Sie werden seit alters wegen ihrer antibakteriellen Wirkung geschätzt und zur Vorbeugung oder Behandlung von Infektionskrankheiten eingesetzt. Die Lauchgewächse besitzen ebenfalls einen hohen Gehalt an Flavonoiden – darunter auch den Anti-Krebs-Stoff Quercetin – und viel schwefel- und stickstoffhaltige Aminosäuren. Das in Knollen und Zehen enthaltene Alliin wird bei Verletzungen mithilfe von Enzymen in Allicin umgewandelt, was die ätherischen Öle freisetzt und den typischen Geruch – aber auch das Tränen – verursacht.

Allicin und seine weiteren Abbauprodukte, darunter vor allem das Ajoen, hemmen das Wachstum von Bakterien und Pilzen und wirken antiviral. Die schwefelhaltigen Aminosäuren hemmen auch das Verklumpen von Blutplättchen und beugen so der Bildung von Blutgerinnseln vor. Ajoen hat außerdem einen ähnlich starken Einfluss auf die Anhäufung von Blutplättchen wie Aspirin und wirkt blutverdünnend. Die gesamte Durchblutung wird durch den Verzehr von Zwiebeln, Knoblauch, Schnittlauch usw. verbessert, und Herz-Kreislauf-Erkrankungen wird damit vorgebeugt.

Das reichlich vorkommende Quercetin wirkt antioxidativ und hilft dem Körper bei der Abwehr von aggressiven freien Sauerstoffradikalen. Es wirkt antikanzerogen, antimikrobiell und ist hitzestabil, sodass auch in gebratenen Zwiebeln noch ein hoher Anteil davon enthalten ist.

Im Gegensatz zu den verschiedenen Kohlarten ist der hohe Fructosegehalt im Zwiebelgemüse dafür verantwortlich, dass wir neben der Schärfe auch eine ausgeprägte süße Note schmecken. Anders als bei Kohl sollten wir Zwiebeln jedoch nicht angeschnitten für eine spätere Verwendung aufbewahren, auch nicht im Kühlschrank. Sie ziehen aufgrund ihrer antibiotischen Wirkweise wie ein Magnet Giftstoffe aus der Umgebung an und nehmen sie auf. So würde eine für die nächste Kochgelegenheit aufbewahrte Hälfte einer Zwiebel Giftstoffe in unser

Gericht bringen, die wir eigentlich durch die Eigenschaft der gesunden Knolle loswerden wollten.

Geschmacklich bringen die Lauchgewächse auf jeden Fall Würze und Tiefgang in unsere Speisen. Wer den Geruch, speziell von Knoblauch, jedoch vermeiden möchte, muss hier allerdings in den sauren Apfel beißen, denn allen Hausmitteln und Überlieferungen zum Trotz helfen Milch, Petersilie und Kaffeebohnen nicht wirklich gegen den strengen Geruch, da er buchstäblich durch alle Poren dringt. Trösten wir uns: Genau daran zeigt sich, was Knoblauch und Zwiebeln so gesund und effektiv macht!

Ausreichend Omega-3-Fettsäuren

Um den Organismus zu entlasten und Entzündungen vorzubeugen, sollte nur wenig rotes Fleisch (Rind-, Kalb-, Schaf-, Lamm- und Kaninchenfleisch) und gar kein Schweinefleisch gegessen werden. Schweinefleisch sticht durch einen hohen Gehalt der Fettsäure Arachidonsäure hervor, die entzündliche Vorgänge im Organismus fördert.

Sie ist in eine ungesättigte Fettsäure aus der Gruppe der Omega-6-Fettsäuren und in vielen tierischen Lebensmitteln, wie zum Beispiel Fleisch, Innereien, Eiern, Schmalz, Butter und anderen Milchprodukten, enthalten. Arachidonsäure ist zwar wichtig für die Immunabwehr, doch wie eingangs bereits erwähnt, bewirkt ein Zuviel des Stoffes genau das Gegenteil. Entzündliche Hautkrankheiten, Rheuma und Gicht sind die Folge, wenn wir zu viel Omega-6-Fettsäuren und zu wenig Omega-3-Fettsäuren zu uns nehmen.

Marine und pflanzliche Omega-3-Fettsäuren dagegen wirken sich nachweislich positiv auf die Vitalität unserer Zellen aus. Neben der moralisch-ethischen Frage, die jeder Mensch für sich selbst klären muss, ist aber der Verzehr von Fisch – genauso wie der von Fleisch – durch Massentierzucht und der damit verbundenen Medikamentengabe, durch Überfischung der Meere und durch Umweltbelastungen, wie zum Beispiel durch Schwermetalle, nicht als *nur* gesund zu betrachten. Es sollten zehn ml Fischöl pro Tag (auch in Kapselform erhältlich) verzehrt werden. Aber aus eben genannten Gründen sollten diese Nahrungsergänzungsmittel nur aus gesicherten Quellen stammen.

Ausführlicher werden die Fette und ihre Bedeutung im Abschnitt 3.2.5: *Sauerstoffsättigung in den Zellen – Fette und ihre Bedeutung für unsere Ernährung* (→ Seite 77) beschrieben. Auch in den Kapiteln 3.4: *Sauerstoff, Atmung und Krebswachstum* (→ Seite 114) und 3.9: *Mitochondrien – Kraftwerke der Zellen* (→ Seite 166) wird näher auf diesen Zusammenhang eingegangen.

Obst

Wie oben erwähnt, sollten die Obstsorten unseres Speiseplans so vielfältig wie möglich sein. Sie alle sind in unterschiedlichen Zusammensetzungen reich an Mineralstoffen, Vitaminen, Spurenelementen und Ballaststoffen.

Das Pektin, bei manchen Früchten überwiegend in der Schale enthalten, kann zum Beispiel die Ausbreitung von Prostata-, Brust- und Hautkrebs hemmen. Auch wegen einer verdauungsfördernden, ballaststoffreichen Ernährung sollte Obst möglichst mit Schale verzehrt werden. Außerdem wandert der fruchteigene Zucker nicht so schnell ins Blut, wenn die ballaststoffreichen Schalen ebenfalls verdaut werden müssen. Das kommt auch Diabetikern oder Menschen mit einer Unverträglichkeit zugute: Wer zum Beispiel an Fructose- oder Glucoseintoleranz, Allergien oder Diabetes leidet, sollte sich individuell informieren, welche Obstsorten ungeeignet und welche geeignet sind.

Betrachten wir allein den Zucker(-gehalt), gilt das Gleiche natürlich sowohl für Obst als auch die verschiedenen Gemüsesorten, da auch sie immer Glucose und Fructose enthalten (siehe auch unter Abschnitt 3.2.2: *Entgiftungsfördernde Stoffe in der Nahrung* (→ Seite 69) und *Ballaststoffe* sowie im Kapitel 3.7: *Zucker – Krebstreiber erster Güte* (→ Seite 146).

Nur am Rande sei hier erwähnt, dass diese Unverträglichkeiten oder die Blutzuckerkrankheit Diabetes mit einer Ernährungsumstellung dauerhaft positiv zu beeinflussen bzw. sogar in den Griff zu bekommen sind. Je nach Schweregrad können sogar weitere Medikamente überflüssig werden.

Besonders hervorzuheben ist unter den verschiedenen Obstsorten beispielsweise das saisonale und heimische Beerenobst, das unter anderem entzündungshemmend, antibiotisch, antioxidativ und entgiftend wirkt. Sind Beeren nicht frisch verfügbar, können manche Sorten genauso gut getrocknet oder nahezu alle Beeren auch tiefgefroren mit dem gleichen gesundheitlichen Nutzen verzehrt werden.

Entgegen manchen Überzeugungen ist das Einfrieren für Vitamine, Mineralstoffe und gesundheitsfördernde Mikronährstoffe nicht schädlich. Wird Obst oder Gemüse unmittelbar nach der Ernte schockgefroren, bleiben die wertvollen Inhaltsstoffe nahezu ohne Verluste enthalten und durch die Kälte sogar vor dem – sonst während Transport und Lagerung eintretenden – Zerfall geschützt. Durch Entzug bzw. Einfrieren des Wassers bleiben zum Beispiel Vitamin C und Polyphenole komplett erhalten und antioxidative Stoffe bis zu 92 Prozent wirksam. Selbstverständlich gilt dasselbe nicht für verarbeitete Nahrungsmittel und fertige Tiefkühlgerichte.

Auch unser heimisches Steinobst sowie die zu den Rosengewächsen zählenden Äpfel und Birnen sind reich an gesundheitsfördernden und krankheitshemmenden Stoffen. Das alte englische Sprichwort: „An apple a day keeps the doctor away" ist sogar so bekannt, dass es entweder auf der ganzen Welt in englisch zitiert oder in die jeweilige Sprache Eingang gefunden hat. In Italien zum Beispiel: "Una mela al giorno, toglie il medico di torno." Sogar auf chinesisch lässt sich die Weisheit reimen: „Yītiān yī píngguǒ, yīshēng yuǎnlí wǒ."

Wissenschaftliche Studien lassen vermuten, dass eine Vitamin-C-reiche Ernährung bei der Krebsprävention grundsätzlich eine entscheidende Rolle spielt. So sollte unter den Süd- bzw. Zitrusfrüchten besonders die Zitrone regelmäßig auf dem Speiseplan stehen. Sie ist, neben ihrem Vitamin-C-Gehalt, mit vielen antikanzerogenen Inhaltsstoffen eine hervorzuhebende Frucht – allerdings nur, wenn sie auch mit Schale verzehrt wird!

In der Schale befindet sich die Wirkstoffgruppe der Limonoide, die allen Zitrusfrüchten – besonders aber der Zitrone, da reichlich vorhanden – den bitteren Geschmack verleiht. Diese Bitterstoffe besitzen die Eigenschaft, das Krebszellwachstum zu verlangsamen, Fieber zu senken, antibakterielle und antivirale Eigenschaften auszuüben und

Krebszellen sogar unter Umständen ausschalten zu können. In Zitronen sollen 22 Anti-Krebs-Verbindungen enthalten sein, welche die Zellteilungen von Krebszellen stoppen und das Krebsrisiko um die Hälfte senken können, wie die *Natural News 2016* einen Bericht des „Commonwealth Scientific and Industrial Research Organization of Australia" zitiert.

Die enthaltenen Flavonoide wirken nicht nur gegen Krebs, sondern beugen unter anderem Herzinfarkt vor und verbessern die Venen- und Arterienbeschaffenheit. Auch die Blutfettwerte lassen sich durch den Verzehr von Zitronen senken. Dass das reichlich vorhandene Vitamin C das Immunsystem ganz allgemein stärkt und Infektionskrankheiten vorbeugen kann, ist bekannt. Es spielt aber in der Krebstherapie auch als Nahrungsergänzungsmittel in hochdosierter Form eine wichtige Rolle bei der Zellerneuerung.

Es empfiehlt sich auch, auf natürliche Weise jeden Tag eine ganze Zitrone mit Schale zu verzehren. Kaufen Sie daher nur biologisch angebaute Früchte.

Für manche Obstsorten und Verwendungszwecke bietet es sich an, nach der Ernte oder dem Erwerb der Früchte sie tiefgekühlt zu lagern, um ihre wertvollen Inhaltsstoffe zu erhalten. Auch Zitronen können – sogar über Nacht nur – eingefroren werden, sodass sie am nächsten Tag relativ mühelos inklusive Schale mit einer Haushaltsreibe als Ganzes gerieben werden können. Eine so zerkleinerte Zitrone mit frischem Wasser aufgegossen oder einem Smoothie zugefügt, ist ein optimaler Start in den Tag. Der Verzehr speziell von Grapefruits sollte allerdings während einer Chemo- oder Strahlentherapie vermieden werden, weil sie deren Wirkspiegel erheblich senken können.

Allgemein weniger bekannt und im Geschmack eher „eigen", an Vitamin-C-Gehalt aber um das zehnfache höher, ist die *Zitrone des Nordens*, der Sanddorn.

Ursprünglich aus dem Himalaja stammend, reicht der Stammbaum des Sanddorn bis in die Eiszeit zurück. Für nahezu alle Krankheiten und Gesundheitsbeschwerden finden sich beim Sanddorn innere und äußere Anwendungsbeispiele. Neben den Vitaminen B1 und B6, E und K, Kalzium, Magnesium und Zink enthalten die kleinen

„Nährstoffbomben" auch Eisen. Falls ein Gehalt an Vitamin B12 angegeben wird, das nahezu ausschließlich in tierischen Produkten enthalten ist, ist dies jedenfalls nicht ausreichend, um den Bedarf des Körpers an Vitamin B12 zu decken. Sanddorn ist reich an Antioxidantien und – äußerlich wie innerlich angewendet – ein wahrer (fast) *Alleskönner.*

In jüngerer Vergangenheit wurden auch Ananas und Papaya mit den darin enthaltenen Enzymen Bromelain und Papain hochgelobt. Diese Enzyme wirken antikanzerogen und helfen, entzündungsfördernde Eiweiße im Blut abzubauen. Allerdings ist es schwierig, diese säureempfindlichen Enzyme in ausreichender Konzentration allein über die Nahrung – also auch über den Magen – zu sich zu nehmen, zumal sie vor allem in der unreifen Frucht bzw. im Strunk enthalten sind und/oder die Magensäure nur bedingt überstehen. Bromelain und Papain werden daher auch in spezieller Form von Kapseln oder Tabletten angeboten.

3.2.1.1 Antientzündliche Nahrungsergänzungsmittel

Trypsin und Chymotrypsin

Andere antientzündliche Nahrungsergänzungsmittel in Kapsel- oder Tablettenform sind proteinverdauende Enzyme – die sogenannten Proteasen) – wie zum Beispiel Trypsin und Chymotrypsin aus Bauchspeicheldrüsen von Tieren.

Das sehr stark färbende gelb-orange Gewürz Kurkuma wird besonders in der indischen Küche und in Currys verwendet. Der darin enthaltene Stoff Curcumin wirkt ebenfalls entzündungshemmend. Allerdings müssen größere Mengen von mindestens 1.125 bis 2.500 mg des Curcumins pro Tag eingenommen werden, um eine spürbare antientzündliche Wirkung wenigstens im Magen-Darm-Trakt zu erzielen. Durch die geringe Aufnahmekapazität für das fettlösliche Curcumin aus dem Darm ins Blut (weniger als 0,0001 Prozent) sind therapeutische oder antientzündliche Wirkungen auf den gesamten Organismus mit oral aufgenommenem Curcumin nur sehr spärlich zu erwarten. Für die Behandlung von Krankheiten wie Krebs oder

Entzündungskrankheiten ist eine Gabe durch intravenöse Infusion von Curcumin daher deutlich wirkungsvoller (siehe auch Kapitel 6: *Krebstherapien – out of the box*, → Seite 231).

Zur Vorbeugung von Entzündungen im Darm oder zur Behandlung leichterer Formen von Darmentzündungen stehen auch hochdosierte Zubereitungen von Curcumin in Kapselform zur Verfügung, die mit einem speziellen Emulgator versehen und dadurch eine bis zu mehrere 100-fach höhere Bioverfügbarkeit erlangen.

Weihrauch

Dasselbe gilt für Weihrauch, der stark entzündungshemmende Eigenschaften besitzt und Tumorzellen sogar aktiv abtöten kann. Dies geschieht durch die im Weihrauchöl enthaltenen Boswelliasäuren, die maligne Tumorzellen hemmen, gesunde Zellen aber nicht in Mitleidenschaft ziehen. Außerdem kann oral eingenommener Weihrauch in Form von Kapseln die Nebenwirkungen einer herkömmlichen Krebstherapie lindern und wirkt des Weiteren harntreibend, verdauungsfördernd und antiseptisch. Auch hier kommt es darauf an, die richtige Dosis der Boswelliasäuren einzunehmen, um den gewünschten Effekt zu erzielen. Typische Dosen für die orale Weihrauchtherapie sind 4,5 bis 6 g Boswellia-serrata-Pulver pro Tag, verteilt auf drei Einnahmen, also 1,5 bis 2 g dreimal täglich. Seit Kurzem steht für die klinische Anwendung auch ein injizierbares Boswellia-Präparat mit Namen *Bosvene* zur Verfügung, das einen deutlich höheren Wirkspiegel im Blut und dadurch im ganzen Organismus ermöglicht.

Ingwer

Neben einer entzündungshemmenden Wirkung besitzt Ingwer auch solche Wirkstoffe, die diejenigen Proteine angreifen und hemmen können, die Krebszellen normalerweise schützen. Durch den Angriff der Proteine wird die Apoptose (der „programmierte" oder natürliche Zelltod) der Krebszelle eingeleitet, d. h. sie stirbt wie eine gesunde Zelle einen natürlichen Alterstod.

Während der Körper zum Beispiel bei einer Brustkrebs-Therapie Resistenzen gegen Medikamente entwickeln kann, geschieht dies bei der nebenwirkungsfreien Einnahme von Ingwer nicht. Ingwer könnte demnach dafür sorgen, dass Krebszellen erst gar nicht entstehen. Deswegen sollte man ihn gewohnheitsmäßig zu sich nehmen. Neben dem natürlichen Verzehr von Ingwer als Gewürz in Speisen stehen auch konzentrierte Formen von Ingwer in Kapseln zur oralen Aufnahme zur Verfügung.

Im klinischen Alltag setzen wir in unserer Praxis seit einigen Jahren eine injizierbare Form von Ingwer mit dem Inhaltsstoff 6-Shogaol in der Behandlung von Krebserkrankten ein. Besonders bei Brustkrebs hat sich 6-Shogaol als wirksames pflanzliches Zytostatikum auch in klinischen Studien einen Namen gemacht.

3.2.2 Entgiftungsfördernde Stoffe in der Nahrung

Ballaststoffe

Die Darmgesundheit wird – wie oben bereits erwähnt – durch eine ballaststoffreiche Ernährung gefördert. Abgesehen davon, dass sich Darmbakterien von Ballaststoffen ernähren, vergrößern sie den Darminhalt, und es entsteht eine schnellere Darmbewegung. Man könnte auch sagen, dass das größere Volumen durch Ballaststoffe den Darm dazu anregt, die zu verdauende Masse aktiver weiterzubefördern. Dadurch können innerhalb dieses emsigen und lebhaften Prozesses weniger Schadstoffe über die Darmwand aufgenommen werden, und das wirkt sich wiederum entgiftend auf den Organismus aus.

Ballaststoffreiche Nahrungsmittel sind alle Vollkornprodukte – sie sind in jedem Fall Nahrungsmitteln aus ausgemahlenem Weißmehl vorzuziehen! –, Gemüse und Obst möglichst mit Schalen, getrocknete Früchte, Nüsse, Hülsenfrüchte und andere Samen. Ballaststoffe können auch als Nahrungsergänzungsmittel, zum Beispiel in Form von Flohsamen oder Akazienfasern eingenommen werden, um die Entgiftung des Organismus zu fördern.

Wir empfehlen mindestens einmal pro Jahr für gesunde Erwachsene – und je nach Gesundheitszustand häufiger – eine dreiwöchige Kur mit einem darmreinigenden Pulver, das aus Probiotika (gesunden Darmbakterien), Ballaststoffen sowie aus antientzündlichen

Mikronährstoffen besteht. Dieses Pulver wird am besten abends, zwei Stunden nach der letzten Mahlzeit, in circa 200 ml Wasser eingerührt und getrunken. Danach sollte noch einmal 150 ml reines Wasser getrunken werden.

Eine ballaststoffreiche Ernährung fördert die Gesunderhaltung des Mikrobioms, also der natürlichen Zusammensetzung der vielen verschiedenen Darmbakterien (siehe auch unter Abschnitt 3.2.6: *Das gesunde Mikrobiom – der Darm und seine Mikroorganismen*, → Seite 83).

Milchsäurebakterien und Probiotika

Milchsauer fermentiertes Gemüse, besonders Sauerkraut, unterstützt den Darm optimal in seiner Gesundheit. Vom lateinischen Wort *fermentum* abstammend, bedeutet das Wort Fermentation nichts weiter als *Gärung*. Die bereits auf und im Weißkohl vorhandenen Milchsäurebakterien und Enzyme sind dafür verantwortlich, dass unter Sauerstoffabschluss bei Zimmertemperatur (um die 20° C oder kühler) Weißkohl zu Sauerkraut vergärt. Die Mikroorganismen vermehren sich dabei massenhaft und machen Sauerkraut – genauso wie alle anderen milchsauer vergorenen Gemüsearten – zu einem probiotischen Nahrungsmittel.

Eben diese Milchsäurebakterien sind bereits Teil unseres gesunden Darmmilieus und schaffen für nützliche Darmbakterien ein angenehmes „Wohlfühlklima“, während es Krankheitserreger in dieser Umgebung sehr schwer haben. Probiotische Lebensmittel helfen daher auch beim Aufbau einer gesunden Darmflora. Wir sollten unseren Darm besonders während oder nach einer Krankheit, Medikamenteneinnahme – vor allem nach Antibiotikum oder einer Chemotherapie mit Zytostatika – oder anderem Stress durch den Verzehr probiotischer Lebensmittel unterstützen, damit Gifte und Krankheitserreger so effektiv wie möglich abgewendet werden.

Als weitere Lebensmittel entstehen Kimchi, Tempeh, Kombucha oder der *Brottrunk* und die altbekannten Essiggurken durch Fermentation. Sie alle sind hilfreiche Komponenten einer gesunden Ernährung.

Der wiederentdeckten und eher jungen Bewegung, Gemüse durch das milchsaure Einlegen nicht nur haltbar, sondern für die Gesundheit auch besonders wertvoll zu machen, sind kaum Grenzen gesetzt. Es eignen sich nahezu alle Gemüsesorten dafür.

Wer nicht selbst fermentieren möchte, sollte beim Kauf unbedingt darauf achten, Sauerkraut und fermentierte Gemüse(-säfte) frisch und nicht homogenisiert und/oder pasteurisiert zu kaufen, denn durch das Homogenisieren und Pasteurisieren – das bei Fermentation ohnehin nicht nötig ist – werden die wertvollen Milchsäurebakterien in den Lebensmitteln abgetötet. Bioläden und Bio-Supermärkte bieten mittlerweile das ganze Jahr über milchsauer vergorene Säfte und milchsauer vergorenes Gemüse in Flaschen und Gläsern an. Auch Sauerkraut ist fast immer frisch zu bekommen, auf jeden Fall aber in der Krautsaison im Winter.

Schwefel

Schwefel ist ein Mineralstoff, der zum Beispiel in den Aminosäuren Cystein, Methionin oder dem Disulfid Cystin vorkommt, aus denen körpereigene Eiweiße hergestellt werden. Sie sind wichtig für eine gesunde Haut, für Sehnen, Knochen, Knorpel und Muskeln und sind ein wichtiger Bestandteil des Bindegewebes. Vor allem eiweißhaltige Lebensmittel, wie zum Beispiel Milch, Eier, Joghurt, Quark, Käse (besonders Parmesan), Fisch und Fleisch, sind reich an Schwefel. Hier sollten wir allerdings mit der Menge bzw. der Häufigkeit der verzehrten Lebensmittel haushalten, da in unserer heutigen Ernährung durch das (Über-)Angebot sehr leicht ein *Zuviel des Guten* das Gegenteil bewirken kann.

Es gilt also grundsätzlich, eher wenig Fleisch und Milchprodukte zu essen sowie Eier, Geflügel und Fisch in Maßen.

Aber auch Nüsse, Knoblauch, Raps, Bärlauch, Senf, Zwiebeln und Hülsenfrüchte enthalten viele schwefelhaltige Aminosäuren. Wir nehmen diese Nahrungsmittel nicht in überdosierten Mengen zu uns. Im Gegenteil: Die Menge dieser Nahrungsmittel lässt sich wohl bei den meisten von uns zum Wohle der Gesundheit noch steigern.

Mit Knoblauch, Zwiebeln, Bärlauch, Rettich und Co. nehmen wir über Alliin und die Senfölglycoside Schwefelverbindungen zu uns (siehe Abschnitt 3.2.1: *Die antientzündliche Ernährungsweise*, → Seite 60 und *Lauchgewächse*), genauso wie über Thiamin (Vitamin B1), Biotin (Vitamin B7) und Pantothensäure (Vitamin B5).

Die Salze der Schwefelsäuren, die sogenannten Sulfate, spielen eine wichtige Rolle bei der Entgiftung des Organismus, da zusammen mit Wasser schädliche Stoffe, wie zum Beispiel Alkohol, Arsen, Kadmium und Tabakgifte daran gebunden sind und mit dem Urin ausgeschieden werden.

Normalerweise wird unser Körper ausreichend über die Nahrung mit Schwefel versorgt.

Bei Menschen mit gesundheitlichen Problemen kann es aber besonders im Fall entzündlicher Krankheiten (wie beispielsweise Arthrose) ratsam sein, zusätzlich Schwefel über Nahrungsergänzungsmittel (zum Beispiel Methylsulfonylmethan, MSM) einzunehmen, da er nicht nur schmerzlindernde, sondern auch entzündungshemmende Eigenschaften besitzt und bei der Bildung neuer Körperzellen hilft.

Leguminosen

In unserer mitteleuropäischen Kultur nehmen Hülsenfrüchte einen sehr viel geringeren Stellenwert ein als in ihrer ursprünglichen Heimat Asien, Afrika oder Südamerika, wo sie als Grundnahrungsmittel von großer Bedeutung sind. Bei uns haftet ihnen leider noch oft – wie Vollkornprodukten allgemein – ein etwas „sperriges" Öko-Image an. Allerdings zu Unrecht!

Dabei sind die Samen der Hülsenfrüchte, zu denen Erbsen, Linsen, Bohnen, Sojabohnen, Kichererbsen, Lupinen und auch Erdnüsse gehören, nicht nur für Vegetarier oder Veganer besonders wertvoll: Von den pflanzlichen Lebensmitteln besitzen Hülsenfrüchte den größten Eiweißgehalt und sind damit essenziell wichtig für ein starkes Immunsystem, das einen Schutz vor Keimen und Krankheitserregern bietet. Die Samen der Leguminosen zeichnen sich außerdem durch einen hohen Gehalt an Ballaststoffen aus, deren Wichtigkeit in Bezug auf die Darmgesundheit schon kurz erläutert wurde.

Sie sind reich an natürlichen, *guten* Kohlenhydraten. Dazu wird im sechsten Vitalfeld unter Abschnitt 3.2.6: *Das gesunde Mikrobiom – der Darm und seine Mikroorganismen* (→ Seite 83) ausführlicher darauf eingegangen.

Auch das Vitamin Thiamin (B1) finden wir hier wieder. Es hat eine wichtige Funktion für das Nervensystem und ist umgangssprachlich auch als das „Stimmungsvitamin“ bekannt. Die Verstoffwechselung von Kohlenhydraten gehört zu seinen wichtigsten Aufgaben und damit nicht nur die Energiegewinnung für den Körper, sondern auch eine möglichst effektive Entgiftung.

Ebenfalls enthalten sind zum Beispiel die Mineralstoffe Eisen, Kalium und Magnesium. Eisen ist nicht nur für die Bildung roter Blutkörperchen vonnöten. Es wird auch benötigt, damit diese den Sauerstoff – an das eisenhaltige Protein Hämoglobin gebunden – im Blut transportieren können und so eine ausreichende Sauerstoffsättigung der Zellen gewährleistet ist.

Wir können unseren Organismus also zusätzlich zu Atmung und Bewegung auch durch die Ernährung bei der Oxygenierung unserer Gewebe und Zellen unterstützen (siehe auch Kapitel 3.4: *Sauerstoff, Atmung und Krebswachstum*, → Seite 114 und Kapitel 3.9: *Mitochondrien – Kraftwerke der Zellen*, → Seite 166 sowie Abschnitt 3.2.5: *Sauerstoffsättigung in den Zellen – Fette und ihre Bedeutung für unsere Ernährung*, → Seite 77).

Spezielle Mikronährstoffe

Sekundäre Pflanzenstoffe wie Phytoöstrogene, zum Beispiel aus Leinsamen, die dem menschlichen Sexual-Hormon Östrogen ähnlich sind und in der Vorbeugung und komplementären Behandlung von Brustkrebs einen positiven Effekt haben, sowie Phytosterine (hauptsächlich in fettreichen Pflanzenteilen; besonders zahlreich sind sie in Sonnenblumensamen, Weizenkeimen, Sesam und Sojabohnen sowie Kürbiskernen enthalten) haben zusätzlich noch einen positiven Effekt auf den Cholesterinhaushalt des Körpers und beugen damit Herz-Kreislauf-Erkrankungen und Krebskrankheiten vor.

Polyphenole

Sie kommen als sekundäre Pflanzenstoffe in einer Vielzahl von Nahrungspflanzen vor und sind bioaktive Substanzen (zum Beispiel Farbstoffe, Geschmacksstoffe und Tannine), die die Pflanze vor Fressfeinden schützen. Auch sie wirken entzündungshemmend und krebsvorbeugend, schützen Körperzellen vor freien Radikalen und verlangsamen die Zelloxidation. In höherem Gehalt findet man sie in den Blättern und Trauben der Weinreben, aber auch im Granatapfel, in Himbeeren (in Form von Ellagsäure), in Zistrosen, Ginkgo oder grünem Tee, die allesamt reich an diesen gesundheitsfördernden Stoffen sind und unter anderem zu einer optimalen Entgiftung unserer Zellen beitragen.

In natürlicher Dosierung, wie sie in den jeweiligen Pflanzen vorkommen, besitzen die Polyphenole positive biologische Eigenschaften. In zu hoher Dosierung oder durch eine Daueranwendung können sie allerdings giftige Wirkung entfalten: Eine zytostatische (die Zellteilung hemmende) Wirkung haben zum Beispiel Apigenin, Quercetin, Taxifolin und Kaempferol und sollten daher in höheren Dosierungen nur zielgerichtet und zeitbegrenzt eingesetzt werden. Spezielle Bekanntheit hat auch das Polyphenol Resveratrol erlangt. Es ist ein hochwirksames Antioxidant und beispielsweise in Weinreben, Trauben und Rotwein zu finden.

Entgiftungsfördernde Nahrungsergänzungsmittel

Mariendistel, Selen und Vitamin C sind wichtige entgiftungsfördernde Stoffe, die als Nahrungsergänzungsmittel – einzeln oder als Kombi-Präparate – eingenommen werden können. Sie tragen darüber hinaus noch zu einer normalen Funktion des Immunsystems bei, schützen die Zellen vor oxidativem Stress und helfen der Leber bei der Entgiftung des gesamten Organismus. Speziell Mariendistel mit dem wichtigen Stoffkomplex Silymarin unterstützt die Verdauungsfunktion durch die Anregung der Gallenflüssigkeit bzw. des Leber-Galle-Systems und wirkt zudem antioxidativ und antientzündlich. Für Empfehlungen zur Einnahme von Nahrungsergänzungsmittel für unterschiedliche Lebensumstände mit Angaben von Tagesdosen siehe Kapitel 6: *Krebstherapien – out of the box* (→ Seite 231ff.)

3.2.3 Die ausgewogene und nährstoffreiche Ernährung

Dieser Teil des Vitalfeldes beinhaltet alle bisherigen genannten Nahrungsmittel und die darin enthaltenen Vitamine, Mineralstoffe, Antioxidantien, Fette, Eiweiße und vieles mehr.

Außerdem sollte natürlich an oberster Stelle frisches Gemüse auf dem Speiseplan stehen, am besten unbehandelt und biologisch angebaut: Je kürzer die Lieferwege und Lagerungszeiten sind, desto besser und *strahlender* (siehe Kapitel 2: *Wie das Licht scheint*, → Seite 39) sind die Lebensmittel in ihren vitalen Eigenschaften für uns. Je bunter die Mischung ist, desto besser! Dabei ergibt sich ganz nebenbei auch eine Anpassung an die saisonale Verfügbarkeit. Wir unterstützen damit nicht nur eine regionale, natürliche Anbauweise, sondern tun unserem Organismus Gutes, die täglichen Lebensmittel so wenig verarbeitet wie möglich zu uns zu nehmen.

Der saisonale Speiseplan bietet oft schon von Natur aus genau das an, was unser Körper gerade besonders benötigt. Wir spüren deutlich, dass wir im Sommer weniger Verlangen nach deftigen Speisen wie Kohleintopf oder Sauerkraut haben als in den Herbst- und Wintermonaten. Der Körper verlangt zum Beispiel nach einer ganz anderen Verfügbarkeit von (wärmender) Energie. Auch die Zubereitung kann – bei ein und derselben Speise – eine ganz andere sein. So essen wir im Winter vielleicht lieber gekochte Rote Beete, während wir im Sommer die gleichen Knollen als Rohkostsalat genießen. Beispiele dafür gibt es unzählige.

Während es Winter- und Sommergemüse sowie Winter- und Sommersalate gibt – sie reagieren beispielsweise auf Lichtverhältnisse und Temperaturen unterschiedlich –, sind die Wurzelgemüse nicht nur gut lagerfähig oder lassen sich ausnahmslos fermentieren, sie sind auch weniger den persönlichen und jahreszeitlichen Schwankungen unterworfen.

Neben täglich frischem buntem Gemüse und Wurzelgemüse sollte natürlich auch Obst nicht fehlen. Vom ökologischen (Umwelt-)Aspekt einmal abgesehen, ist es für uns heute kein Problem mehr, das ganze Jahr über aus einer reichen Auswahl an verschiedenen Obstsorten zu wählen.

Dazu sollten frische Beeren gehören. Sie haben unzählige positive Eigenschaften und können im Winter auch tiefgekühlt verzehrt werden, während andere Sorten (zum Beispiel Aronia) auch getrocknet einen wichtigen Beitrag zur Gesundheit leisten. In ihnen sind nicht nur die unterschiedlichsten Vitamine und Mineralstoffe, Antioxidantien usw. enthalten. Zu unterschiedlichen Teilen besitzen sie auch antibiotische, entgiftende, entzündungshemmende, blutbildende und -reinigende, harntreibende, verdauungsfördernde, abwehrstärkende, entwässernde und stoffwechselanregende Wirkung.

Als Beerenobst werden umgangssprachlich verschiedene Arten zusammengefasst und Erdbeeren (obwohl zur Sammelnussfrucht gehörend) sowie Brombeeren und Himbeeren (zur Sammelsteinfrucht gehörend) in gleichem Atemzug wie zum Beispiel Johannisbeeren, Heidelbeeren, Preiselbeeren, Stachelbeeren, Blaubeeren, Moosbeeren (besser bekannt als Cranberrys), Hagebutten, Sanddorn und Holunder genannt.

Regelmäßig verzehrt werden sollten Nüsse und Samen. Sie enthalten reichlich Ballaststoffe, sekundäre Pflanzenstoffe und Eiweiß. Auch Milchgesäuertes sollte häufiger, wie oben erwähnt, den Weg auf unseren Speiseplan finden sowie Pilze aus gesicherten Quellen. Besonders zu empfehlen sind Shiitake und Maitake, auch bekannt und häufig verwendet in der Traditionellen Chinesischen Medizin (TCM). Sie stärken unter anderem die darmspezifische Immunabwehr, fördern die Bildung von T-Zellen und intensivieren die zytotoxische Wirkung der Makrophagen (die sogenannten *Fresszellen*) gegenüber pathogenen Keimen.

3.2.4 Ausreichend frisches Wasser trinken

Das vierte Vitalfeld erinnert an die ausreichende Einnahme von frischem Wasser.

Wasser ist der Ursprung allen Lebens, so viel wissen wir längst. Wie essenziell Wasser aber für die Funktion unserer Zellen – im speziellen Fall der Mitochondrien – in unserem Körper ist, wird oft unterschätzt. Darum ist dem Thema Wasser, seiner Besonderheit und seiner Wirkung auf unseren Organismus und der Aufbereitung von Leitungswasser durch Verwirbelungs- und Filtersysteme, ein eigenes Kapitel gewidmet (3.3: *Wasser – ein Lebenselixier*, → Seite 108). An dieser Stelle soll fürs Erste lediglich daran erinnert werden, genug Wasser zu trinken, am besten natürlich frisches Quellwasser.

3.2.5 Sauerstoffsättigung in den Zellen

Fette und ihre Bedeutung für unsere Ernährung

Damit sich das Leben überhaupt entfalten und Gesundheit bestmöglich erhalten werden kann, spielt Fett eine wesentliche Rolle.

Jede unserer Zellen ist von Fettmolekülen, den sogenannten Membranlipiden, umgeben. Unser Gehirn und die Nervenzellen enthalten Fette, und auch alle unsere Organe werden von einer Lipidschicht (von griechisch *lipos* „Fett") umhüllt, sie wirken außerdem als wichtige Träger der fettlöslichen Vitamine A, D, E und K.

Im Gegensatz zu der weit verbreiteten Meinung, Fett sei ungesund, und die Aufnahme von Fett (nicht zuletzt, um schlank zu bleiben oder abzunehmen) sei möglichst zu vermeiden, ist unser Körper geradezu darauf angewiesen, Fette über die Nahrung aufzunehmen. Es kommt jedoch darauf an, wie viel und vor allem, um welche Fette es sich handelt.

Gehärtete Fette sollten wir aus gesundheitlicher Sicht ganz vermeiden. Die sogenannten Transfette sind künstlich gehärtete Fette, die der Körper nicht verarbeiten kann. Sie stecken in verarbeiteten Speisen (zum Beispiel in Margarine), Fertiggerichten, Fast Food, industriell hergestellten Backwaren wie Keksen, Plunderteilchen und Croissants, Chips und frittierten Speisen. Sie steigern das Herzinfarktrisiko und haben sogar negative Auswirkungen auf unser Gehirn.

Gesättigte Fettsäuren

Tatsächlich sollten wir darauf achten, gesättigte Fettsäuren über unsere Speisen nur in Maßen aufzunehmen. Nicht nur, weil wir sie auch endogen (also selbst im Körper) produzieren können, sondern weil ein Zuviel der Gesundheit schaden kann.

Sie sind vor allem in (verarbeiteten) Lebensmitteln tierischer Herkunft wie Fleisch- und Wurstwaren, Butter, Sahne, Milch, Palmöl oder Kakaobutter usw. enthalten.

Sie dienen dem Körper in erster Linie zur Energielieferung. Doch ein Übermaß gesättigter Fettsäuren erhöht die Fettwerte im Blut und damit die Gefahr von Herz-Kreislauf-Erkrankungen wie Arteriosklerose, Thrombosen, Angina Pectoris, Herzinfarkt, Schlaganfall und Aneurysmen sowie die Gefahr von Lebererkrankungen.

Allgemein (wenn auch oft nicht näher) bekannt sind zu hohe Cholesterinwerte im Blut, die zwar häufig medikamentös behandelt werden. Effektiver ist jedoch eine Regulierung durch die Umstellung des Lebensstils, bei der die Ursachen mit einbezogen werden, was sich langfristig positiv auf die Gesundheit auswirkt.

Eile und Stress, wenig Bewegung und keine oder kaum körperliche Arbeit an frischer Luft, genauso wie zu wenig Erholungspausen und Schlaf, prägen den heutigen Lebensstil der meisten von uns. Zu viele tierische Lebensmittel, stark verarbeitete Speisen und Fertigprodukte sind verantwortlich dafür, dass wir mehr als die empfohlene Menge an gesättigten Fettsäuren pro Tag zu uns nehmen. Grundsätzlich sollte der Anteil dieser Fettsäuren nicht mehr als ein Drittel der insgesamt aufgenommenen Menge an Fett pro Tag betragen, was nach der Deutschen Gesellschaft für Ernährung nicht mehr als sieben bis zehn Energie-Prozent pro Tag bedeuten.

Unter den gesättigten Fettsäuren gibt es aber eine besonders gesundheitsfördernde Form, nämlich das Kokosfett oder Kokosöl. Manchmal wird es auch Kokosnussfett oder Kokosnussöl genannt, was aber dasselbe meint.

Der Unterschied in den Bezeichnungen Fett und Öl besteht meistens darin, dass viele Hersteller zwischen einem naturbelassenen nativen Kokosöl mit dem (mehr oder weniger ausgeprägten) typischen Kokosgeschmack und Kokosduft und einem desodorierten Kokosfett unterscheiden. Dem Kokosfett wird dabei mithilfe von Wasserdampf der typische Geschmack und Geruch (weitgehend) entzogen. Wenn dieser Vorgang sehr schonend und vorsichtig geschieht, bleiben die meisten Nährstoffe (bis auf das Vitamin-E) im Kokosfett erhalten.

Wer sicher sein möchte, dass noch alle gesundheitlich relevanten Vorteile, auf die es uns hier ankommt, enthalten sind, sollte nur naturbelassenes, natives und unbehandeltes Kokosöl kaufen, am besten in Rohkost-Qualität, keinesfalls aber raffiniertes und/oder gehärtetes Kokosfett, da während dieser Vorgänge die wertvollen Stoffe verloren gehen und sich sogar Transfette dabei bilden.

Kokosöl besteht zu 65 Prozent aus den sogenannten mittelkettigen Fettsäuren, auch MCT genannt (*medium-chain triglyceride*). Diese mittelkettigen Fettsäuren enthalten nicht nur 10 Prozent weniger Kalorien als die langkettigen gesättigten Fettsäuren (auch LCT von *long-chain triglyceride*), sondern sie sind auch leichter verdaulich, da sie direkt vom Darm in die Leber transportiert werden können; andere gesättigte Fettsäuren gelangen vom Darm nur über den Blutkreislauf in die Leber. Die MCTs können auch von den Mitochondrien leichter aufgenommen und in Energie umgewandelt werden. Weil sie eine schnellere Energiequelle als gesättigte Fettsäuren sind, werden sie auch nicht in den Fettdepots gespeichert. Als Ergänzung zu den im Folgenden beschriebenen ungesättigten Fettsäuren, sollte Kokosöl als eines der gesättigten Fette jedenfalls nicht auf dem Speiseplan fehlen, dafür aber in jedem Fall gehärtete oder raffinierte Fette ersetzten.

Einfach ungesättigte Fettsäuren

Wie die oben genannte Gruppe kann unser Körper auch einen gewissen Anteil der einfach ungesättigten Fettsäuren selbst aufbauen. Um ausreichend versorgt zu sein, sollten wir sie aber zusätzlich über die Nahrung aufnehmen, da sie für die Funktion und Elastizität unserer Zellmembranen verantwortlich sind, den Cholesterinspiegel im Blut senken und Herz-Kreislauf-Erkrankungen vorbeugen. Die einfach ungesättigten Fettsäuren kommen überwiegend in Pflanzen vor, aber auch zum Beispiel in Fisch und (Rind-)Fleisch.

Oliven, Avocados, Nüsse und Ölsaaten, wie beispielsweise Kürbis- und Sonnenblumenkerne, Leinsaat, Sesam und Mohn sind wertvolle Lieferanten ungesättigter Fettsäuren. In vielen pflanzlichen Ölen wie Raps-, Oliven-, Hanf- und Leinöl sind sie deswegen reichlich vorhanden. Beim Kauf und Verzehr sollte allerdings darauf geachtet werden, nur kaltgepresste Öle zu verwenden, da nur durch kalte Pressung die Geschmacksstoffe, Vitamine sowie die einfach und mehrfach ungesättigten Fettsäuren erhalten bleiben.

Mehr als zehn Energie-Prozent sollten hiervon am Tag verzehrt werden, um einen regulierenden und positiven Effekt auf den Fettstoffwechsel zu erzielen.

Mehrfach ungesättigte Fettsäuren

Die Fettsäuren dieser Gruppe können wir im Gegensatz zu den gesättigten und einfach ungesättigten Fettsäuren nicht selbst aufbauen. Da sie lebensnotwendig sind, werden sie auch essenzielle Fettsäuren genannt. Sie sind Bestandteil der Zellmembranen, sind an zahlreichen Stoffwechselvorgängen beteiligt und halten zum Beispiel den Cholesterinspiegel des Blutes im Gleichgewicht. Nehmen wir nicht genügend essenzielle Fettsäuren auf, kann es zu Mangelerscheinungen und Störungen wie zum Beispiel Haarausfall, Hautveränderungen, Infektionsanfälligkeit, Wachstumsstörungen und Depressionen kommen, in extremen Fällen auch zu Störungen des Immunsystems oder Sehstörungen, Konzentrations- und Lernproblemen.

Bei schwangeren Frauen und stillenden Müttern, aber auch bei Kindern und Menschen mit bereits bestehenden Erkrankungen und chronischen Entzündungen besteht ein deutlich höherer Bedarf an mehrfach ungesättigten Fettsäuren, und die Wissenschaft misst ihnen zu Recht immer größere Bedeutung in der Prävention von Diabetes und vielen Krebsarten bei. Die essenziellen Fettsäuren werden in Omega-3-Fettsäuren und Omega-6-Fettsäuren eingeteilt, wie im Zusammenhang mit einer antientzündlichen Ernährungsweise bereits angesprochen.

Omega-3-Fettsäuren

Omega-3-Fettsäuren bestehen aus Alpha-Linolensäure (ALA), Docosahexaensäure (DHA) und Eicosapentaensäure (EPA), sind in reichem Maße in speziellen (Mikro-)Algen enthalten und kommen daher vor allem in Kaltwasserfischen wie Hering, Makrele, Thunfisch, Sardinen oder Lachs vor, die sich von diesen Algen ernähren.

Pflanzliche Quellen für Omega-3-Fettsäuren sind zum Beispiel Rosenkohl, Spinat, Bohnen und Avocados sowie Soja, Nüsse (vor allem Walnüsse) und Samen (darunter hauptsächlich in Leinsamen und

Chia-Samen enthalten). Kaltgepresstes und nicht erhitztes Rapsöl, Hanföl, Leinöl, Walnussöl und Chiaöl sind ebenfalls wertvolle Lieferanten dieser essenziellen Fettsäuren. Zwar enthalten Pflanzen, wie zum Beispiel Walnüsse und Leinsamen nennenswerte Mengen der Omega-3-Fettsäuren, doch werden sie nur in geringem Umfang zur aktiven und wichtigen Form DHA im Organismus umgewandelt. Bei einer rein pflanzlichen Ernährung ist es deswegen empfehlenswert, die Aufnahme der gesunden Fette über ein Mikroalgenöl oder ein mit DHA und EPA angereichertes Pflanzenöl zu sichern.

Der regelmäßige Verzehr von Leinöl bleibt trotzdem für alle eine wichtige Empfehlung, da seine positive Wirkung auf die Gesundheit aufgrund der hohen Anteile an Omega-3- und Omega-6-Fettsäuren in zahlreichen Studien erforscht wurde. Leinöl ist allerdings sehr licht- und wärmeempfindlich und sollte daher lichtgeschützt und kühl aufbewahrt und nicht erhitzt werden.

In der Diät von Dr. Johanna Budwig geht es genau um die Zufuhr dieser essenziellen Omega-3-Fettsäuren in Form von Pflanzenölen. In ihren Empfehlungen ist es vor allem das Leinöl, das zusammen mit den schwefelhaltigen Aminosäuren den Mittelpunkt ihrer Ernährungstherapie bildet. Die essenzielle Fettsäure Alpha-Linolensäure, die in Leinöl oder Fischölen vorkommt, verbessert unter anderem die Sauerstoffaufnahme in den Mitochondrien (siehe auch Kapitel 3.9: *Mitochondrien – Kraftwerke der Zellen*, → Seite 166). Nach Budwig verbessert ein Gemisch aus zwei Esslöffeln Leinsamen-Öl oder Fischöl mit 200 g Magerquark vermengt und täglich verzehrt die Sauerstoffverwertung in unseren Zellen.

Omega-6-Fettsäuren

Die wichtigsten Fette der Omega-6-Fettsäuren sind die Linolsäure (LA) und die bereits erwähnte Arachidonsäure (AA). Omega-6-Fettsäuren sind nicht nur Bestandteil der Zellmembranen, sondern sie werden auch für Wachstums- und Reparaturprozesse benötigt. Linolsäure ist zum Beispiel ein wichtiger Bestandteil der menschlichen Haut und mitverantwortlich dafür, den Wasserhaushalt der Zellen zu regulieren. Bei Hautschäden, wie beispielsweise Verbrennungen, wird Linolsäure deshalb auch äußerlich angewendet. Sonnenblumen-, Distel- und Walnussöl haben einen besonders hohen Gehalt dieser Fettsäure. Arachidonsäure unterstützt den Organismus dabei, Gewebshormone zu bilden, die Entzündungen als Teil der Immunabwehr hervorrufen. Bei einer ausgeglichenen, gesunden Immunabwehr ist dieser Vorgang äußerst hilfreich und wichtig, denn eine Entzündung kann den Organismus bei Infektionen dabei unterstützen, gefährliche Krankheitserreger abzuwehren.

Eine weitere Wirkung dieser Fettsäure ist eine erhöhte Gerinnungsneigung des Blutes und eine Verengung der Gefäße. Am Beispiel von Verletzungen zeigt sich, welchen nützlichen Effekt das haben kann; denn je rascher sich Gefäße verengen und je schneller Blutplättchen verklumpen, desto weniger Blut verliert der Körper.

Beide Beispiele machen aber auch deutlich, dass ein Zuviel an Omega-6-Säuren negative Auswirkungen zur Folge haben kann: Durch das Übermaß entstehen zum einen chronische Entzündungen, die den Organismus schwächen und die Voraussetzung für weitere Krankheiten wie Krebs, Rheuma und Darmerkrankungen schaffen, und zum anderen steigt die Gefahr von Arteriosklerose und Thrombosen. Ein Mangel an Omega-6-Fettsäuren ist bei einer ausgewogenen, nährstoffreichen Ernährung nicht möglich, während gleichzeitig einem Übermaß vorgebeugt wird. Um den Organismus optimal zu unterstützen, muss ein ausgleichendes Verhältnis der beiden Fettsäuren Omega-6 zu Omega-3 geschaffen werden: Dieses Verhältnis sollte etwa mindestens bei 5:1 liegen.

Historisch gesehen bestand bis zur Industrialisierung ein natürliches Gleichgewicht der beiden essenziellen Fettsäuren. Erst seit dieser Zeit, ganz besonders aber seit Ende des Zweiten Weltkrieges, haben sich unsere Ernährungsgewohnheiten in der Weise verändert, dass auf unserem Speiseplan ein deutlicher Überschuss an Omega-6-Fettsäuren steht. Dieser Überschuss an Omega-6-Fettsäuren entsteht durch ein (zu) hohes Maß an verarbeiteten Lebensmitteln. Gleichzeitig nehmen wir zu wenig Omega-3-Fettsäuren zu uns. Ein durchschnittlicher Bewohner der westlichen Industrieländer nimmt heute bis zu 15-mal mehr Omega-6 als Omega-3-Fettsäuren zu sich, während Jugendliche sogar bis zu 25-mal mehr Omega-6-Säuren zu sich nehmen. Ein Umdenken und eine gesundheitsbewusste Erziehung sind hier – genau wie in anderen Bereichen der Ernährung – dringend nötig, da es mit zunehmendem Alter immer schwieriger wird, neue Einsichten zu gewinnen sowie Gewohnheiten und Verhaltensweisen zu verändern.

3.2.6 Das gesunde Mikrobiom – der Darm und seine Mikroorganismen

Die Mikroorganismen des Darms, das sogenannte Mikrobiom, bestehen sowohl aus der Summe der nützlichen Bakterien als auch aus den im Darm ansässigen schädlichen Bakterien und Pilzen. Überwiegen die nützlichen Darmbakterien, sprechen wir von einer „gesunden" oder „ausgewogenen Darmflora". Können sich aber aufgrund von Stress, falscher Ernährung, Medikamenteneinnahme (zum Beispiel durch Antibiotika) usw. die schädlichen Mikroorganismen besonders gut ernähren und vermehren, sprechen wir von einer „gestörten Darmflora".

Um eine gesunde Darmflora zu erhalten oder ein Ungleichgewicht, die sogenannte Dysbiose, wieder ins Gleichgewicht zu bringen, sind wir – was die Ernährung betrifft – eigentlich schon am besten damit beraten, die oben genannten Lebensmittel zu uns zu nehmen. Unsere „guten" Darmbakterien ernähren sich überwiegend und ausgesprochen gern von den unten aufgeführten ballaststoffreichen Nahrungsmitteln.

Ballaststoffe

Gemüse und Obst (mit Schale verzehrt), auch Trockenobst, Vollkornprodukte, Nüsse (ungesalzen und nicht geröstet), Hülsenfrüchte und Samen, darunter besonders Flohsamen und Leinsamen sind wertvolle Ballaststoffe. Ursprünglich als eine „unerwünschte Last" (daher vielleicht auch der Name) für die menschliche Verdauung eingeschätzt, ist heute klar, wie wichtig die sogenannten Ballaststoffe für eine gesunde Darmflora sind. Als Stütz- und Gerüstsubstanzen in Form von Zellulose, Hemizellulose, Lignin oder Pektin sind sie für Pflanzen genauso wichtig wie für unsere Darmgesundheit.

Unterschieden wird dabei in wasserlösliche und wasserunlösliche Ballaststoffe:

Zu den wasserunlöslichen Ballastoffen zählen zum Beispiel Zellulose, Hemizellulose oder Lignine. Sie quellen zwar in Wasser, können aber von den Darmbakterien nicht oder nur zu einem geringen Teil abgebaut werden.

Die wasserlöslichen Ballaststoffe, wie zum Beispiel das Pektin, bilden in Verbindung mit Wasser eine gelartige Substanz. Sie können im Dickdarm von Darmbakterien zu Kohlendioxid und anderen Gasen sowie zu verschiedenen kurzkettigen Fettsäuren abgebaut werden, die den Zellen der Darmschleimhaut als Nährstoffe dienen. Mit ihrer Hilfe wird ein saures Darmmilieu aufrechterhalten, was Krankheitserreger optimal abwehren kann. Weil sich die wertvollen Stoffe also hauptsächlich in den Zellwänden und Schalen befinden, ist es daher immer ratsam, bei Obst und Gemüse die Schalen mit zu essen und allgemein auf Vollkornprodukte zurückzugreifen. Der Name Vollkorn rührt daher, dass bei diesen Getreidesorten das *volle Korn*, also auch die Schalen- und Samenhüllen, mit verarbeitet bzw. mit vermahlen werden.

Beispielsweise eine Orange mit all ihren Häuten zwischen den Orangenfilets zu essen, ist aus diesem Grund auch viel gesünder, als ein Glas Orangensaft zu trinken, vom geringeren Vitamin- und Nährstoffgehalt bei gleichzeitig höherem Zuckergehalt einmal abgesehen.

Damit die Ballaststoffe im Darm genügend quellen können, ist es auch hier wieder wichtig, ausreichend (Mineral-)Wasser oder ungesüßte Früchte- oder Kräutertees zu trinken. Empfohlen werden 1,5 Liter am Tag.

Wie in Abschnitt 3.2.2: *Entgiftungsfördernde Stoffe in der Nahrung* (→ Seite 69) bereits ausgeführt, werden durch ballaststoffreiche Nahrung die Darmbewegungen angeregt und die Magenentleerung durch die rege Tätigkeit in gesundem Maße verzögert, was auch ein längeres Sättigungsgefühl zur Folge hat. Der Stoffwechsel wird reguliert und das Immunsystem gestärkt. Ballaststoffe können auch als Nahrungsergänzungsmittel, zum Beispiel in Form von Flohsamen oder Akazienfasern, eingenommen werden, um die Entgiftung des Organismus zu fördern. Wir empfehlen mindestens einmal pro Jahr eine dreiwöchige Kur mit einem darmreinigenden Pulver (siehe hierzu auch Abschnitt 3.2.2: *Entgiftungsfördernde Stoffe in der Nahrung*, → Seite 69, Stichwort *Ballaststoffe*).

Pellkartoffeln

Da die Kartoffel in unserem Ernährungsteil bisher noch keine lobende Erwähnung gefunden hat, wollen wir sie hier kurz in Form der Pellkartoffel als besonders freundlich und hilfreich für Darmbakterien vorstellen: Nach dem Kochen der Kartoffeln entsteht während des Abkühlens eine magensäure-resistente Stärke, die zu Buttersäure abgebaut wird. Diese kurzkettige Fettsäure dient den Epithelzellen des Darms als Nahrung und liefert ihnen Energie. Man kann sich auch ruhig einen gekochten Vorrat im Kühlschrank halten und immer wieder einmal ein paar Pellkartoffeln gönnen, um den Darmzellen etwas Gutes zu tun. Von einem Aufbraten zu Bratkartoffeln ist hier allerdings abzuraten.

In der Forschungsgruppe von Jairam K. P. Vanamala vom Pennsylvania State College of Agricultural Sciences wurde im Hinblick auf Darmkrebs speziell die violette Kartoffel untersucht, in der wahrscheinlich gleich mehrere Substanzen enthalten sind, die über verschiedene Mechanismen dazu beitragen, die Krebszellen im Darm anzugreifen bzw. zu zerstören. Neben der resistenten Stärke sollen Anthocyane und Chlorogensäure nicht nur die gewöhnlichen Krebszellen, sondern auch die Krebsstammzellen zur Selbstzerstörung anregen.

Forscher sehen eine Verbindung zu anderem Obst und Gemüse in leuchtenden Farben, da diese leuchtend gefärbten Sorten unter anderem Antioxidantien enthalten, die aggressive Sauerstoffmoleküle im Körper unschädlich machen und so eine besondere Schutzwirkung auf den Organismus haben sollen.

Milchsäurebakterien

Um die Milchsäurebakterien im Darm zu versorgen, sollten regelmäßig milchsauer vergorene Lebensmittel wie Sauerkraut (auch Sauerkrautsaft), Kimchi, sämtliches milchsauer fermentiertes Gemüse,

Buttermilch, Kefir oder Joghurt verzehrt werden. Solang diese Lebensmittel nicht erhitzt wurden, um sie keimfrei – und damit leider auch milchsäurebakterienfrei – zu machen, enthalten sie die für den Darm wichtigen Milchsäurebakterien. Bei den als *probiotisch* angepriesenen Lebensmitteln sollte man beim Einkauf darauf achten, dass sie keinen zugesetzten Zucker enthalten.

Probiotika aus der Apotheke sind die bessere Alternative, wenn es um einen gezielten Wiederaufbau der Darmflora geht. Dabei sollten mindestens zehn Bakterienstämme in solch einem Probiotikum enthalten sein, da die vielen verschiedenen Bakterienarten im Darm unterschiedliche „Ernährungsvorlieben" haben. Nicht zuletzt ist die Grundlage für eine gesunde Darmflora auch ein stressfreies Essen.

3.2.7 Das stressfreie Essen

Gute Essgewohnheiten sind aber nicht nur Bestandteil unserer Darmgesundheit, sondern auch die Grundlage der Gesundheit unseres gesamten Organismus.

Zeit

Mahlzeiten sollten nicht *zwischendurch* und im Stehen oder Gehen eingenommen werden, sondern die Zeit bekommen, die ihnen gebührt. Hektik und Stress beim Essen können im wahrsten Sinne des Wortes auf den Magen schlagen: Eine ruhige Atmosphäre, damit sich unsere Sinne mit dem Essen beschäftigen können, und genügend Zeit dafür sind wichtige Voraussetzungen, damit wir unsere Nahrung stressfrei aufnehmen und anschließend auch gut verdauen können. Hektisches Herunterschlingen, zu heißes Essen oder der ewig kalte Snack, weil es mal wieder schnell gehen muss, belasten Magen und Darm unnötig und führen zu Verdauungsproblemen wie Bauchschmerzen, Verstopfung und Blähungen.

Mithilfe des Speichels, dessen Fluss durch ausgiebiges Kauen angeregt wird, beginnt die Verdauung der Nahrung bereits im Mund. Hier wird die Nahrung durch bestimmte, Kohlenhydrate aufspaltende Enzyme vorbereitet, um mit Unterstützung der Magensäure im Magen weiter in seine Bestandteile zerlegt zu werden. Hetzen wir regelmäßig beim Essen und kauen nicht ausreichend, haben nicht nur Magen und Darm Probleme bei der Aufspaltung der Nahrung, sondern wir merken auch nicht, wann wir eigentlich satt sind. Das bekannte Völlegefühl nach einer Mahlzeit hat nicht ausschließlich mit der Menge der verzehrten Speisen zu tun, sondern oft auch mit der Zeit, in der sie eingenommen wurden: Der Magen ist dann erst nach etwa 20 Minuten in der Lage, dem Gehirn zu signalisieren, ob genug Nahrung aufgenommen wurde.

Wer oft in schnellem Tempo isst, bis er „nicht mehr kann", belastet damit auch den gesamten Organismus. Der regelmäßige *Überschuss* wird dabei häufig „angesetzt".

In Japan soll es aus diesem Grund ein Verhalten geben, die Mahlzeit grundsätzlich vor dem Sättigungsgefühl zu beenden, was Schätzungsweise nur 70 Prozent unserer Mahlzeiten entspricht. Da der Magen mit seiner Meldung wie eben erwähnt ein wenig *hinterherhinkt*, lässt sich mit dieser Methode nach einiger Zeit feststellen, dass auch 70 Prozent genug sind, um ausreichend satt zu sein.

Störfaktoren

In unserer geschäftigen und multimedialen (westlichen) Welt stehen wir mittlerweile unter ständigem Dauergelärme, -geklingel und -gequatsche, und die bewegten Bilder (mit Ton) durch Flachbildschirme auch in Restaurants, Bars und Cafés nehmen stetig zu.

Vor allem Telefon, Computer und der Fernseher, aber auch das Radio, ein Buch oder die Zeitung sollten beim Essen Sendepause haben, damit wir uns voll und ganz auf die Nahrung konzentrieren können. Unsere Sinne sind ansonsten mit der Aufnahme und Verarbeitung der Informationen und nicht mit der Aufnahme und Verarbeitung der Speisen beschäftigt.

Wertschätzung und Regelmäßigkeit

Mit einer frischen, vielfältigen und abwechslungsreichen Ernährung ist auch ein gewisser Selbstwert verbunden. Nur wer sich selbst wertschätzt, wird sich die regelmäßige Zubereitung guter Speisen gönnen.

Die eigene Wertschätzung, das Wahrnehmen der eigenen und eigentlichen Bedürfnisse ist eine Grundvoraussetzung für ein erfülltes, gesundes Leben. Eine positive Lebenseinstellung, die Achtung vor sich und anderen Lebewesen, man könnte sogar sagen, eine wahre oder wirkliche Selbstliebe führt dazu, sich und anderen Gutes zu tun. Mit dem Sprichwort „Liebe geht durch den Magen" werden zwar gern und schmunzelnd sich bekochende Liebespaare beschrieben, doch eigentlich zeigt es auch recht gut, wie wir zu uns selbst und zu unserer (Um-) Welt stehen. Auch die Regelmäßigkeit der Malzeiten oder ob wir überhaupt etwas zu uns nehmen wollen, kann das in gewisser Weise widerspiegeln. Abgesehen von dem bereits erwähnten Intervall-Fasten, einem (regelmäßigen) Fastentag oder einer Fastenkur ist es nicht gesund, immer wieder (bewusst) zu hungern. Je nach Anstrengung und Beanspruchung unseres Organismus sollten wir dem Bedürfnis nachkommen, ausreichend und gesunde Nahrung zu uns zu nehmen und in der Weise regelmäßig zu essen, in der unser Körper bestmöglich funktionieren kann.

Ruhepausen

Andererseits kann es auch bei Energiemangel angebracht sein, dem Organismus nicht durch Essen, sondern zum Beispiel durch genügend Schlaf und/oder regelmäßige Schlaf- oder Ruhepausen zu neuer Energie zu verhelfen. Der Körper kann auch ein Verlangen nach Nahrung signalisieren, wenn das zugrunde liegende Bedürfnis eigentlich Entspannung oder Schlaf ist oder wenn wir uns unserem Körper (und Geist) in anderer Hinsicht zuwenden sollten.

Die Ausnahme bestätigt die Regel

Da wir alle unterschiedlich mit Regeln, deren Aufstellung und Einhaltung umgehen, gehört nicht zuletzt zu einem stressfreien Essen oder der stressfreien Essgewohnheit auch die Ausnahme: Sofern wir uns nicht aus medizinischen Gründen für eine gewisse Zeit an einen strikten Ernährungsplan halten sollten, sollte das Gläschen Wein, die dunkle Schokolade oder Ähnliches nicht zu schlechtem Gewissen oder unnötigem Stress führen. Wer sich aus ethischen Gründen vegetarisch oder vegan ernähren möchte, sollte gut auf Fette/Öle, Proteine und Mineralstoffe pflanzlichen Ursprungs achten. Ansonsten stellen zweimal pro Woche Fleisch oder Fisch aus artgerechter Haltung von guter Qualität durchaus eine gesunde Ausnahme der vegetarischen Misch- und Frischkost dar.

Wenn wir uns grundsätzlich abwechslungsreich, vielfältig und frisch ernähren, kann also ruhig eine (ungesunde) Ausnahme die Regel bestätigen.

3.2.8 Den Blutzucker senkende Ernährung

Nicht nur bei Diabetes ist es ratsam, einen stabilen Blutzuckerspiegel mit geringen Schwankungen zu etablieren. Diejenige Ernährungsweise, die den Blutzucker möglichst auf einem konstanten Niveau halten soll, ist die sogenannte Low-Carb-Ernährung, die deutlich an Kohlenhydraten reduziert ist. Sie ist gleichzeitig aber klar von der ketogenen Ernährung zu unterscheiden.

Bei der sogenannten Low-Carb-Ernährung sollte der Kohlenhydratanteil nur 15 bis 30 Prozent bzw. 80 bis 20 g pro Tag betragen. Dabei ist es wichtig, dass die Kohlenhydrate, die wir zu uns nehmen, einen niedrigen glykämischen Index aufweisen. Der glykämische Index ist eine Maßzahl für die Wirkung eines Lebensmittels auf den Blutzuckerspiegel bzw. wie schnell ein Nährstoff in unserem Organismus in Zucker umgewandelt wird (mehr dazu in Kapitel 6: *Krebstherapien – out of the box*, → Seite 231ff.).

Dass im Allgemeinen wenig Zucker sowie Zuckeraustauschstoffe konsumiert werden sollten und zu viel Süßes und verarbeitete Speisen aus gesundheitlichen Gründen zu vermeiden sind, ist mittlerweile allgemein bekannt. Schwieriger wird es da schon bei den Kohlenhydraten. Auf die *guten* Kohlenhydrate, die zum Beispiel aus Vollkornprodukten und Hülsenfrüchten bestehen, wurde bereits mehrfach hingewiesen, und im Folgenden wird immer wieder davon die Rede sein. Sie dürfen und sollten auch bei einer Low-Carb-Ernährung Bestandteil des täglichen Speiseplans sein.

Hülsenfrüchte

So werden zum Beispiel Hülsenfrüchte langsamer verdaut als Kartoffeln, Reis oder Nudeln. Hierbei machen allerdings – wie schon erwähnt – eben auch Vollkornreis oder Vollkornpasta einen wesentlichen Unterschied zu weißem Reis oder Nudeln aus Hartweizengrieß: Der Blutzuckerspiegel steigt bei Hülsenfrüchten und Vollkornprodukten grundsätzlich weniger schnell an (realtiv niedriger glykämischer Index), das Sättigungsgefühl bleibt länger erhalten, und es kommt nicht zu den sogenannten *Heißhungerattacken*, die die Folge eines schnell steigenden und dann auch wieder schnell sinkenden Blutzuckerspiegels sein können. Besonders die sehr eiweißhaltigen Erbsen und Linsen regen die Produktion kurzkettiger Fettsäuren an, die eine bereits bestehende Blutzuckererhöhung senken können.

Fettreicher Fisch

Frischer, fettreicher Fisch wie Lachs, Hering, Sardinen und Makrele, aber auch magere Fischsorten wie Forelle und Kabeljau lassen den Blutzucker nur mäßig ansteigen, und der hohe Eiweißgehalt und die enthaltenen Aminosäuren sorgen dafür, dass das Sättigungsgefühl nach einem Fischgericht länger anhält. Die Omega-3-Fettsäuren schützen nicht nur Diabetiker besser vor Herzinfarkten und Schlaganfällen, da DHA und EPA Herz und Arterien gesund erhalten.

Grünes Blattgemüse

Auch grünes Blattgemüse liefert dem Körper nur sehr geringe Mengen Zucker. Wegen der (bereits unter Ballaststoffen angesprochenen) schwer verdaulichen Pflanzenfasern sättigen die grünen Blätter besonders lange und besitzen wenig Kalorien und Kohlenhydrate. Dadurch tragen sie dazu bei, den Blutzuckerspiegel konstant zu halten. Grünes Blattgemüse unterstützt außerdem einen gesunden Glucosespiegel und kann nahezu in jeder Erscheinungsform für grüne Smoothies verwendet werden.

Gesunde Fette

Auch die guten Fette wurde bereits angesprochen. Sie verlangsamen die Freisetzung von Glucose im Darm und können der Mahlzeit in Form verschiedener Öle (vor allem natives Olivenöl, aber auch Raps-, Sonnenblumen-, Sesam-, Walnuss-, Kürbis-, Distel-, Soja- oder Erdnussöl usw.) zugesetzt werden. Sie enthalten die blutzuckerregulierenden einfach- oder mehrfach ungesättigten Fettsäuren. Auch Avocados, Nüsse, Oliven, Kürbis- und Sonnenblumenkerne sowie andere Samen liefern wertvolle Fette, die den Blutzucker senken und auch zwischendurch als Snack gegessen werden können. Beim Verzehr von Olivenöl sollte man nur auf extravirgines Öl zurückgreifen, das neben dem Blutzucker auch den schädlichen LDL-Cholesterinspiegel senken kann.

Knoblauch

Genauso wie natives, virgines Olivenöl hat auch Knoblauch positive Auswirkungen auf den Blutzuckerspiegel und mindert den Anteil des schlechten LDL-Cholesterins an den Blutfetten.

Zimt

Das wohlschmeckende orientalische Gewürz verlangsamt den Abbau von Kohlenhydraten im Verdauungstrakt und mildert so den Anstieg des Blutzuckers nach einer Mahlzeit. Zimt wirkt langsamer, aber ähnlich wie Insulin und verlangsamt die Glucose-Reaktion. Eine tägliche Dosis von ein bis sechs Gramm (das entspricht etwa einem halben bis zwei gestrichenen Teelöffeln) ist eine wirksame, gesundheitsfördernde Menge, die jedoch nicht überschritten werden sollte. Verwenden kann man Zimt nicht nur in der Weihnachtszeit, sondern auch im täglichen Smoothie, in der indischen Küche oder zu Joghurt- und Obstspeisen.

Kakao

Dunkle Schokolade mit einem Mindestanteil von 85 Prozent Kakao enthält nicht nur viel weniger zugesetzten Zucker, sondern auch mehr der Polyphenole Epicatechin und Catechin. Mit ihrer Hilfe wird durch Kakao auch hier der Glucosestoffwechsel im Darm verändert und die

Insulinproduktion im Pankreas stimuliert. Das hilft dem Körper, besser auf erhöhten Blutzucker zu reagieren.

Ein regelmäßiger Kakaokonsum soll die Insulinresistenz stärker beeinflussen können als Einzeldosen von Kakaoprodukten. Wichtig hierbei ist auch, auf gute Qualität und so wenig zugesetzten Zucker wie möglich zu achten. Das heißt, dass der Schokoladengenuss auf ein oder zwei Stücke dunkle Schokolade pro Tag beschränkt werden und Trinkschokoladen aus Kakaopulver selbst hergestellt werden sollten, denen nur wenig (Rohrohr-)Zucker oder Honig zugesetzt wird. Das glückt nur mit warmer oder heißer Milch, Reis-, Hafer-, Mandel-, Soja- oder Kokosmilch, damit sich das Fett löst. Haben sich die Geschmacksnerven erst einmal daran gewöhnt, ist hochprozentige Schokolade oder ein gering gesüßter Kakao der reinste Genuss, der auch nach echtem Kakao schmeckt.

Apfelessig

Die Essigsäure von Obstessig kann die Verdauung von Glucose verlangsamen und dadurch den Anstieg des Blutzuckerspiegels nach dem Essen reduzieren. Der Organismus hat dadurch mehr Zeit, den Zucker im Blut zu verstoffwechseln, und schnell ansteigende Zuckerspitzen können verhindert werden. Je größer der Säuregehalt von Essig, desto effektiver kann er die Blutzucker- und Insulinreaktion nach einer Mahlzeit senken. Er soll gleichzeitig auch das subjektive Sättigungsgefühl verstärken. Apfelessig kann an Salatsoßen gegeben oder nach dem Essen vermischt mit einem Glas Wasser getrunken werden. Allerdings sollte bei gleichzeitiger medikamentöser Behandlung von Diabetes mit dem behandelnden Arzt abgeklärt werden, ob sich die Wirkung des Essigs mit anderen eingenommenen Medikamenten verträgt. Zur einfachen Erfrischung oder um morgens den Stoffwechsel anzukurbeln, wird eine Obstessig-Limonade seit alters geschätzt.

Zur Gewichtsreduktion bei Abmagerungskuren kann Obstessig ebenfalls unterstützend wirken. Aus diesem Grund eignet sich das ansonsten erfrischende und gesunde Getränk nicht bei ohnehin geringem Gewicht oder Tumorkachexie (Auszehrung oder Abmagerung bei Krebserkrankungen) und sollte in diesem Fall nicht eingenommen werden!

Nahrungsergänzungsmittel für einen ausgeglichenen Insulinspiegel
Unter den Naturheilstoffen ist Berberin (Alkaloid aus der Berberitze) bekannt für seine blutzuckerregulierenden Eigenschaften. Berberin aktiviert ein Enzym in unseren Geweben, das die Empfindlichkeit für Insulin verbessert und dadurch Blutzuckerspitzen und einem Zuviel an Insulinproduktion entgegenwirkt. Es erfreut sich immer größerer Beliebtheit zur Erleichterung des Abnehmens, zur Senkung des Cholesterinspiegels im Blut und zur Verbesserung der Blutzuckerregulation.

Unter den Mikronährstoffen ist Chrom zu nennen, das für die Regulierung des Blutzuckerspiegels eine wichtige Rolle spielt und zu den gewöhnlichen Mangelstoffen zählt. Die Einnahme eines organischen Chromsalzes, dem Chrom Picolinat, kann die Blutzuckerregulierung und auch den Fettstoffwechsel verbessern.

3.2.9 Die das Immunsystem stärkende Ernährung

Die hier angesprochene abwechslungsreiche, frische Mischkost ist bereits eine Ernährungsweise, die das Immunsystem optimal unterstützt. Die Ausgewogenheit der Ernährung ist auch unter dem Aspekt der Abwehr eine wichtige Voraussetzung für ein intaktes Immunsystem. Damit diese Abwehrmechanismen optimal funktionieren können, müssen Vitamine und Mineralstoffe in ausreichender Menge für den Organismus verfügbar sein. Auch die bereits erwähnten Fette, Ballaststoffe und sekundären Pflanzenstoffe spielen dabei eine wichtige Rolle.

Das Immunsystem kann in seiner Funktion aber auch durch das Körpergewicht beeinflusst werden, und eine erhöhte Infektanfälligkeit kann deswegen sowohl durch Untergewicht als auch durch Übergewicht erhöht sein. Alles, was bisher unter entzündungshemmend, entgiftungsfördernd, sauerstoffanreichernd, der Darmgesundheit dienlich usw. ausgeführt wurde, trifft auch für diesen Abschnitt und die letzten drei Vitalfelder zu. Für die Stärkung des Immunsystems ausgesprochen wichtig, wie an anderer Stelle bereits erwähnt, sind die sekundären Pflanzenstoffe und die probiotischen Lebensmittel. Daher wenden wir uns nun einzelnen Vitaminen und Mineralstoffen als Nahrungsergänzung zu.

Nahrungsergänzungsmittel für ein starkes Immunsystem

Vitamin C

Allgemein bekannt ist der Rat, Vitamin C bei Infekten einzunehmen. Hochdosiert kann es nicht nur in Belastungssituationen das Immunsystem puschen, in dem es zum Beispiel die weißen Blutkörperchen unterstützt, die bei Infekten massenhaft benötigt und aufgebraucht werden, sondern es wird gerade in der Krebstherapie häufig und mit Erfolg eingesetzt. Für ein optimal gestärktes Immunsystem sollten täglich mindestens 500 bis 1.000 Milligramm Vitamin C eingenommen werden. Der Verzehr von Vitamin-C-haltigen Zitrusfrüchten oder Beeren, besonders der Acerolakirsche, stellt die natürlichste Art dar, Vitamin C in biologisch hochwertiger Form zu sich zu nehmen. Allerdings ist es kaum möglich, therapeutisch hohe Mengen von Vitamin C im Gramm-Bereich in Form von natürlichem Vitamin C zu sich zu nehmen. In Belastungssituationen empfiehlt es sich daher, Nahrungsergänzungsmittel mit hohem Vitamin-C-Gehalt einzunehmen. Zur Anti-Krebs-Wirkung von sehr hoch dosiertem Vitamin C (30 bis 100 g) in Form einer Infusion siehe Kapitel 6: *Krebstherapien – out of the box* (→ Seite 231). Als Nahrungsergänzungsmittel ist es zum Beispiel in Kapselform erhältlich und in den folgenden Nahrungsmitteln in natürlicher Form in Dosen von bis zu über 100 mg pro Kapsel reichlich enthalten: Acerolakirsche, Sanddorn, Hagebutten, Johannisbeeren, Erdbeeren, Papaya, Zitrusfrüchte, Kiwi, Braeburn-Apfel oder rote Paprika, Brokkoli, Kohl, frische grüne Kräuter und grüne Bohnen.

Höhere Dosen an oralem Vitamin C (bis zu mehreren Gramm pro Portion) können durch die Einnahme von reinem Vitamin-C-Pulver (meist aus Stärke hergestellt) erreicht werden. Mit Wasser vermischt, ist es am besten in pH-neutraler Form einzunehmen, zum Beispiel als Natrium-Ascorbat oder Magnesium-Ascorbat, was die Magenschleimhaut nicht durch die Säurewirkung der reinen Ascorbinsäure schädigt.

Pro Vitamin D3

Dieses Vitamin wird zwar allgemein so genannt, ist aber streng genommen kein wirkliches Vitamin, sondern eine Hormonvorstufe. Der

Körper kann es bei ausreichend Sonnenbestrahlung selbst produzieren, und nur ein geringer Teil wird über die Nahrung aufgenommen. Allerdings reichen die Eigenproduktion bzw. die gegebenen Umstände in unseren Breitengraden und die Versorgung über die Nahrung in den meisten Fällen nicht aus, sodass bei den meisten Menschen ein Vitamin-D3-Mangel herrscht, der weiter verbreitet ist, als allgemein behauptet wird. Das fettlösliche Prohormon Vitamin D3, auch Cholecalciferol genannt, fördert die Bildung und Reifung der Knochenstammzellen, regelt die Mineralisation der Knochen und kräftigt die Muskulatur. Seit einigen Jahren wird aber immer deutlicher, dass es auch für ein starkes und ausgeglichenes Immunsystem vonnöten ist, positive Wirkung auf die Psyche, das Herz-Kreislauf-System, auf Gefäßerkrankungen und eine Schutzwirkung für die Nervenzellen im Gehirn und gegen Krebs(-zellen) hat.

Nahezu alle Zellen unseres Körpers benötigen zur optimalen Steuerung ihrer intrazellulären Prozesse Vitamin D, weswegen es auch unzählige Aufgaben im Körper erfüllt. Die Vielfältigkeit seines Aufgabenbereichs zeigt gleichzeitig, dass ein Mangel an Vitamin D zu den unterschiedlichsten gesundheitlichen Problemen führen kann.

Über den Verzehr von fettem Fisch – auch Lebertran oder Fischöl –, Eiern oder Kalbsleber können wir etwas Vitamin D aufnehmen. Avocados enthalten ebenfalls etwas Vitamin D, doch Vegetariern und Veganern ist eine Zufuhr über Nahrungsergänzungsmittel dringend anzuraten. Vitamin D wird, idealerweise kombiniert mit dem Vitamin K2, immer häufiger von Ärzten, Therapeuten und Heilpraktikern empfohlen und sollte von Menschen, die auf der nördlichen Hemisphäre leben, zumindest in den sonnenarmen Monaten zwischen Oktober und März eingenommen werden.

B-Vitamine

Auch ein Mangel an B-Vitaminen kann das Immunsystem schwächen und zahlreiche Erkrankungen (wie zum Beispiel Demenz) begünstigen. Die Vitamine B6, B12 und B9 haben sogar eine nachweislich direkte positive Wirkung auf das Immunsystem. Sie sind in Kartoffeln, Bananen, Hülsenfrüchten und Spinat, Feldsalat, Kohl, Nüssen, Samen und Tierleber enthalten. Vitamin B9 ist auch bekannt als Folsäure oder Folat. Den Bedarf an Vitamin B12 können wir eigentlich ausschließlich über tierische Lebensmittel wie Fisch, Fleisch, Eier und Milchprodukte decken. Sich vegan ernährenden Menschen ist hier unbedingt ein Nahrungsergänzungsmittel zu empfehlen, wenn nicht sogar auch denjenigen unter uns, die nur wenig tierische Produkte zu sich nehmen. Ähnlich dem Vitamin-D-Mangel zeigt sich Vitamin-B12-Mangel auch an chronischer Müdigkeit, Vergesslichkeit und depressiver Verstimmung.

Eisen und Zink

Eisen ist das häufigste Spurenelement und ebenso wie das zweithäufigste Spurenelement Zink sehr wichtig für unseren Organismus. Pro Tag braucht ein Erwachsener zwischen 10 mg (Männer) und 15 mg (menstruierende Frauen) Eisen. Es ist mitverantwortlich für die Bildung roter Blutkörperchen, den Sauerstofftransport im Blut und Bestandteil vieler Enzyme. Das Immunsystem kann unter Eisenmangel nicht optimal arbeiten, und Störungen zeigen sich unter anderem in Infektionen und Entzündungen, Müdigkeit und Antriebslosigkeit, Haut- und Schleimhauterkrankungen bis hin zu Haarausfall.

Chronische Erkrankungen können ihrerseits zu Eisenmangel führen, aber auch Blutverlust oder fortschreitendes Alter. Besonders Frauen, Vegetarier und Veganer können von Unterversorgung betroffen sein und sollten Eisen nach Untersuchung eines Arztes als Nahrungsergänzung einnehmen.

Vitamin C fördert die Absorption von Eisen ebenso wie die von Zink. Die Bioverfügbarkeit von Zink wird zum Beispiel von tierischem Protein verbessert.

Der Zinkspeicher des Körpers ist sehr gering und muss deswegen ausreichend über die Nahrung bzw. über Nahrungsergänzungsmittel versorgt werden. Große Teile des Immunsystems sind in ihrer Funktion eingeschränkt, wenn ein Zinkmangel herrscht: Eine erhöhte Entzündungsbereitschaft des Organismus ist die Folge, wenn beispielsweise Makrophagen (Fresszellen), Granulocyten, natürliche Killerzellen, T-Zellen und B-Zellen nicht ausreichend mit Zink versorgt werden. Aber auch verschiedene Krankheiten können die Folge sein, von Infektionen und Allergien über Schlaganfälle, Alzheimer und Depressionen bis hin zu Arteriosklerose, Diabetes und Krebs.

Zwar ist das Verhältnis von absorptionsfördernden und absorptionshemmenden Nahrungsinhaltsstoffen bei Zink und Eisen recht komplex, doch bei der vielfältigen, farbenfrohen, kohlenhydratreduzierten und ölig-nussig-mediterranen Mischkost, wie wir sie hier in diesem Buch empfehlen, auf natürliche Weise ausgeglichen. Ein individueller, zusätzlicher Bedarf sollte vom Arzt durch Blutuntersuchungen geprüft und gegebenenfalls durch Gabe von Nahrungsergänzungsmitteln behoben werden.

Selen

Selen hat ebenfalls eine enorme Bedeutung für unsere Immunabwehr und dient als Schutz vor chronischen Entzündungen und Krebserkrankungen. Selen ist an all jenen Enzymsystemen beteiligt, die freie Radikale im Organismus bekämpfen, und daher indirekt für das optimale Funktionieren dieser Enzyme und den damit verbundenen Abwehrreaktionen verantwortlich. Oxidativer Stress kann zu bösartigem Tumorwachstum führen, weswegen eine ausreichende, gegebenenfalls auch zusätzliche Selenaufnahme nötig ist, um das antioxidative Abwehrsystem zu unterstützen. Mittlerweile gilt es als erwiesen, dass Tumorpatienten einen allgemein zu niedrigen Selenspiegel aufweisen.

Dieses Spurenelement in ausreichendem Maß über die Nahrung aufzunehmen ist in unseren Breitengraden nahezu unmöglich: Ein nennenswerter Selengehalt findet sich nur in Hülsenfrüchten und Spargel. Selenquellen in Nordeuropa sind daher zusätzlich Fleisch, Fisch, Hefe und Eier, die allerdings bei Weitem nicht ausreichend sind. Die zugeführte Menge an Selen, die über eine bloße Mangelvorsorge hinausreicht, sollte bei 100 bis 300 μg täglich liegen, was beispielsweise in Ländern wie Japan, Kanada oder Venezuela aufgrund der Bodenbeschaffenheit möglich ist.

Selen sollte nicht zusammen mit Vitamin C eingenommen werden, da sich die beiden Stoffe in einer Kapsel oder zeitgleich eingenommen in ihrer Wirkung abschwächen.

3.2.10 Die Mitochondrien stärkende Ernährung

Die Aufnahme von Vitalstoffen durch frische und abwechslungsreiche Gemüse- und Obstsorten, die Zufuhr von gesunden Fetten durch pflanzliche Öle, aber auch durch Milchprodukte und Fisch, „eingebettet" in eine ballaststoffreiche Kost, ist bereits diejenige Ernährungsweise, die eine optimale Versorgung der Mitochondrien mit Energie und Sauerstoff gewährleistet.

In Kapitel 2: *Wie das Licht scheint* (→ Seite 39) wurde „beleuchtet", wie Vitalstoffe eine direkte Beziehung zu unseren Zellkraftwerken besitzen und welche positiven Auswirkungen sie haben, wenn wir sie – wie beschrieben – über eine gesunde Ernährung und über die entsprechenden Nahrungsergänzungsmittel mit ihren zwölf Vitalfeldern aufnehmen.

Wir können aber auch einen direkten Zusammenhang zwischen Kapitel 3.9: *Mitochondrien – Kraftwerke der Zellen* (→ Seite 166) und Kapitel 3.1: *Die Entgiftung des Organismus* (→ Seite 49) sowie diesem Kapitel herstellen und beispielsweise mit der antientzündlichen Kost oder der Zufuhr guter Kohlenhydrate eine unmittelbare und günstige Auswirkung feststellen. Auch die bereits erwähnte Budwig-Diät unterstützt die Energieversorgung der Mitochondrien in besonderer Weise.

Positiv auf die Funktion unserer Mitochondrien wirken sich speziell grüne Smoothies (eine Möglichkeit der Zufuhr von Vitalstoffen), gesättigte Fettsäuren und bestimmte Nahrungsergänzungsmittel wie Selen, L-Carnitin, Acetylcystein, Zink und Magnesium sowie das intermittierende Fasten als mitochondrienstärkende Maßnahme aus. Letzteres wurde vor allem vom italo-amerikanischen Gerontologen Valter Longo intensiv erforscht.

Longo beschreibt ausführlich, welche Vorteile das gesunde Hungern des intermittierenden Fastens haben kann, solange man mit einer guten Wahrnehmung des eigenen Körpers und der Leistung, die er erbringen soll, die Grenzen nicht überschreitet.

Wie auch an anderer Stelle in diesem Buch erwähnt, ist unser Körper von seinem Erbe her eigentlich auf weniger reichhaltige Nahrung ausgerichtet, als es in unserer heutigen westlichen Lebensform der Fall ist. Aus dieser Blickrichtung ist das intermittierende Fasten sicherlich nicht schädlich.

Bei speziellen Krebserkrankungen oder ab einem bestimmten Stadium einer Krebserkrankung und der möglicherweise damit verbundenen Auszehrung kann das gute oder bewusst eingesetzte Hungern allerdings keine Vorteile mehr bringen, sondern verkehrt sich ins Gegenteil. In solchen Fällen ist es besonders wichtig, keine weiteren Diät-Formen zu testen oder – aus welcher Überzeugung auch immer – Verzichte zu üben, die den Organismus nur weiter schwächen und die Kachexie (Abmagerung mit einem BMI von unter 18 kg/m^2) weiter vorantreiben würden. Zusätzlich zu den weiter oben beschriebenen ungesättigten Fettsäuren kommt den gesättigten Fettsäuren wie Kokosöl oder Kokosmus, die einen hohen Anteil an Laurinsäure enthalten, eine besondere Bedeutung zu.

Laurinsäure gehört zu den mittelkettigen Fettsäuren, auch MCT (medium-chain triglycerides) oder MCFA (medium-chained fatty acids) genannt. Sie versorgen den Körper schnell und relativ einfach mit Energie. Sie sind also für die Mitochondrein ein „gefundenes Fressen“. Im Körper wirkt Laurinsäure gegen Viren, Mikroben, (Hefe-)Pilze und Bakterien und ist antimikrobiell sowie antibakteriell, indem sie zum Beispiel bei Viren die äußere Membran aus Lipiden zerstören kann, das Virus geht dabei durch das freigesetzte Innere zugrunde.

Kokosöl und Kokosmus kann als Basis der Fettversorgung benutzt werden, ergänzt durch Butter und Ghee (gekochtes, milcheiweißfreies Butterreinfett), welche auch zum Kochen gut geeignet sind, da sie bei großer Hitze nicht wie die Pflanzenöle oxidieren.

Die Zufuhr von Vitalstoffen kann durch den Verzehr der erwähnten Smoothies, vor allem der grünen Smoothies, auf besondere Weise unterstützt werden.

Das Plädoyer für grüne Smoothies ist darin begründet, dass das reichlich in Blättern enthaltene Chlorophyll für die Fotosynthese der Pflanzen verantwortlich ist. Das grüne Chlorophyll transformiert das Sonnenlicht während der Fotosynthese zu den für unseren Organismus wertvollen Mikronährstoffen wie Vitamine, Mineralstoffe, Spurenelemente usw. Genau wie die Zellen der Pflanzen benötigen die Mitochondrien unserer Zellen diese Mikronährstoffe für den Stoffwechsel.

Ein für die Zubereitung von Smoothies geeigneter Hochleistungsmixer mit einer Umdrehungszahl von 25.000 Umdrehungen oder mehr pro Minute zerkleinert grünes Blattgemüse oder Kräuter so gründlich, wie wir es auch mit ausgiebigem, gründlichen Kauen nicht erreichen, und stellt unserem Organismus die pflanzlichen Mikronährstoffe auf optimale Weise zur Verfügung.

Grüne Smoothies sollten auf nüchternen Magen zu sich genommen werden. Sie sind wie eine Mahlzeit – inklusive des Kauens – zu betrachten und können genossen werden, bis sich ein Sättigungsgefühl einstellt. Sie sollten zur Hälfte aus grünen Blättern und zur Hälfte aus Früchten bestehen. Sollen Trockenfrüchte püriert werden, werden entsprechend weniger verwendet als frisches Obst. Das Ganze wird mit frischem, gefiltertem und/oder belebtem Wasser zu einer cremigen, dickflüssigen Masse püriert.

Auch hier können wir uns an der saisonalen und regionalen Vielfalt der Natur orientieren und diejenigen Blattgemüse und Wildkräuter verwenden, die gerade wachsen und einen möglichst kurzen Transportweg hinter sich haben.

Wer grüne oder andere gesunde Smoothies nach genauen Vorgaben herstellen möchte, kann diverse Rezepte im Internet oder in diversen Büchern zusammengestellt finden.

Nahrungsergänzungsmittel für gesunde Mitochondrien

Zur Unterstützung der Mitochondrienfunktion und gegebenenfalls zur Behandlung von mitochondrialen Erkrankungen oder Schwächen stehen eine Reihe Naturstoffe zur Verfügung, die wir über die Nahrung oder spezielle Nahrungsergänzungsmittel einnehmen können. Die Biochemie dieser Stoffe in unseren Mitochondrien füllt Bücher und wird laufend weiter erforscht. Die wichtigsten Stoffe zur Verbesserung der Mitochondrientätigkeit seien hier kurz genannt und beschrieben:

D-Ribose

D-Ribose ist ein einfaches Zuckermolekül mit fünf Kohlenstoffatomen und stellt vor allem dem Herzen und den Gehirnzellen, die mit mehreren 1.000 Mitochondrien pro Zelle zu den mitochondrienreichsten Zellen unseres Körpers gehören, schnell zugängliche Energie zur Verfügung. Sie kann teelöffelweise in Wasser eingerührt eine rasche Energieverbesserung unserer Mitochondrien bewirken.

CoQ10

Das Coenzym Q10 und das PQQ (Pyrrolochinolinchinon) sind weitere sehr ausführlich untersuchte, natürlich vorkommende Stoffe, die zur Mitochondrienstärkung eingesetzt werden.

Magnesium

Magnesium gehört zu den am meisten unterschätzen Mineralstoffen, die wir täglich benötigen. Es gibt viele Gründe in unserer modernen Lebensführung, die erklären, warum nur wenige Menschen (geschätzt 20 bis 30 Prozent) einen optimalen Magnesiumspiegel im Körper haben: Eine zu hohe Kalziumzufuhr aus der Nahrung, Entkalkungsanlagen, die Magnesium aus dem Wasser binden, Medikamente gegen Sodbrennen, hoher Kaffeekonsum unter anderem sind einige davon. Dabei ist Magnesium der Co-Faktor für über 300 biochemische Reaktionen in unserem Organismus, einschließlich der Produktion von Energie in unseren Mitochondrien.

Alpha-Liponsäure

Alpha-Liponsäure (ALA), Kreatin, B-Vitamine, Resveratrol – vor allem in Weintrauben und Rotwein – und Pterostilben – zum Beispiel in Heidelbeeren, aber auch in Trauben und dem Padouk, einem Baum aus dem tropischen Westafrika – sind weitere Naturstoffe, die unsere Mitochondrien unterstützen.

Ketogene Diät

Die ketogene Ernährung mit einem Kohlenhydratanteil von unter 50 g pro Tag oder auch Kalorienrestriktion (Fasten) wirken unter anderem Mitochondrien aktivierend.

L-Carnitin

Eine besondere Rolle für die Mitochondrien spielt das L-Carnitin: Unsere Mitochondrien benötigen Fette, um mit ihrer Hilfe das überall im Organismus benötigte ATP (Adenosin-Triphosphat) aus ADP (Adenosin-Diphosphat) zu erzeugen. Damit Fette aber durch die Mitochondrienmembran hindurch geschleust werden können, ist L-Carnitin nötig. Es ist chemisch eine Ammoniumverbindung und wird in unseren Zellen aus den Aminosäuren Lysin und Methionin hergestellt. Es kann auch als Nahrungsergänzungsmittel eingenommen werden. Dosen von 2 bis 3 g pro Tag können zum Beispiel den Fettstoffwechsel in unseren Mitochondrien anregen, was die Energieversorgung der Gehirnzellen, die Stimmung und Leistung verbessert und eine höhere Stressresistenz zur Folge hat.

Das Buch „Die Mito-Medizin" von Lee Know beschreibt den derzeitigen Wissenstand über die Biochemie der Mitochondrien. Der interessierte Leser findet dort weitere interessante Detailinformationen.

3.2.11 Den Säure-Basen-Haushalt ausgleichende Ernährung

In unserem Körper laufen fortwährend chemische Prozesse ab, damit unser Stoffwechsel funktionieren kann und wir unsere Muskeln steuern oder Reize weitergeleitet werden können.

Die Grundlage für einen reibungslosen Ablauf ist ein ausgeglichener Säure-Basen-Haushalt. Er wird durch Bestimmung der Konzentration der Wasserstoffionen in einer Flüssigkeit als pH-Wert angegeben. Per Definition ist der physiologische pH-Wert des menschlichen Organismus im Bereich von 7,35 bis 7,45. Bei unserer heutigen Lebens- und Ernährungsweise ist der pH-Wert unserer Gewebe jedoch häufig gestört oder aus dem Gleichgewicht geraten. Durch falsche Ernährung mit einem Zuviel an Fleisch und anderen eiweißhaltigen Lebensmitteln und Milchprodukten aus konventioneller Herstellung, Weißmehlprodukten, Zucker, koffeinhaltigen und kohlensäurehaltigen Getränken, Fertigprodukten und Konserven, Alkohol und Stress, dafür aber zu wenig Gemüse, Obst und Flüssigkeit sowie mangelnde Entspannung und körperliche Bewegung, kann es zu einer chronischen

Übersäuerung im Organismus und zu akuten oder chronischen Erkrankungen kommen. Auch Entzündungen oder eine aus dem Gleichgewicht geratene Darmflora kann den Säure-Basen-Haushalt negativ beeinflussen.

Bei einer säurebildenden Ernährungsweise und Lebensform entstehen zum Beispiel Schwefelsäure und andere schädliche Substanzen im Körper, die allgemein auch *Schlacken* genannt werden. Es handelt sich dabei um Giftstoffe, die der Organismus normalerweise mit seinen entgiftenden Organen und Mechanismen aus dem Körper ausleitet. Doch ein beständiges Ungleichgewicht kann nicht genügend ausgeglichen werden. Weil sich eine Übersäuerung meist langsam über viele Jahre entwickelt, drücken sich Symptome eher unspezifisch aus, können sich aber in einem geschwächten Immunsystem und einer geschädigten Darmflora äußern und zum Beispiel in Form von Durchblutungsstörungen, Neurodermitis, Stoffwechselerkrankungen, Magenbeschwerden, Gicht oder Rheuma auftreten. Eine basische Ernährung unterstützt die Entgiftungsorgane des Körpers und beugt einem Milieu vor, das (Zivilisations-)Krankheiten begünstigt.

Lebensmittel werden daher auch in säurebildend oder basenbildend eingeteilt. Nur ein Viertel der täglichen Nahrung sollte aus säurebildenden Nahrungsmitteln bestehen, um den Organismus nicht zu überlasten. Basische Lebensmittel zeichnen sich durch basisch wirkende Mineralien und Spurenelemente aus und verfügen über viel Eisen, Magnesium, Kalium und Kalzium, über zahlreiche Vitamine, Antioxidantien und sekundäre Pflanzenstoffe, die die körpereigene Bildung von Basen unterstützen. Die Basen helfen dem Organismus wiederum dabei, Säuren und Gifte auszuleiten. Der überwiegende Teil an Obst- und Gemüsesorten ist basenbildend, genauso wie pflanzliche Fette und Öle. Als Süßungsmittel ist Honig ein guter Basenbilder. Unter den Getränken sind Kräutertees, stilles Wasser und Smoothies (vor allem grüne Smoothies) basenbildend.

Bei der gesunden Ernährung, die Säuren und Basen im Gleichgewicht halten soll, wird außerdem noch in gute säurebildende Lebensmittel und in schlechte säurebildende Lebensmittel unterschieden. Die guten Säurebildner können und sollten regelmäßig Bestandteil der

Ernährung sein, die schlechten – wie zu Beginn dieses Kapitels ausgeführt – nur selten oder gar nicht.

Hülsenfrüchte sind gute Säurebildner, ebenso Hafer und Haferflocken, Hirse und Vollkornreis, Ölsaaten – zum Beispiel Sonnenblumenkerne, Kürbiskerne, Sesam, Mohn oder Leinsaat – Pseudogetreide – beispielsweise Quinoa, Amaranth und Buchweizen –, Tofu und hochwertige fermentierte Sojaprodukte wie Miso und Tempeh.

Als Getränke zählen zu den guten Säurebildnern grüner Tee und Matcha, hochwertige pflanzliche (Milchersatz-)Drinks, wie zum Beispiel Reisdrink, Haferdrink und Sojadrink, natürlich alle ohne Süßungsmittel, Aromen und Verdickungsmittel, sowie selbstgemachte Trinkschokolade aus purem Kakaopulver in hoher Qualität. Auch Kaffee in Maßen, als Espresso und nicht als Filterkaffee getrunken, wirkt leicht basisch. Ebenso Bio-Eier oder Bio-Fisch sind in Maßen zu empfehlen.

In Bezug auf die basenbildende Eigenschaft von Nahrungsmitteln ist es sinnvoll, alle Lebensmittel in hoher Qualität, sprich Bio-Qualität, auszuwählen, da sie einen höheren Gehalt an Mineralien und Spurenelementen haben, die sich basisch-positiv auswirken.

Durch konventionellen Anbau sind Obst, Gemüse und Getreide in der Regel mit Herbiziden, Pestiziden, Schwermetallen, Nitrat und Phosphat belastet, die den Organismus überlasten. Wie eingangs des Kapitels erläutert, kann das zu schleichender Übersäuerung führen.

Sport und körperliche Bewegung sind neben einer ausgewogenen, basischen Ernährung wichtig für den Säure-Basen-Haushalt, da der Stoffwechsel angeregt und Säuren über Niere, Lunge und Haut ausgeschieden werden. Auch andere entgiftende Maßnahmen, wie basische Teilbäder, Bürstenmassagen, Saunieren usw., sind förderlich.

Bei einer bereits vorliegenden Übersäuerung kann zur Unterstützung auch ein Basenpulver eingenommen werden, das ein Ungleichgewicht regulieren hilft, das den Verzehr von basenbildenden Lebensmitteln allerdings nicht ersetzen kann.

Die folgenden Beispiele der Tabellen sind Auszüge und beziehen sich auf frisches Gemüse, nach Nutzung unterteilt, und Obst. Trockenobst ist ebenfalls basenbildend.

Basenbildendes Obst

Beerenobst	Blaubeere, Brombeere, Erdbeere, Heidelbeere, Himbeere, Johannisbeere, Preiselbeere, Stachelbeere
Kernobst	Apfel, Birne, Mispel, Quitte
Schalenobst	Mandel, Erdmandel, Esskastanie, Macadamia, Paranuss, frische Walnuss
Steinobst	Aprikose, Kirsche, Mirabelle, Nektarine, Oliven, Pfirsich, Pflaumen, Reineclaude, Zwetschge
Südfrüchte	Ananas, Banane, Dattel, Feige, Kiwi, Mango, Papaya, Sternfrucht, Weinbeere
Zitrusfrüchte	Clementine, Grapefruit, Limette, Mandarine, Orange, Zitrone

Basenbildendes Gemüse

Blattgemüse	Kopfsalat, Eichblattsalat, Eisbergsalat, Feldsalat, Lollo-Salat, Rucola, Radicchio, Chicorée Löwenzahn, Mangold, Spinat, Staudensellerie, Portulak Chinakohl, Grünkohl, Kohlrabi, Pak Choi, Rosenkohl, Rotkohl, Spitzkohl, Weißkohl, Wirsing
Blütengemüse	Artischocke, Blumenkohl, Brokkoli, Romanesco
Fruchtgemüse	Aubergine, Avocado, Gurke, Kürbis, Melone, Okraschote, Paprika, Tomate, Zucchini, Avocado

Knollen- und Wurzelgemüse	Fenchel, Karotte, Rote Beete, Meerettich, Radieschen, Rettich, Kartoffel, Pastinake, Petersilienwurzel, Sellerie, Süßkartoffel, Schwarzwurzel
Samengemüse	Bohnen, grüne Bohnen, Erbsen, Mungobohnen-, Linsen- und Sojabohnensprossen
Zwiebelgemüse	Lauch, Kresse, Knoblauch, Schalotte, Schnittlauch, Zwiebel
Kräuter	Basilikum, Bohnenkraut, Brennnessel, Dill, Kerbel, Koriander, Liebstöckel, Majoran, Petersilie, Pfefferminze, Oregano, Rosmarin, Salbei, Sauerampfer, Schnittlauch, Thymian, Wildkräuter, Zitronenmelisse
Pilze	Austernpilz, Champignon, Mu-Err-Pilz, Shiitake, Steinpilz, Trüffelpilz
Gewürze	Chilischote, Ingwer, Kreuzkümmel, Kümmel, Kurkuma, Muskatnuss, Nelken, Pfeffer, Piment, Safran, Vanille, Zimt
Sprossen	Alfalfa-, Braunhirse- und Hirse-Sprossen, Weizen-, Dinkel- und Gerstenkeimlinge, Mungobohnen-, Linsen- und Sojabohnensprossen

3.2.12 Ernährung für eine starke Infektabwehr

Angelangt bei dem letzten Vitalfeld, der Ernährung für eine starke Infektabwehr, ist dem bisher Ausgeführten in Bezug auf die Ernährung eigentlich nichts Wesentliches hinzuzufügen. Unsere Annahme, dass alles miteinander zusammenhängt, wird dadurch einmal mehr unterstützt. Denn der Organismus ist bestmöglich für eine erfolgreiche Infektabwehr vorbereitet, wenn die Empfehlungen der elf Felder teilweise oder gänzlich in den normalen Alltag integriert und umgesetzt werden können.

In der Gesamtschau wird sichtbar, dass die Darmgesundheit eng verknüpft ist mit einer antientzündlichen Kost. Diese besteht ihrerseits aus einer ausgewogenen, nährstoffreichen Ernährungsweise, die sowohl dem Organismus und seinen Zellen genügend Sauerstoff zuführt als auch eine insulinregulierende Wirkung auf ihn hat und ebenso den Säure-Basen-Haushalt des Körpers im Gleichgewicht hält, wie sie die Mitochondrien versorgt, das Immunsystem schützt und die Infektabwehr stärkt.

Dieses Hin und Her der sich beeinflussenden Faktoren ließe sich endlos fortsetzten.

Dass sich dabei in den vorherigen Abschnitten vieles wiederholt, überschneidet oder ergänzt, ist ein Zeichen für die Stimmigkeit der verschiedenen Aussagen und letztendlich ein Segen für uns, da es keiner großen Heilsversprechen in Form extremer Diäten, Verhaltensweisen oder immer neuer Produktanwendungen bedarf. Was wir sind, wie wir uns ernähren, verhalten und mit unserem Körper umgehen, ist die Grundlage dafür, uns innerhalb dieses systemischen Gefüges die optimale Fürsorge zukommen zu lassen.

Dieser zwölfte Abschnitt des Vitalfeldes soll daher das Abschlussplädoyer dafür sein, dass jeder beliebige Abschnitt durch jeden anderen ergänzt oder mit ihm in Beziehung gesetzt werden kann. Mit dem Bild eines Mobile gesprochen bedeutet das, dass wir zunächst nur ein oder zwei Felder *anstoßen* müssen, um im Gesamtgefüge eine Bewegung, also eine Veränderung bzw. Verbesserung wahrnehmen zu können.

Nun ist es gerade im Bereich der Ernährung und der damit verbundenen Auswirkung auf unseren Organismus natürlich nicht so einfach zu erkennen oder zu lokalisieren, welches Verhalten, welche Ernährungsweisen und Nahrungsmittel genau dieses oder jenes auslösen, verbessern, unterstützen oder verhindern. Ein Ausschlag wird eventuell nicht so unmittelbar sichtbar sein, wie wir die Bewegung eines Mobiles nachvollziehen können. Sicher ist aber, dass das ganzheitliche System auf jede erdenkliche Weise mit sich in Beziehung ist und dass jede Menge Verbindungen bestehen, die für uns arbeiten.

Auch hier wiederholt sich die Sichtweise: „Wie im Kleinen, so im Großen." Das Bild von Mikrokosmos und Makrokosmos, in dem jeder noch so kleine Organismus mit einem Gefüge in Verbindung steht, das über ihn hinaus geht, dieses Gefüge wiederum Beziehungen zu einem größeren komplexen System hat usw., kann auch hier verdeutlichen, wie sowohl die Zellen unseres Organismus als auch wir als Mensch, als auch unsere Umwelt usw. in ständiger Beziehung und im Austausch zueinander stehen.

3.3 Wasser – ein Lebenselixier

3.3.1 Die Bedeutung von Wasser für Körper und Geist

Die Erde ist der Planet des Wassers. Seine Bewohner sind von Wasser durchströmte und vom Wasser abhängige Wesen. Ungefähr 70 Prozent der Erdoberfläche ist von Wasser bedeckt. Es ist bemerkenswert, dass dies auch dem gewichtsmäßigen Wasseranteil des erwachsenen menschlichen Körpers entspricht. Rechnet man aus, wie viel Prozent aller Moleküle in unserem Körper aus Wasser bestehen, kommt man sogar auf die schier unglaubliche Zahl von 99 Prozent. Das ist zum Teil dadurch möglich, dass das H_2O-Molekül im Vergleich zu den meisten Makromolekülen in unserem Körper klein ist.

Um unseren Organismus lebendig und gesund zu erhalten, benötigen wir zwischen 30 ml und 40 ml Wasser pro Kilogramm Körpergewicht je Tag. Das macht für einen 75 Kilogramm wiegenden Erwachsenen knapp drei Liter aus.

Wasser ist der universelle Träger aller Lebensvorgänge, nicht nur im Menschen. Es transportiert alle in ihm gelösten Stoffe, in unseren

Zellen, im Blut und in der Lymphe. Es verleiht unseren Proteinen und vielen Makromolekülen, aus denen unser Körper aufgebaut ist, ihre Struktur durch die sogenannten Wasserstoff-Brücken-Bindungen. Diese auch „Van-der-Waals-Kräfte" genannten, elektrischen Ladungen sorgen für die Bindung zwischen allen Molekülen des lebendigen Organismus. Wasser ermöglicht alle chemischen Reaktionen in unserem Stoffwechsel. Und schließlich halten wir dank des Wassers unsere biochemischen Gleichgewichte aufrecht, solange wir gesund sind: Das Säure-Basen-Gleichgewicht, unsere Körperwärme, sämtliche Stoffwechsel-Gleichgewichte und das, was wir mit dem Altgriechischen Begriff Homöostase bezeichnen: das Gleichgewicht oder die Balance der lebensschaffenden und -erhaltenden Kräfte.

Schauen wir uns den kleinsten Baustein des Wassers, das H_2O-Molekül, etwas genauer an: Es besteht bekanntermaßen aus einem Sauerstoff- und zwei Wasserstoffatomen. Von größter Bedeutung ist hierbei, dass die elektrischen Ladungen dieses Moleküls ungleich, das heißt polar verteilt sind. Wasser ist ein sogenanntes polares Molekül, mit einem elektrischen Plus- und einem elektrischen Minuspol. Das größere Sauerstoff-Atom (O-Atom) zieht die Elektronen der kleineren Wasserstoff-Atome (H-Atome) zu sich. Da sich Plus- und Minuspole gegenseitig anziehen, ist die Folge davon, dass sich die Wassermoleküle untereinander anziehen. Dies führt dazu, dass Wasser aus mehr oder weniger miteinander vernetzten H_2O-Molekülen besteht, den sogenannten Clustern, was im Englischen Gruppe, Haufen oder Zusammenballung bedeutet.

Wasser, das auf natürliche Weise, zum Beispiel in einem Bachlauf, in Bewegung ist oder es gerade eben noch war, ist aus weniger miteinander verhakten Wasser-Clustern aufgebaut, man könnte auch sagen weniger oder kaum *verklumpt*. Wasser dagegen, das eine längere Zeit still gestanden hat – was zum Beispiel in unseren Wasserrohren und -Leitungen der Fall ist –, besteht aus miteinander verklumpten H_2O-Molekülen in großen Clusterhaufen.

Ob Wasser eine feine, kleingliedrige und sehr bewegliche Clusterstruktur aufweist oder seine Moleküle zu großen Clustern verklumpt sind, hat eine enorme Bedeutung für seine Eigenschaften in lebendigen Organismen.

Was sich zunächst vielleicht wie eine physikalische Spitzfindigkeit liest, ist nicht nur von größter Bedeutung für alle Lebewesen auf unserem Planeten, sondern auch für den Ablauf jahreszeitlicher Phänomene, wie zum Beispiel von Eis bis hin zu Wolkenbildungen und zur Meteorologie.

Der US-amerikanische Biophysiker Gerald H. Pollack hat diese bis vor einigen Jahren noch unbekannten Phänomene erforscht und in seinem Buch „Wasser – viel mehr als H_2O" auch für interessierte Nicht-Physiker verständlich beschrieben.

Er berichtet über einen vierten Aggregatzustand von Wasser, den es neben den drei bekannten Erscheinungsformen wie gasförmig, flüssig und fest – also Dampf, Wasser und Eis – einnehmen kann, wenn es sich nahe einer Grenzfläche befindet, wie es zum Beispiel bei Proteinen in unserem Blut oder bei den Membranen unserer Körperzellen der Fall ist.

Dieses Wasser hat – gleich einem flüssigen Kristall – eine besondere *innere Struktur*, genau wie natürlich vorkommendes, auf gleiche Weise strukturiertes Wasser aus Quellen, Regenwasser oder frisches Schmelzwasser aus Gletschern.

Professor Pollack nennt dieses Wasser im vierten Aggregatzustand daher EZ-Wasser, nach „Exclusion Zone". Die sogenannte *exclusion zone* oder Ausschlusszone ist diejenige Region in unmittelbarer Umgebung von Zellmembranen, die das feinst strukturierte oder EZ-Wasser enthält, das sich von normalem Wasser mit größeren Clusterstrukturen abgrenzt.

Wasser, das derart strukturiert ist, fördert die Lebensvorgänge besser als solches, das über längere Zeit – Tage bis Wochen – stillgestanden oder in begradigten Bahnen (Rohren) geflossen ist und dessen Wassermoleküle miteinander verclustert sind.

Die feine, bewegliche Struktur des Wassers kann die Aquaporine genannten Wasserkanäle der Zellwände problemlos passieren; die Zellen sind auf diese Weise immer mit ausreichend Wasser versorgt. Strukturiertes Wasser unterstützt außerdem die Proteine in unserem Körper dabei, die richtige Struktur auszubilden (siehe auch Kapitel 2: *Wie das Licht scheint*, → Seite 39), wie Struktur aufgenommen und an

Organismen und Zellen weitergegeben werden kann, und hilft unserem Körper, effektiver Giftstoffe auszuscheiden. Es fördert zudem die optimale Energieproduktion in unseren Mitochondrien.

EZ-Wasser hat Pollack zufolge eine große Bedeutung für unsere Gesundheit. Krankheiten könnten damit einhergehen, dass unsere Zellen zu wenig EZ-Wasser bekommen, weil es nur in reinem, frisch abgefüllten Quellwasser in ausreichenden Mengen vorkommt. Ein Mangel an strukturiertem Wasser kann möglicherweise sogar bei der Krebsentstehung eine wichtige Rolle spielen. In seinem Buch „Cells, Gels and the Engines of Life" schreibt Pollack, dass alles, „was die Wasser-Strukturbildung fördert, das Wachstum von Tumoren hemmt". (*Agents that promote water ordering are predicted to inhibit tumor proliferation. To my knowledge this approach has not yet been tested. Nor is it established whether the reputed efficacy of some anti-cancer agents might lie in such a mechanism.*) „Mittel, die die Wasserordnung fördern, scheinen die Tumorproliferation (Tumor-Zellvermehrung) zu hemmen. Meines Wissens wurde dieser Ansatz noch nicht getestet. Es ist auch nicht geklärt, ob die angebliche Wirksamkeit einiger Krebsmedikamente in einem solchen Mechanismus liegen könnte."

Eine enorme Aussage, deren Tragweite heute kaum jemand erahnt. Könnte es sein, dass unstrukturiertes, also *verklumptes* oder verclustertes Wasser, das heute die Regel für unser Trinkwasser und nicht mehr eine Ausnahme darstellt (wer trinkt schon frisches Quell- oder Gletscherwasser?), zur Entstehung von immer mehr Krebserkrankungen auf der ganzen Welt beiträgt?

Das hier beschriebene Wasser – in einem Zustand zwischen fest und flüssig – ist visköser (zähflüssiger), mehr alkalisch, negativ geladen und auch etwas dichter und energiereicher als ungeordnetes Wasser. In seiner Struktur ähneln die Wassermoleküle einer Bienenwabe mit hexagonaler (sechseckiger) Form und besitzen die chemische Summenformel H_3O_2. Diese Struktur finden wir auf der Erde aber nicht nur in den sechseckigen Bienenwaben, sondern auch in vulkanischen Basaltgesteinen und in der hexagonalen Form von Schneekristallen – sofern das Wasser ungeschädigt und *gesund* ist –, aber auch auf der Oberfläche der Sonne wieder.

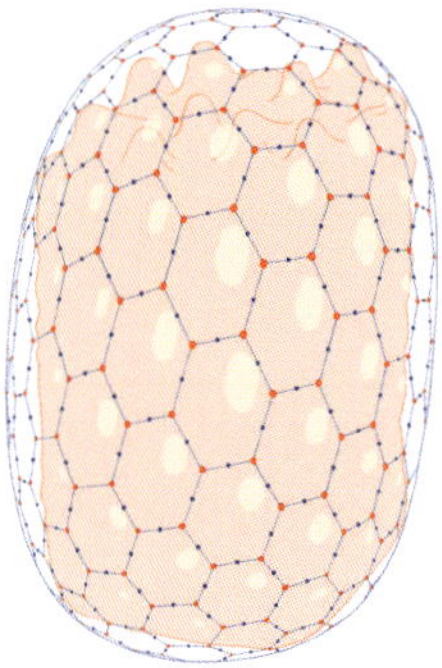

Zelle mit hexagonaler H_2O-Hülle

Ist es purer Zufall, dass genau diese Formen (und Formeln) auch in der Natur und sogar auf der Oberfläche der Sonne auftreten, oder kommt hier ein universelles Gestaltungsprinzip zum Ausdruck? Forscher wie Rupert Sheldrake sprechen von „morphogenetischen Feldern", also Kraftfeldern, die Formen in der Welt der Materie erzeugen. Eine durchaus interessante Hypothese, zu der es mittlerweile viele Beobachtungen gibt. Zumal das Phänomen der Formen lebendiger Lebewesen bis heute auf naturwissenschaftliche Weise keine überzeugende Erklärung erfahren hat. Es wird einfach hingenommen und nicht weiter hinterfragt, wer oder was eigentlich die Formen zum Beispiel unserer Leber oder unseres Herzens gebildet hat. Als Antwort darauf auf die Gene zu verweisen, führt an der Frage vorbei und verschiebt sie nur auf die Ebene der kleineren Formen, ohne sie jedoch zu beantworten. Nach einem halben Leben als Arzt und Vitalforscher scheint mir die Annahme eines formschaffenden Kraftfeldes bis heute die beste Antwort zu sein. Physikalisch betrachtet sind es elektromagnetische Kräfte, die überall im Universum zu beobachten und zu messen sind. Dass es „dahinter" noch weitere, feinere und bisher noch nicht messbare *Lebenskräfte* gibt, darauf verweisen unzählige Phänomene des Lebendigen. Diese gilt es weiter zu erforschen. Die traditionellen Medizinlehren sprechen seit Jahrtausenden von Qi oder Prana als den universellen Lebenskräften, für die es immer noch kein physikalisches Maß gibt. Daher liegt es nahe, den Menschen als ein Energie-Wesen zu begreifen, und in einem solchen spielt das Wassermolekül eine basale und für die Gesundheit entscheidende Rolle.

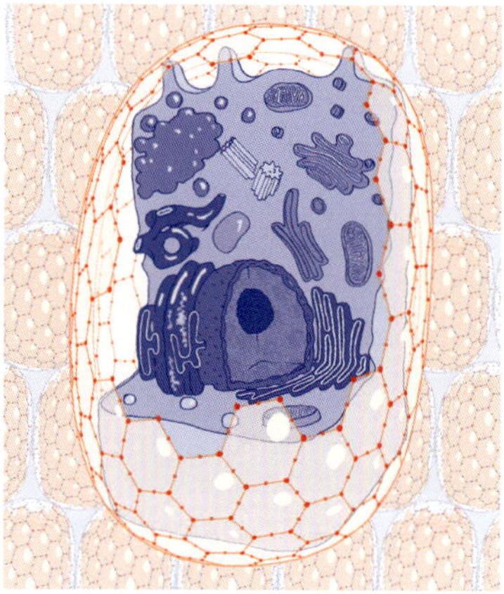

Zelle, umgeben von Zellgewebe und hexagonal strukturiertem Wasser

3.3.2 Die Aufbereitung von vitalem Wasser

Eine Möglichkeit, die Gesundheit zu pflegen, wäre demnach, mehr EZ-reiches Wasser zu trinken. Wie kommen wir aber nun in den Genuss von lebendigem, lebensförderndem, strukturiertem Wasser?

Sofern wir nicht nahe eines naturbelassenen, plätschernden Baches oder eines Gletschers wohnen, können wir unser Leitungswasser, das uns die kommunale Trinkwasserversorgung ins Haus liefert, durch physikalische Methoden entclustern und dadurch in seinen natürlichen Urzustand zurückführen. Eine einfache Methode dafür ist das Verwirbeln mit speziellen Apparaten, die das Wasser aus der Hausleitung neu strukturieren. Dabei werden die den Wassermolekülen aufgezwungenen Clusterbildungen, die durch Stillstehen des Wassers oder dadurch, dass es durch sehr lange Rohre fließt, befreit, mit Energie und Sauerstoff angereichert und zu EZ-Wasser neu geordnet, das unsere Körperzellen versorgt und belebt.

Seit meiner Studentenzeit benutze ich selbst für meine Trinkwasser-Aufbereitung sowohl in unserer Praxisklinik als auch zu Hause einen Trinkwasserwirbler. Dieser wird an den Wasserhahn angeschlossen und führt das unter Druck stehende Wasser durch eine besondere Fließform, die schnell rotierende Wirbel erzeugt. Eine Rotationszahl von bis zu 22.700 Umdrehungen pro Minute wurden im Inneren eines solchen Trinkwasserwirblers errechnet. Diese Rotationskräfte schleudern die großstrukturierten, verfestigten Cluster des Wassers auseinander, zerstäuben oder entclustern es also in seine ursprünglichen, kleingliedrigen und feinen Clusterstrukturen und laden es so mit neuer Energie auf. Das so aufbereitete Wasser hält seinen strukturierten Zustand über mehrere Stunden und kann seine wohltuende Wirkung in unserem Organismus entfalten, wenn wir es trinken oder wenn wir damit unsere Speisen zubereiten. Es schmeckt sogar besser und trinkt sich leichter, wie die meisten Menschen, denen ich es bisher angeboten habe, berichten.

Um zusätzlich chemische Verunreinigungen aus dem Trinkwasser herauszufiltern, kann man zum Beispiel einen Aktivkohlefilter verwenden. Spezielle Wasserläden, die es in vielen größeren Städte gibt, können zu diesem Thema beraten. Vor allem in Ländern, die kein einwandfreies Trinkwasser bereitstellen oder das Trinkwasser chlorieren, ist diese Reinigungsmaßnahme durch Filtration sehr zu empfehlen.

Beginnen Sie jeden Tag mit dem Trinken eines Glases (circa 300 ml) frischen und am besten strukturierten, zum Beispiel gewirbelten Wassers. Es gleicht den Flüssigkeitsverlust der Nacht aus, glättet die Haut, verbessert die Fließeigenschaften des Blutes, regt die Ausscheidung von Giftstoffen an und vitalisiert den gesamten Organismus. Auch tagsüber ist es wichtig, zum Beispiel während der Arbeit, stündlich ein Glas frisches Wasser zu trinken, um die täglich notwendige Flüssigkeitsmenge von etwa 3 Litern aufzunehmen.

3.4 Sauerstoff, Atmung und Krebswachstum

Im Atemholen sind zweierlei Gnaden:
Die Luft einziehen, sich ihrer entladen;
Jenes bedrängt, dieses erfrischt;
So wunderbar ist das Leben gemischt.
Du danke Gott, wenn er dich presst,
Und danke ihm, wenn er dich wieder entlässt.[3]

Johann Wolfgang von Goethe

3.4.1 Wie verhält sich das Krebswachstum zum Sauerstoff in unserem Körper?

Unser Leben ist ohne Atem nicht denkbar. In jedem Augenblick unseres Lebens wird Sauerstoff benötigt, der kontinuierlich durch den Atem zugeführt werden muss. Gleichzeitig muss das Verbrennungsprodukt Kohlensäure, das fortwährend in unseren Mitochondrien entsteht, durch das Ausatmen entsorgt werden.

Sauerstoffmangel (lat. *Hypoxie*) in einem Organ oder Gewebe eines Menschen begünstigt die Entstehung und das schnellere, aggressivere

Wachstum von Krebszellen. Diese gedeihen am besten in den Gebieten mit der schwächsten Sauerstoffversorgung: in den Endstromgebieten der venösen Haargefäße und den dort anliegenden Geweben. Das ist der Ort, an dem der im Blut transportierte Sauerstoff bereits vollständig an die Gewebe abgegeben wurde und das venöse Blut an Sauerstoff arm und an Kohlendioxid reich ist. Konkret sind es meist Schleimhaut- oder Drüsengewebszellen, die dann an Sauerstoffmangel leiden und nach längerer Zeit ein Karzinom (Krebsgeschwulst) bilden, das an den Sauerstoffmangel gut angepasst ist.

Sauerstoffmangel in unseren Geweben ist ohnehin einer der wesentlichen Faktoren für das Altern des menschlichen Organismus. Altwerden selbst ist also per se ein Risikofaktor für Krebserkrankungen! Durch die altersbedingten Veränderungen in unseren Blutgefäßen – Ablagerungen und allmähliches Verdicken der Gefäßwände und deren Versteifen – sowie durch Entzündungsprozesse wird die Diffusion von Sauerstoff aus dem Blut in die Gewebe ständig schwächer, insbesondere in den haarfeinen Endstromgefäßen, den Kapillaren. Die Anregung der Mikrozirkulation und dadurch die Verbesserung der Aufnahme von Sauerstoff in unsere Zellen und den darin enthaltenen Mitochondrien ist daher ein wichtiges Ziel sowohl der Anti-Aging-Medizin als auch der ganzheitlichen Onkologie. Alles, was die Mikrozirkulation in unserem Organismus und damit die Sauerstoffversorgung verbessert, kann uns auch helfen, Krebs vorzubeugen oder vorhandene Krebszellen milde zu stimmen und weniger aggressiv werden zu lassen.

Wissenschaftler haben in den letzten Jahren bis in biochemischen Details die Auswirkungen der Organ-Hypoxie beschrieben. Sauerstoffmangel, Übersäuerung und schnelleres Krebszellwachstum stellen dabei einen Teufelskreis dar. Je schneller der Tumor wächst, desto mehr nimmt der Sauerstoffmangel zu. Krebszellen gehen dadurch mehr und mehr in den Zustand von zuckervergärenden Zellen über und bilden mehr und mehr Milchsäure (Laktat). Dies führt zur Gewebeübersäuerung (siehe Kapitel 3.10: *Der Säure-Basen-Haushalt*, → Seite 177, Gewebeübersäuerung) und gleichzeitig zum Einwandern von Bindegewebszellen in den Tumor. Die Bindegewebszellen verändern ihre Funktion ebenfalls so, dass sie dem Krebswachstum dienen; sie werden zu krebsassoziierten Fibroblasten, die bis zu 80 Prozent eines Tumorknotens ausmachen können. Diese veränderten Fibroblasten senden unter anderem Botenstoffe aus, die das Immunsystem in seiner krebsbekämpfenden Funktion blockieren. All das führt, solange der Sauerstoffmangel herrscht, zu einer Selektion von aggressiveren Krebszellen, die schneller wachsen und das Immunsystem immer mehr unterwandern.

Unser Atem hält uns gesund

Was können wir tun? Wie atmen wir auf eine gesunde Weise? Wie können wir durch Atemübungen unsere Gesundheit fördern und uns durch spezielle Sauerstofftherapien zusätzlich Gutes tun?

Beginnen wir mit dem Natürlichsten, der Atmung selbst. Wir können lernen, gesund zu atmen! Der moderne gestresste Mensch atmet in der Regel zu flach und zu schnell. Dadurch wird der Atem ineffektiv. Die Einatemluft erreicht nicht die Tiefe der Lunge, in der der Sauerstoffaustausch stattfindet. Die Konsequenzen des dadurch entstehenden Sauerstoffmangels sind enorm: von Müdigkeit, über Konzentrationsschwäche zu schnellerem Altern und höherem Krebsrisiko.

Unregelmäßiges, flaches Atmen oder – unbewusstes – Luftanhalten führt aber nicht nur zu Sauerstoffmangel und seinen Auswirkungen auf der physischen Ebene, sondern es hat auch auf der psychischen Ebene Folgen: Das Gefühl von Angst, Beklommenheit, ein allgemeines Unwohlsein oder auch ein unspezifisches Empfinden von Zwang werden so unbewusst gesteigert oder hervorgerufen.

In gewissen Situationen kann uns schon einmal „der Atem stocken". Das ist zwar Ausdruck dafür, dass uns etwas den *Atem verschlägt* oder dass wir *nach Luft schnappen* müssen, aber eine hilfreiche Weise zu atmen ist es nicht. Wir besitzen in diesen Situationen meist keine Standfestigkeit mehr, keine verbale Schlagkraft, auch gute Ideen und positive Gedanken gehen uns aus.

Bei längerer flacher oder stockender Atmung stellen sich sogar angstbesetzte Gedanken ein, die wie in einer Spirale immer um dieselben Probleme kreisen und aus der wir keinen Ausweg zu finden scheinen. In Extremfällen kennen wir diese flache Atmung aus Schockzuständen, bei denen meistens noch *vor* eventueller medizinischer Hilfe die *Erste Hilfe des Atmens* angebracht ist, nämlich des Ausatmens. Nach dem Ausatmen kann wie *von selbst* das Einatmen folgen. Gleichmäßig tiefes und regelmäßiges Aus- und Einatmen sind meist das Gebot der Stunde gegen Panik.

In ihrem Buch „Beschützt, bewahrt, geborgen“ widmet Luisa Francia dem Ausatem sogar ein ganzes Kapitel. Mit einigen Beispielen beschreibt sie die Bedeutung und die Folgen des Ausatmens und ist sich sicher: „Es geht immer nur um den Ausatem. Denn wenn der Atem restlos aus dem Körper fließen kann, muss man sich um den Einatem nicht mehr kümmern.“ Um frei zu werden, sollten wir den Atem loslassen, damit wir uns den Gefahren oder alltäglichen Widrigkeiten des Lebens stellen können. Ein kontrollierter Ausatem führe zu bewusstem Loslassen „und der damit verbundenen Lösung von Gedankenhamsterrädern. Das Ausatmen ist die Ouvertüre zur Freiheit, es wirft Ballast ab und kommt zum Kern der Sache – zum Einatmen.“

Damit wir aber nun mithilfe der Atmung unsere Gesundheit verbessern und unser Wohlbefinden steigern können, schauen wir uns zunächst ein paar Einzelheiten genauer an, um zu verstehen, wie wir atmen und was dabei geschieht: Der wichtigste Atem-Muskel ist das Zwerchfell. Es ist eine Art Platte aus Sehnen und Muskeln und trennt den Bauch- vom Brustraum, wo es jeweils vom Bauch- und vom Brustfell bedeckt wird. Die Ausdehnung des Brustkorbs durch Zwerchfell und Zwischenrippenmuskeln wird unwillkürlich gesteuert – d.h., wir müssen die Atembewegungen nicht mit unserem Willen steuern –, woraufhin die Lunge mit ausreichend Atemluft gefüllt wird.

Die zwei getrennten Lungenflügel sind mit einer sehr gefäßreichen Hülle überzogen, füllen die seitlichen Hälften des Brustraums aus und grenzen an das Rippenfell.

Wenn wir entspannt sind und uns in Ruhe befinden, atmen wir über die normale Zwerchfellatmung etwa 500 ml Luft ein. Bei größerer Aktivität, zum Beispiel beim Sport, wird – je nach benötigtem Sauerstoff – wesentlich mehr Luft in die Lungen gesogen.

Es kann aber auch sein, dass wir im Alltag eine sehr flache, bewegungsarme Atmung haben, der wir uns gar nicht bewusst sind.

Dadurch – und ebenfalls in Zusammenhang mit zu wenig Bewegung – gelangt zu wenig Sauerstoff in unseren Blutkreislauf und in unsere Zellen, um die Gesundheit wirklich fördern zu können. Wir sollten daher das normale Atmen erweitern und ein tieferes Atmen üben.

Bei der sogenannten Zwerchfellatmung wird das Zwerchfell angespannt, es senkt sich ab, und die Lungen können sich ausdehnen, wobei das untere Drittel der Lungenflügel mit Luft durchströmt wird. Der Sauerstoff der Atemluft wird dabei von der Luftröhre über die Hauptbronchien in den rechten und linken Lungenflügel transportiert und von dort über die Bronchien und Bronchiolen zu den Lungenbläschen weitergeleitet. Von dort diffundiert er in die Blutgefäße.

Die Ausatmung schließt sich passiv und ganz automatisch an diesen Muskelvorgang an. Hierbei werden der Brustraum und seine Organe allerdings nur wenig gedehnt oder gar massiert, der Bauchraum mit seinen Organen bleibt weitgehend unbewegt und ungedehnt.

Um die Bauchraummuskulatur zu dehnen und die Bauchorgane zu bewegen, müssen wir mit der sogenannten Bauchraumatmung atmen. Hierbei vergrößert sich der Brustraum, während sich der Bauchraum verkleinert und die Bauchorgane nach vorn und unten abgedrängt werden. Die Bauchdecke wölbt sich dabei sichtbar nach vorn. Nehmen wir mit einem langen Atemzug weiterhin Luft auf, nachdem sich die Bauchdecke schon spürbar gewölbt hat, setzt die sogenannte Flankenatmung ein, und die Rippen werden vom Zwerchfell noch weiter auseinandergezogen und gedehnt.

Ersetzen wir die normale Atmung oder gar eine reine, flache Brustatmung durch eine tiefe, die Bauchmuskeln und -organe bewegende Atmung, kann nicht nur die Stimme – und die Stimmung – verbessert werden, auch die Verdauung wird gefördert, der Magen, vor allem aber der Darm wird angeregt, und auch das Herz wird, da es auf dem Zwerchfell aufsitzt, nach unten ausgedehnt. Dadurch wird es größer bzw. länger und kann mehr Blut aus den Venen aufnehmen. Zusammen mit dem anschließenden Ausatmen und der Verkleinerung seiner ursprünglichen Größe wird es in der eigenen muskulären Herztätigkeit unterstützt. Mithilfe dieser bewusst durchgeführten Bauchatmung können wir täglich eine effiziente und wohltuende

Organ-Selbstmassage durchführen. Auch Atemübungen zur Entspannung, beim Yoga oder bei der Gymnastik durchgeführt, beruhen auf den gleichen Bewegungsprinzipien.

Nachdem wir gelernt haben, wieder normal, d.h. tief, mit den richtigen Muskeln und im richtigen Maß und Tempo zu atmen, können wir uns den Therapien zuwenden, die eine bessere Sauerstoffsättigung und effektivere Mikrozirkulation bewirken, den Sauerstofftherapien.

3.4.2 Sauerstoff-Inhalationen zur Anregung der Mikrozirkulation ... ... und Verbesserung der Sauerstoffsättigung

Die Sauerstoff-Mehrschritt-Therapie nach Ardenne

Die Sauerstoff-Mehrschritt-Therapie (SMT) wurde von dem deutschen Physiker Manfred von Ardenne (am 20.01.1907 in Hamburg geboren, am 26.05.1997 in Dresden gestorben) entwickelt und ab 1970 in Dresden angewandt. Ardenne erarbeitete sie während der Zusammenarbeit mit dem Nobelpreisträger Otto Warburg (am 8.10.1883 in Freiburg geboren, am 01.08.1970 in Berlin gestorben) und baute seine eigenen Forschungen auf dessen Ergebnissen auf. Die Spannbreite seiner Erfindungen reichte bis dahin bereits von der Rundfunktechnik über das Fernsehen bis hin zur Erfindung des Rasterelektronenmikroskops. Ab den 1960er-Jahren beschäftigte sich Ardenne verstärkt mit medizinischen Fragen und entwickelte neue Ideen und Technologien zur Behandlung von Krebserkrankungen. Er war der Erste, der die Bedeutung von Sauerstoff-Therapien in der Onkologie intensiv erforschte und wissenschaftlich darstellte, und er war bereits zu dieser Zeit der Meinung, dass mangelhafte Sauerstoffversorgung der Zellen (im Alter) dafür (mit-)verantwortlich sei, dass lebenswichtige Prozesse im Organismus nicht mehr oder nicht optimal ablaufen und Krankheiten, wie zum Beispiel Krebs, entstehen können.

Ziel der SMT ist es, den Sauerstoffgehalt des Blutes und der Organe über eine längere Zeit zu erhöhen und dadurch chronische Krankheiten günstig zu beeinflussen, die Durchblutung zu verbessern, das Immunsystem zu stärken und die Leistungsfähigkeit zu steigern. Wie der Name vermuten lässt, findet die Behandlung in mehreren Schritten statt: Dem Patienten wird zunächst ein Vitamin-Mineralstoff-Gemisch aus Vitamin B1, Vitamin C und Magnesium verabreicht, um danach eine Sauerstoffinhalation unter künstlich ausgelöstem Fieber (Hyperthermie) durchzuführen. Näheres zu Hyperthermie in Kapitel 6: *Krebstherapien – out of the box* (→ Seite 231).

Die pulsierende elektromagnetische Frequenztherapie

Eine weitere Therapiemethode, um die Mikrozirkulation und damit die Sauerstoffsättigung in Geweben zu verbessern, ist die pulsierende elektromagnetische Frequenztherapie, kurz PEMF. Mithilfe oszillierender (auf- und abschwingender) elektromagnetischer Felder, die über eine Therapie-Matte oder ein Kissen auf den menschlichen Körper übertragen werden, werden Mikrozirkulation und Sauerstofftransport effektiv angeregt. Diese Therapie ist völlig nebenwirkungsfrei und ein wichtiger Baustein in der ganzheitlichen Krebsmedizin. Sie wird darüber hinaus auch in der Prävention oder Behandlung vieler chronischer Krankheiten mit Erfolg eingesetzt.

Auf beeindruckende Weise kann bereits nach wenigen Behandlungen mit PEMF mithilfe eines sogenannten Dunkelfeldmikroskops gezeigt werden, wie sich die Fließeigenschaften von roten Blutkörperchen positiv verändern.

Die regelmäßig beobachtbare Auflösung des sogenannten Münzrollenphänomens im Dunkelfeldmikroskop nach PEMF erklärt man sich durch die Verbesserung des elektrischen Membranpotenzials (Normalwert bei -10 Millivolt) der Blutkörperchen, also der elektrischen Ladung, die jede lebendige Zelle an ihrer Oberfläche durch ständigen Transport von geladenen Atomen, sogenannten Ionen, wie zum Beispiel Natrium+ oder Kalium+, aufrecht erhält. In einem von Sauerstoffmangel, schwelender Entzündung oder sogar Krebs geplagten Organismus arbeiten auch die Zellmembranen unserer Blutkörperchen weniger effektiv, was zu niedriger Zellmembranladung und schließlich zum Verkleben der Blutzellen oder dem Münzrollenphänomen führt. Zellen mit höherem Membranpotenzial stoßen sich voneinander ab und fließen dadurch besser durch die Gefäße, ohne zu verkleben. Dies bringt einen enormen Vorteil für den Sauerstofftransport und verbessert die

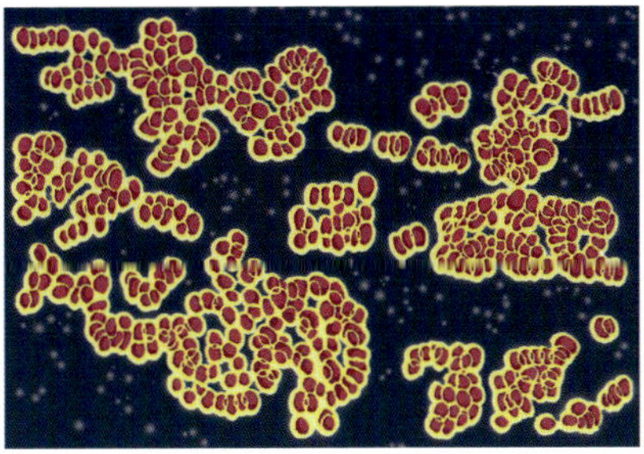

Ungefärbtes Blut, 400-fache Vergrößerung, im Dunkelfeldmikroskop, vor Behandlung mit PEMF stark verklebte rote Blutkörperchen, die sogenannte Münzrollen bilden. Verklebte Blutkörperchen können nur noch einen Bruchteil des Sauerstoff-CO_2-Austausches leisten, im Vergleich zu frei beweglichen Blutkörperchen.

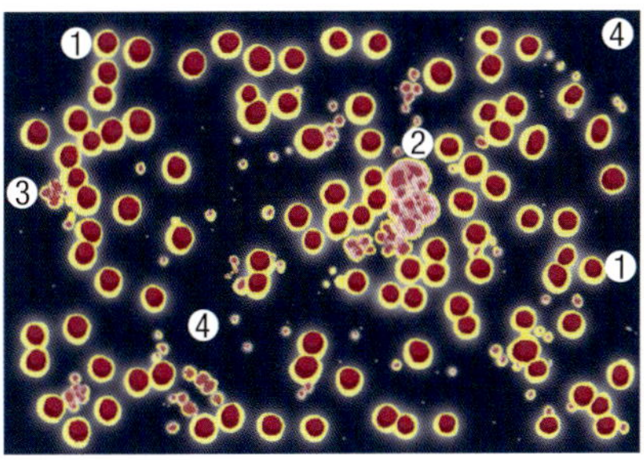

Ungefärbtes Blut, 400-fache Vergrößerung, im Dunkelfeldmikroskop, unmittelbar nach einer 20-minütigen Behandlung mit PEMF:
1 Rote Blutkörperchen (Erythrozyten): transportieren Sauerstoff und Kohlendioxid
2 Weiße Blutkörperchen (Leukozyten): repräsentieren einen Teil unseres Immunsystems
3 Blutplättchen (Thrombozyten): tragen zur Blutgerinnung bei
4 Unsichtbar, schwarzer Hintergrund: das Blutplasma mit seinen gelösten Eiweißen und Salzen

Fließeigenschaften des Blutes, was nicht nur bei Krebs deutliche Vorteile bringt.

Je nach Schwere der Erkrankung hält der im Mikroskop-Bild sichtbare positive Effekt einer PEMF-Behandlung Stunden oder sogar mehrere Tage an. Bei chronischen Krankheitszuständen empfehlen wir eine kontinuierliche, d.h. tägliche Behandlung mit PEMF.

Die Oxyvenierungstherapie nach Dr. Regelberger

Eine weitere Therapieform, die in der komplementären Medizin bei chronisch entzündlichen Erkrankungen eingesetzt wird, ist die intravenöse Sauerstofftherapie oder intravenöse Oxyvenierungstherapie (IOT), bei der medizinischer Sauerstoff direkt in die Venen verabreicht wird. Dieses Verfahren wurde in den 1950er-Jahren vom Detmolder Neurologen/Neurochirurgen und Sauerstoff-Forscher Helmut Regelsberger (1918 bis 1990) entwickelt und in über 200.000 Einzelbehandlungen durchgeführt.

Die Oxyvenierung wirkt stark antientzündlich und beruht auf

dem Prinzip der *Hormesis* (griech. Anregung, Anstoß): Kleine Mengen reinen Sauerstoffs werden über eine Präzisionspumpe über 15 bis 25 Minuten langsam in die Armvene insuffliert (gepumpt). Dieser völlig unnatürliche Reiz, den die kleinen Sauerstoffbläschen im Blut ausüben, regt die Regulationsfähigkeit des Organismus, insbesondere des Immunsystems an. Über biochemische Reaktionen in verschiedenen Blutkörperchen, die dem Reiz der IOT folgen, verbessert sich nach einigen Anwendungen die Durchblutung zunehmend. Dies führt zu einer Reihe spür- und messbarer Verbesserungen bei einer Vielzahl von Erkrankungen.

Positive Wirkungen der IOT können bei ganz unterschiedlichen Krankheiten verzeichnet werden: Verbesserungen stellen sich zum Beispiel bei Durchblutungsstörungen von Herz und Willkürmuskulatur (Angina pectoris oder Claudicatio intermittens) ein, bei allergischen Krankheiten, Neurodermitis, Asthma bronchiale und auch bei Krebserkrankungen.

Wie ist das möglich?

Die Erklärung liegt in folgenden biochemischen Reaktionen, die bei all diesen unterschiedlichen Erkrankungen eine positive Wirkung haben, wie der Internist und ehemalige Vorsitzende der Gesellschaft für Oxyvenierungstherapie Franz Kreutzer zusammenfasst: Der Organismus behandelt die kleinen molekularen Sauerstoffbläschen zunächst wie Fremdkörper und umhüllt sie mit einem Eiweißfilm. So können sie von speziellen weißen Blutkörperchen, den sogenannten Eosinophilen (spezielle weiße Blutkörperchen, die den roten Farbstoff Eosin anziehen), aufgenommen werden. Dadurch erhöht sich die Anzahl dieser weißen Blutkörperchen, und eine Modulation des Immunsystems stellt sich allmählich ein, die bei vielen chronischen Entzündungskrankheiten und Allergien zu einer dauerhaften Reduktion der Entzündung führt.

Außerdem wird von den Geweben mehr Prostazyklin (von Arachidonsäure abgeleitetes Hormon) gebildet, was eine Gefäßerweiterung bewirkt und das Zusammenkleben von Blutplättchen hemmt. Zusätzlich werden vom Organismus nach IOT-Stimulationen die Enzyme

Paraoxygenase-1 und Hämoxygenase-1 gebildet. Sie wirken sich positiv bei Autoimmunerkrankungen aus. Die Methode hat sich in nunmehr 70 Jahren als sicher und nebenwirkungsarm erwiesen. Einzige, aber harmlose Nebenwirkung ist ein für wenige Minuten anhaltendes leichtes Hüsteln nach den ersten Behandlungen. Dies ist auf eine Mehrbildung des Gewebehormons Bradykinin zurückzuführen.

In der komplementären Onkologie wird die IOT nicht zuletzt wegen ihrer Wirkung angewendet, die erneute Bildung sogenannter löslicher Adhäsionsmoleküle auszulösen.

Krebszellen bilden nämlich während ihrer Entwicklung Eigenschaften heraus, die sie bei ihrer Wanderung (Metastasierung) durch den Organismus unterstützen. Dazu gehört unter anderem der Verlust von Proteinen, die auf der Oberfläche von Zellen sitzen und die Bindung an andere Zellen vermitteln. Ohne diese Adhäsionsmoleküle fällt es den Krebszellen leichter, sich aus dem Gewebeverband loszureißen. Die erneute Bildung der Adhäsionsmoleküle führt dazu, dass Tumorzellen weniger ins Gewebe abwandern und Metastasen bilden können. Die Oxyvenierungs-Therapie wirkt demnach antimetastatisch.

3.5 Darmgesundheit pflegen

> Der Darm ist der Vater aller Trübsal! Der gesunde Darm ist die Wurzel aller Gesundheit!

Nicht nur der Einfluss der Darmbakterien auf die Hirnchemie, sondern auch ihr Einfluss auf den gesamten Organismus wird in diesem Ausspruch von Hippokrates deutlich. An Wahrheit hat diese über 2.000 Jahre alte Behauptung offenbar an nichts eingebüßt, doch bis in die 1990er-Jahre war sowohl das Wissen als auch das Interesse für die Bedeutung der in unserem Organismus lebenden Mikroorganismen (Bakterien, Viren, Pilze und Parasiten), dem sogenannten Mikrobiom, verschwindend gering.

In den letzten drei Jahrzehnten aber lieferten das wachsende wissenschaftliche Interesse und die seither publizierten Untersuchungen über unser Mikrobiom ganz neue und beeindruckende Erkenntnisse, die von großer Wichtigkeit für unsere Gesundheit sowie die Vorbeugung und Behandlung von Krankheiten sind. Der Darm mit seiner Bedeutung für Physis und Psyche nimmt daher einen wichtigen Platz im Gesamtgefüge der Vitalfeld-Theorie ein.

Betrachten wir die Geschichte des Menschen und seines Mikrobioms, so stellen wir fest, dass wir dieses in den letzten 100 bis 200 Jahren durch die Veränderung von Lebensweise und Ernährung ebenso drastisch verändert haben wie unser soziales Leben. Über lange Zeit, von den Urformen des Menschen bis zum Beginn des Industriezeitalters, waren wir Menschen von *Schmutz* und den darin enthaltenen Mikroben umgeben. Es gab weder antibakterielle Seifen noch fließendes Wasser oder Antibiotika, und wir nahmen Nahrung in uns auf, die alles andere als steril war. Heute leiden die meisten Menschen unter den Folgen von Sterilität, von bakterienfreier Ernährung und übertriebener Hygiene. Die Folge davon ist eine unzureichende Besiedelung des Darmes durch lebenswichtige Symbionten, also nützlichen Mikroorganismen, die uns helfen, gesund zu bleiben und ohne die wir sogar nicht lebensfähig wären. Einige unserer Darmbakterien, sofern wir sie noch besitzen, regulieren sowohl Entzündungsprozesse als auch die immunologische Abwehr von Krebs und sogar Teile der Tumorzellausbreitung. Sie beeinflussen außerdem unseren Nahrungsstoffwechsel und haben Auswirkungen auf die Stabilität unserer Gene. Die Bedeutung unseres Mikrobioms auf unsere Gesundheit ist wahrscheinlich ebenso so groß wie die unseres Genoms (die Gesamtheit all unserer Erbanlagen), und die Qualität und Vielfalt unserer Darmflora (Darmmikrobiom) korreliert signifikant mit unserer Lebenserwartung.

3.5.1 Gleichgewicht und Spezialisierung

Bestimmte Körperregionen wie der Magen-Darm-Trakt, die Haut, die Nasenhöhle, die Vagina, die Haarfollikel, die Prostata, die Brustdrüsen und andere verfügen über ein eigenes spezifisches Mikrobiom. Viele dieser Mikroorganismen sind sogenannte Kommensalen (von lat. *am gleichen Tisch Sitzende*), die in uns leben, uns aber keinen besonderen Vorteil bringen. Symbiontische Bakterien sind solche, mit denen ein wechselseitiges Zusammenarbeiten besteht. Sie profitieren von uns, indem wir ihnen das gesamte Lebensumfeld wie Darmoberfläche, pH-Wert des Milieus, Nahrung usw. zur Verfügung stellen. Als „Gegenleistung" fermentieren die Bakterien die verdaute Nahrung.

Das bakterielle Gleichgewicht ist für Gesundheit und Krankheit ausschlaggebend und eine der wichtigsten Voraussetzungen der Homöostase, und zwar nicht nur der unseres Immunsystems, sondern auch der unseres gesamten Organismus. Was im Gleichgewicht oder in der einen Region gesund ist, kann als Zuviel oder in einer anderen Region eine Krankheit auslösen. Auch ein Zuwenig an bestimmten Mikroorganismen ist nicht ideal.

Es gibt zum Beispiel Bakterien, die in der Nasenhöhle harmlos sind, in der Lunge aber eine schwere Infektion auslösen. Wenn beispielsweise Gewebe verletzt oder die Darmflora durch Antibiotika gestört wird, können bestimmte Mikroorganismen pathogen werden. Auch das Magenbakterium Helicobacter Pylori kann unter bestimmten Umständen eine Magenschleimhautentzündung (Gastritis) verursachen. Dies kann sogar wesentlich zur Entstehung von Magenkrebs führen, doch schützt eine gewisse Menge an diesen Bakterien interessanterweise vor Refluxkrankheit und Speiseröhrenkrebs. Auch hierbei wird deutlich, dass die richtige Balance der Schlüssel zur Gesundheit ist.

3.5.2 Das Mikrobiom

Wie können wir uns unser Mikrobiom vorstellen?

Der Begriff bezeichnet die Summe aller Mikroorganismen (also Kleinstlebewesen wie Bakterien und andere Einzeller), die in einem bestimmten Lebensraum, in diesem Fall auf oder im menschlichen Körper, angesiedelt sind. Es handelt sich dabei um mehr fremde Zellen als menschliche: Ein unfassbar großer Teil, und zwar 90 Prozent der Zellen, die unseren Körper ausmachen, besteht aus diesen nichtmenschlichen Mikroorganismen wie Bakterien, Viren, Urtierchen, Pilzen und Archaen. Tatsächlich: Wir bestehen aus zehnmal mehr Mikroorganismen als aus menschlichen Körperzellen! Das Gewicht unseres

Mikrobioms ist in etwa vergleichbar mit dem unseres Gehirns, also 1,5 Kilogramm.

Die Beschaffenheit unseres Mikrobioms bildet sich vor allem in den ersten drei Lebensjahren aus. Im Mutterleib sind das Baby und sein Darm noch steril (keimfrei). Erst bei der natürlichen, vaginalen Geburt kommt der Säugling durch den Kontakt mit der Bakterienbesiedlung im Geburtskanal mit Milliarden Bakterien der Mutter in Berührung, die seinen Körper überall bedecken. Auch seine erste „Schluckimpfung" erhält der Säugling über das Scheidensekret der Mutter und kommt direkt nach der Geburt mit den Keimen der Umwelt in Berührung.

Kinder, die durch Kaiserschnitt auf die Welt kommen, haben hier einen Nachteil durch das Fehlen der organismusfremden Bakterien und sind eventuell später einem höheren Risiko für Krankheiten, bedingt durch ein schwächeres Immunsystem, ausgesetzt.

Aus diesem Grund wird daher besonders in den USA, Australien und Großbritannien eine nachträgliche Impfung mit dem mütterlichen Scheidensekret durch Einreiben des Neugeborenen praktiziert, um das Immunsystem des Neugeborenen zu stärken. Der Effekt und die positive Auswirkung des sogenannten *Vaginal Seeding* ist allerdings noch nicht durch Langzeitstudien erforscht und wird in vielen Ländern mit Skepsis betrachtet.

Ganz ohne Zweifel ist der medizinische Fortschritt und die Minimierung gesundheitlicher Risiken für Mutter und Kind durch Schnittentbindung als äußerst positiv zu bewerten. Doch wenn der Kaiserschnitt nur durchgeführt wird, weil diese Form der Entbindung in manchen Ländern und Gesellschaftsschichten bereits zum *guten Ton* gehört oder zum Beispiel aus Termingründen gut planbar ist, bringt die Mutter das Kind damit womöglich um eine bedeutsame Erfahrung.

Dabei ist unser Mikrobiom das wichtigste „Trainingslager" für unser Immunsystem und die Darm-Mikroben deren wesentliche Ausbilder. Bis zu 80 Prozent unserer Immunzellen halten sich im Darm, vor allem auf der Dünn- und Dickdarmschleimhaut auf. Ohne unser Mikrobiom kann unser Immunsystem gar nicht reifen und die komplizierten Auswahlentscheidungen treffen, was angegriffen werden soll und was nicht. Es kommt zu immunologischen Verwechselungen, wenn das Mikrobiom nicht das geeignete Terrain für unser Immunsystem abgibt: Allergien, Infektionen und Autoimmunerkrankungen können die Folge sein.

Auch an Entgiftungsvorhängen ist das Mikrobiom beteiligt, sowohl was Fremdstoffe als auch organismuseigene Hormone betrifft. Neben der Verdauung ist es auch wesentlich an der Aufnahme, Synthese und Aktivierung von Vitaminen – wie zum Beispiel dem Vitamin B12, Vitamin K und Folsäure, die von Milchsäurebakterien gebildet werden – beteiligt.

Sind es um die hundert verschiedene Darmbakterien im Säuglingsalter, so erreicht die Anzahl der in unserem Darm lebenden Arten von Mikroorganismen die Anzahl von circa 1.000 im Erwachsenenalter. Im höheren Lebensalter nimmt die Bakterien-Variabilität dann wieder ab, was mit Alterungsprozessen und schwindender Vitalität einhergeht.

Auch Antibiotikabehandlungen, chronischer Stress, Chemotherapien und im besonderen Maße auch eine ungesunde Ernährungsweise inklusive zu wenig symbiontischer Bakterien und Ballaststoffe (siehe auch Kapitel 3: *Das holistische Modell der zwölf Vitalfelder*, → Seite 49 und Kapitel 3.2: *Gesunde Ernährung und gesundheitsfördernde Nahrungsergänzungsmittel am Beispiel der zwölf Vitalfelder*, → Seite 57), wirken sich schädlich auf unser Mikrobiom aus.

3.5.3 Die Darm-Hirn-Achse

Seit wenigen Jahren erst ist bekannt, dass der Darm und insbesondere sein Mikrobiom auf intime Weise mit dem Gehirn in Wechselwirkung steht. Der Darm „denkt" in der Tat mit. Und das dürfen wir auch beachten, indem wir auf unser *gutes Bauchgefühl* hören. Denn unsere Darmbakterien beeinflussen auch die psychische Gesundheit, wie zahlreiche Forscher Hippoktrates' Eindruck bestätigt haben. Bislang konnte eine Reihe Wechselbeziehungen zwischen spezifischen Darmbakterien, deren Stoffwechselprodukten und neurologischen Symptomen, gefunden werden. Wie die Darmflora aber genau unser Verhalten, unser Gedächtnis und auch Krankheiten wie Angststörungen oder Depressionen steuern, ist Gegenstand laufender Untersuchungen.

Sie zeigten bisher, dass durch eine Veränderung der Zusammensetzung der Darmmikrobiota die Neurobiochemie verändert werden kann und dass zum Beispiel bei Personen mit Depression bestimmte Bakterien vermindert vorzuweisen waren. Eine in der Zeitschrift *Nature* 2019 veröffentlichte belgische Studie beschreibt, wie die Darmflora von 1.063 Probanden auf solche Bakterien untersucht wurde, die mit dem Zentralnervensystem in Wechselwirkung stehen. Die Wissenschaftler fanden dabei zwei Gruppen von Bakterien – Coprococcus und Dailister –, die bei den Menschen, die an Depressionen litten, erniedrigt waren. Hierbei wurde eine positive Korrelation zwischen dem Untersuchungsfaktor „Lebensqualität" dargestellt und der Fähigkeit des Mikrobioms, einen speziellen Stoff zu synthetisieren, der ein Abbauprodukt des Neurotransmitters Dopamin ist. Diese Studie galt bei Erscheinen 2019 als der stärkste Beweis dafür, dass unser Mikrobiom an unseren Gefühlen und neurologischen Vorgängen beteiligt ist.

Die bisher entdeckten Wechselwirkungen zwischen Darm und Gehirn verlaufen jedoch in beide Richtungen. So ist es bewiesen, dass das Mikrobiom die Neurotransmitter Serotonin, GABA (der Neurotransmitter Gamma-Aminobuttersäure aus gamma-aminobutyric acid) und Dopamin entweder herstellen oder deren Produktion modulieren kann. Diese Neurotransmitter können auch das Wachstum von Darmbakterien verändern. Es ist eine komplexe Welt, die im Zusammenspiel der Trillionen von Darmbakterien mit unseren Körperzellen entsteht. Die klare Funktionsgrenze zwischen Darm und Gehirn verschwimmt in diesen Bereichen immer mehr.

3.5.4 Darmflora, Blutzucker und das Mikrobiom bei Krebs

2019 publizierte die renommierte wissenschaftliche Fachzeitschrift PNAS eine Studie der *Columbia University New York*. In ihr wird das Mitwirken des Darmmikrobioms an der Blutzuckerregulierung durch Bildung des Botenstoffes Serotonin beschrieben. Diese Erkenntnis hat ebenso eine Bedeutung für die Volkskrankheit Diabetes mellitus, die Zuckerkrankheit des Erwachsenen, wie für Übergewicht. Beide Erkrankungen erhöhen das Risiko, an Krebs zu erkranken, signifikant. Seit einigen Jahren spricht man sogar von einem krebsspezifischen

Onkobiom, wie es für den Eierstockkrebs in einer Publikation aus dem Jahre 2017 dargestellt wurde. Eierstockkrebstumoren weisen eine typische Konstellation von Virusparasiten und Bakterienbefall auf. Wie dieses organspezifische Onkobiom mit dem Darmmikrobiom zusammenhängt, werden zukünftige Untersuchungen hoffentlich detaillierter darstellen können. Klar ist schon heute, dass sich eine gute Darmgesundheit oder die Einnahme eines Probiotikums positiv auf onkologische Behandlungen auswirkt. Eine placebokontrollierte Studie an der Universitätsklinik in Wien zeigte, dass eine positive Modulierung des Mikrobioms durch die orale Verabreichung eines Probiotikums – bestehend aus vier Lactobacillus-Stämmen während einer Chemotherapie von Brustkrebspatientinnen – eine deutliche Verbesserung der Lebensqualität und eine Reduktion der Nebenwirkungen des sogenannten Vaginalen Syndroms (Scheidenentzündung mit Trockenheit, Pilzbefall und Funktionseinschränkungen usw.) mit sich führte. Auch wurde der positive Einfluss eines Multispezies-Probiotikums mit zehn verschiedenen Darmsymbionten auf das Ansprechen der Chemotherapie bei Ovarialkarzinom-Patientinnen (Eierstockkrebs) an der Berliner Universitätsklinik Charité dokumentiert. Das Probiotikum wurde dabei parallel zur Chemotherapie verabreicht. Ähnliche Studien bei Lymphom-Patienten unter Chemotherapie kamen zum gleichen Ergebnis.

Wir empfehlen allen Patientinnen und Patienten die Einnahme eines Probiotikums parallel zu einer Chemotherapie, am besten nach vorheriger Untersuchung des Darmmikrobioms durch eine Stuhlprobe, um gezielt die symbiontischen Bakterien zu geben, die für die jeweilige Patientin bzw. den jeweiligen Patienten gerade wichtig sind.

3.5.5 Wenn der Darm leckt – das Sickerdarmsyndrom

Der obere Bereich unseres Verdauungssystems wurde in der antiken Medizin als *Hypochondrium* bezeichnet, was die Region der Unterrippengegend bezeichnet. Davon abgeleitet erfuhr der Begriff *Hypochonder* jedoch einen Bedeutungswandel und wurde schließlich in der Medizin der Neuzeit verwendet für Menschen, die oftmals resistent gegenüber gewöhnlichen Behandlungen waren und unter der Angst litten, an einer ernsthafte(ren) Erkrankung zu leiden, ohne dass man deren Ursache finden konnte.

Seit einigen Jahren rückt das *Hypochondrium*, also der obere Verdauungstrakt, wieder mehr und mehr in den Fokus moderner Medizin und erfährt erneut einen Bedeutungswandel: Der Verdauungstrakt ist – öfter als wir glauben – die Ursache oder zumindest eine der Ursachen vieler gewöhnlicher Krankheiten. Der Begriff *Sickerdarm* hat in jüngster Zeit viel Aufmerksamkeit auf sich gezogen und wird gegenwärtig intensiv beforscht.

Unser Verdauungstrakt stellt eine innere Oberfläche von circa 400 qm zur Verfügung, mit deren Hilfe wir die Nahrungsstoffe in uns aufnehmen können. Das Sickerdarmsyndrom (auf englisch „leaky gut syndrom") entsteht, wenn sich durch bakterielle Fehlbesiedelung des Darms und/oder chronische Entzündungen der Darmschleimhaut die Verbindungen zwischen den Darmschleimhautzellen öffnen und dadurch Wunden, Löcher oder Risse entstehen. Durch sie können Stoffe aus dem Darm ins Blut gelangen, die eigentlich nicht (in dieser molekularen Größe) dort hingelangen sollten. Normalerweise lässt unsere Darmschleimhautbarriere nur sehr kleine Moleküle passieren und leitet sie vom Darm in die Lymph- und Blutgefäße. Größere Stoffe/ Moleküle verbleiben stattdessen im Darm, um entweder ausgeschieden oder weiter verdaut zu werden.

Haben Moleküle jedoch eine gewisse Größe überschritten und gelangen aufgrund der Durchlässigkeit der Darmschleimhautbarriere in die Blutbahn, lösen sie eine Entzündungsreaktion im Organismus aus. Ein Sickerdarm ist oftmals die Folge der typisch westlichen Ernährung mit zu wenig Ballaststoffen, zu viel Zucker und gesättigten Fettsäuren. Stress, gewisse Medikamente und zu hoher Alkoholkonsum begünstigen die Bildung des Sickerdarms ebenfalls. Tragischerweise befeuern die Folgen eines Sickerdarms weitere Entzündungsreaktionen, die wiederum zu Nahrungsmittelunverträglichkeiten (IgG4-Überempfindlichkeits-Reaktionen) führen können. Diese Unverträglichkeiten sind ihrerseits Auslöser von Autoimmunkrankheiten oder können sie verschlimmern. Ein wahrer Teufelskreislauf aus mehr und mehr ungewollter und sinnloser Entzündung entsteht, der sich immer weiter aufbaut.

Einige Studien weisen bereits auf einen Zusammenhang von autoimmunen Erkrankungen hin, wie zum Beispiel Lupus (Geweberheumatismus), Diabetes Typ 1, Multiple Sklerose (MS), Chronisches Müdigkeitssyndrom (CFS), Fibromyalgie, Arthritis, Asthma, Akne, Übergewicht und neurologische Krankheiten. Weitere Studien und Untersuchungen sind nötig, um diese Zusammenhänge noch besser zu verstehen.

Messen kann man diese Entgleisung durch Bestimmung eines Kohlenhydrates im Stuhl, dem Zonulin. Findet man zu hohe Zonulinwerte in einer Stuhlprobe, so liegt ein Sickerdarmsyndrom vor, und man kann Maßnahmen ergreifen, dieses zu heilen.

Im übertragenen Sinn könnte man das Sickerdarmsyndrom auch als eine Schwachstelle zwischen mir (was in mein Blut gehört und was nicht) und der Umwelt (was sich zwar bereits in meinem Darm befindet, aber noch verdaut werden muss, damit es zu *meinem* werden kann) sehen. Es ist keine Unterscheidung und angemessene Reaktion darauf möglich; es wird insgesamt zu viel und zu wenig angepasste *Um-Welt* in mein Blut aufgenommen, was eine Abwehrreaktion auslöst. Diese kann aber wiederum zu einer Krankheit werden, da sie die Schwäche meines Filters, in diesem Fall der Darmbarriere, nicht behebt.

Wie man dem leckenden Darm entgegenwirken kann und die Krankheitsspirale heilend zurückdreht, kann in Kapitel 6: *Krebstherapien – out of the box* (→ Seite 231) nachgelesen werden.

3.6 Stress

Die Weltgesundheitsorganisation WHO bezeichnet Stress als die größte Gesundheitsgefahr des 21. Jahrhunderts und als „die wichtigste Ursache für vorzeitigen Tod in Europa", wie der schwedische Herzspezialist und Stressforscher Peter Währborg in seinem Buch „Stress" zitiert. Stress wird direkt mit Herz-Kreislauf-Erkrankungen, Atemwegserkrankungen, gestörter Sexualfunktion und allen komplexen Erkrankungen wie Krebs assoziiert. Viele Menschen fühlen sich heutzutage in ihrem Leben über längere Zeiten gestresst. Eine Berufsgruppe, die besonders unter Stress am Arbeitsplatz leidet, sind junge Krebsspezialisten, die Onkologen. Laut neuerer Studien liegt die Rate an Onkologen, die unter dem Burn-out-Syndrom als Folge von chronischem Stress leiden, bei bis zu 70 Prozent.

3.6.1 Was Stress ist und woher er kommen kann

Das Wort *Stress* kommt aus dem Englischen und bedeutet eigentlich „Anspannung, Druck, Belastung". In die Medizin eingeführt wurde der Begriff von dem ungarisch-kanadischen Mediziner und Hormonforscher Hans Selye (am 27.01.1907 geboren und am 16.10.1982 gestorben). In 1.700 Arbeiten und insgesamt 39 Büchern setzte er sich mit dem Phänomen Stress auseinander, gründete ein Stressforschungsinstitut und sorgte dafür, dass die meisten Sprachen der Welt das Wort *Stress* übernommen haben.

Für Selye ist Stress die Anpassungsreaktion des Menschen auf bestimmte Reize, Stressoren genannt, deren Wahrnehmung und Deutung. Stressforscher, Neurologen und Immunologen nach Selye haben weitere Zusammenhänge zwischen dem zentralen Stressorgan Gehirn und den Hormondrüsen, die mit dem Immunsystem kommunizieren, dargestellt.

Die sogenannte Hypothalamus-Hypophysen-Nebennieren-Achse (HHNA auch *Stressachse* genannt) führt nach dauerhafter Aktivierung durch Stressoren zu einer Veränderung der Grundfunktion des gesamten Organismus: Nach einer gewissen Zeit der Dauerbelastung nimmt das Gehirn an, dass eine Anspannungssituation länger anhalten wird und die Überlastung den Normalzustand darstellt, noch bevor sich dies bewahrheitet hat. Dieses Prinzip ist die sogenannte *Allostase*, was übersetzt so viel wie „Erreichen von Stabilität durch Änderung" bedeutet. Hierbei werden mögliche zukünftige Belastungen in das physiologische und psychologische Verhalten einbezogen, damit auch dann eine Stabilität gewährleistet ist, wenn die Belastung anhält. Komplexe Probleme und die Vorwegnahme zukünftiger Belastungen durch unser Gehirn verändern die Grundlage unserer Notfallreaktionen. Der einstige *Notfallmodus* mit erhöhtem Muskeltonus, flacher und schnellerer Atmung, erhöhter Reizbarkeit und anderem wird der neue „Normalzustand".

Die Hypothalamus-Hypophysen-Nebennierenrinden-Achse

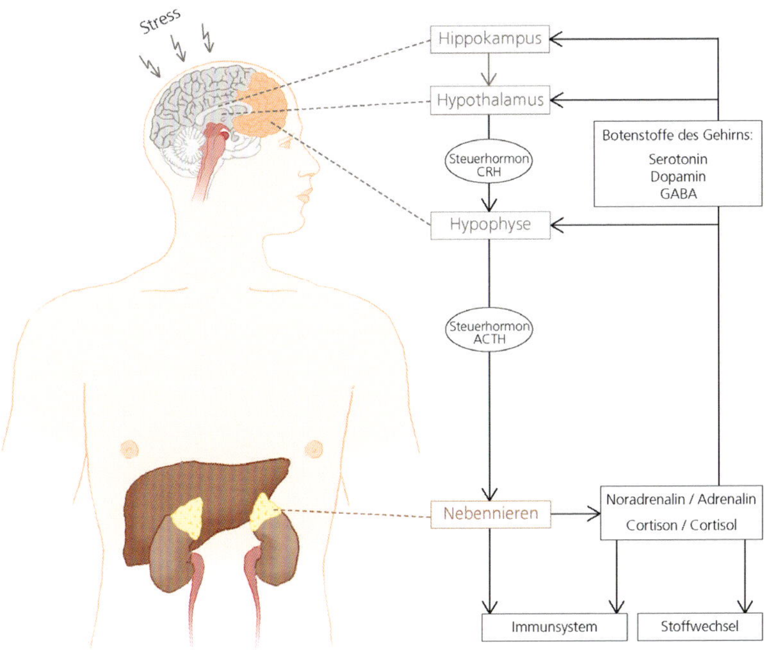

Wenn also der tatsächliche Bedarf an Energie über einen längeren Zeitraum das Angebot des Organismus überschreitet (Stress), erfolgt eine Anpassung des Gehirns, seiner Anhangsdrüse (Hypophyse) und der ihr untergeordneten Nebennieren, die dann vermehrt Stresshormone wie Adrenalin, Noradrenalin, Testosteron und Cortisol ausscheiden. Allmählich baut sich so eine *allostatische* Last auf, die einer Überlastung gleichkommt. Sie führt zur schnelleren Abnutzung des gesamten Organismus mit erhöhtem Risiko für die meisten unserer modernen Zivilisationserkrankungen: Herzinfarkt, Gefäßerkrankungen, Schlafstörungen, Depressionen und Krebs. Diese Krankheiten treten häufiger auf, wenn die allostatische Last über längere Zeit zu groß war.

Dabei spielen in unserer Zeit vor allem soziale Faktoren die wichtigste Rolle in diesem Drama: Die stärksten bzw. wirksamsten Stressoren sind Herabsetzung, Demütigung, Benachteiligung und Stigmatisierung, also diejenigen Situationen, die mit Gefühlen von Beschämung und Erniedrigung verbunden sind. Weltweit wird ein klarer Zusammenhang zwischen sozialer und gesundheitlicher Situation vermerkt. Eine gesundheitliche Ungleichheit, auch unterschiedliche Chancen auf Genesung oder darauf, gesund zu bleiben, haben hier ihre Ursache. Das Vorhandensein (Prävalenz) von starker Stressbelastung nimmt mit steigendem sozioökonomischen Status ab: Sie fällt von 17,3 Prozent bei niedrigem auf 7,6 Prozent bei hohem sozioökonomischen Status. Liegt eine geringe soziale Unterstützung vor, steigt sie sogar auf 26 Prozent an. Frauen geben signifikant häufiger (13,9 Prozent) eine starke Stressbelastung an als Männer (8,2 Prozent).

Eine wissenschaftliche Forschungsrichtung wendet sich eben dieser Wechselwirkung von Stress und Krankheit zu: Die Psychoneuroimmunologie oder Psychoimmunologie (PNI) ist ein interdisziplinäres Wissenschaftsgebiet, das sich mit der Wechselwirkung der Psyche, des Nervensystems und des Immunsystems beschäftigt. In der Psycho-Neuro-Endokrinologie (PNE) wird dabei noch das Hormonsystem miteinbezogen und in der Psycho-Onkologie die Bedeutung für Krebserkrankungen.

Eine wesentliche Entdeckung, die zur Entstehung der PNI als neuer Wissenschaftsdisziplin führte, war die Erkenntnis, dass Botenstoffe des Nervensystems auf das Immunsystem und umgekehrt Botenstoffe des Immunsystems auf das Nervensystem wirken. Die Beeinflussung findet also von beiden Seiten statt.

Bestimmte Botenstoffe, die Neuropeptide aus der Hirnanhangsdrüse (Hypophyse), können an Immunzellen (zum Beispiel an Makrophagen) andocken und diese sowohl in der Geschwindigkeit als auch in der Bewegungsrichtung beeinflussen. Vereinfacht ausgedrückt heißt das: Unsere Gehirnaktivität beeinflusst die Steuerung und Funktion unserer Immunzellen (siehe hierzu auch Kapitel 3.4: *Sauerstoff, Atmung und Krebswachstum*, → Seite 114).

Es wurde ebenfalls eindeutig dargestellt, wie chronischer Stress die Konzentration von Immunstoffen (Immunglobulin-A) im Speichel senkt und dies zur vermehrten Ausschüttung von Nebennierenhormonen

(Glukokortikoide) führt, die das Immunsystem (zum Beispiel die Zytokin-Produktion, Reaktivität von T- und B-Lymphozyten und natürlichen Killerzellen) hemmen. Die Neigung, Ärger zu unterdrücken, anstatt ihn zu äußern, und ein höheres Maß an Angstgefühlen und Depression führen zu messbaren negativen Veränderungen unseres Immunsystems. Akuter Stress kann innerhalb weniger Minuten die Leistung des unspezifischen, angeborenen Immunsystems steigern. Chronischer Stress macht das Gegenteil! Er senkt sowohl die Leistung des angeborenen als auch die des adaptiven Immunsystems durch eine allgemeine Immunsuppression oder führt zu Fehlfunktionen des Immunsystems, wie zum Beispiel der stillen Entzündung (siehe hierzu Kapitel 3.12: *Chronische Entzündungen – Silent Inflammation*, → Seite 196). All dies trägt zu einem höheren Risiko bei, an Krebs zu erkranken.

Stress durch die Erwerbsarbeit und ein besonders hoher Druck in Bezug auf gesellschaftliche Stellung und Lebensführung sind in manchen Kulturen sehr ausgeprägt. In Japan gibt es zum Beispiel ein eigenes Wort für „Tod durch Überarbeitung“: *Karoshi*. 2013 machte der Tod einer 31-jährigen Journalistin Schlagzeilen, weil sie nach 159 Überstunden, die sie in einem Monat leistete, tot im Bett aufgefunden wurde. Sie litt an keiner bekannten Krankheit. Ihr Organismus brach zusammen durch Überarbeitung.

Was wir als Stressor wahrnehmen und was nicht, wird auch von der Programmierung oder Prägung unseres Gehirns während der ersten sechs bis acht Lebensjahre beeinflusst. In dieser Zeit unserer Kindheit befindet sich unser Gehirn in einer Art *kognitiver Trance*, die alles speichert, was ihr angeboten wird. Tiefsitzende Verhaltensmuster, darunter zum Beispiel auch Schuld- oder Schamgefühle, haben ihren Ursprung meist in Erlebnissen und Prägungen der Kindheit, die unser Selbst-, Welt- und Stresswahrnehmen ein Leben lang begleiten. Solange wir dies nicht erkennen, beeinflussen uns diese Verhaltensmuster auch als Erwachsene. Wir können jedoch unser Verhalten und unseren Umgang damit durch Selbstschulung oder Therapie verändern.

Eine sehr erfolgreiche Therapieform, die Programmierungen aus der Kindheit positiv verändern kann, ist die Hypnosetherapie. Sie wurde in den 1950er- bis 1980er-Jahren maßgeblich durch den US-amerikanischen Psychiater Milton Erickson (1901 in Nevada geboren, 1980 in Arizona gestorben) in die klinische Psychiatrie eingeführt und wird heute tausendfach von Hypnosetherapeuten in aller Welt praktiziert.

3.6.2 Der Umgang mit Krebs

Wie der Mensch mit Krebs umgehen und zurechtkommen kann, wird *Coping-Strategie* genannt (der englische Begriff *to cope* bedeutet „mit etwas zurechtkommen"). Sie kann sowohl erlernt als auch verbessert werden. Die Psycho-Onkologie beschäftigt sich aber auch mit dem Zusammenhang, wie ein krebserkrankter Mensch durch die Veränderung von innerer Einstellung und äußerem Lebensstil den Fortgang der Erkrankung beeinflussen kann. Die US-amerikanische Medizin-Wissenschaftlerin Kelly Turner stellte in ihrem bahnbrechenden Buch „Neun Wege in ein krebsfreies Leben" auf eindrucksvolle Weise dar, dass sieben von neun krebsbeeinflussenden Faktoren psycho-emotionaler oder spiritueller Natur sind. Dies entnahm Turner aus über tausend Interviews mit Krebspatientinnen in fortgeschrittenem Stadium, die entgegen der Annahme der behandelnden Onkologen durch die innere Einstellung und den Umgang mit Krebs eine anhaltende Remission (Rückgang der Erkrankung) erreichen konnten.

Die beiden übrigen der aufgezählten neun Faktoren bestanden aus der Veränderung der Ernährungsweise und der Einnahme von Naturstoffen. In Kapitel 6: *Krebstherapien – out of the box* (→ Seite 231) werden die neun Faktoren von Kelly Turner als Übungs- und Nachahmungsbeispiele erläutert.

Ob wir etwas als Stressor wahrnehmen oder nicht, hängt – wie oben erwähnt – mit unseren Erfahrungen zusammen, mit unseren Erlebnissen, unserer individuellen Wahrnehmung und deren Deutung. Offensichtlich hat sich aber dieses Gefüge in den letzten 100 Jahren entscheidend verändert. Stress in dieser sich auswirkenden Form scheint ein Problem der Neuzeit und der modernen Industrienationen zu sein: Im Vergleich zu allem, was die Menschheit zuvor an Veränderungen durchlebt hat, hat sich die Beziehung von uns Menschen zur Welt durch das, was wir in jüngster Vergangenheit durchgemacht haben und wie wir uns in Bezug auf unsere Umwelt sehen und verhalten, auf grundlegende Weise verändert. Vor allem das Tempo, mit dem wir in den letzten 100 bis 200 Jahren durch Erfindungen welcher Art auch immer unsere eigene Umwelt (die Natur) verändern oder auch zerstören, stellt uns letztendlich vor die Frage, wie und mit welchem Anspruch wir den uns selbst auferlegten Druck bewältigen können.

Wir nehmen uns und die Welt um uns herum auf eine Weise wahr, die es zuvor in all den Jahrtausenden menschlicher Kulturgeschichte so noch nicht gab. Noch nie haben wir so viel in so kurzer Zeit verarbeitet und „erledigt". Die Geschwindigkeit, mit der wir leben und unsere Aufgaben erfüllen, hat sich in den letzten 100 Jahren enorm gesteigert.

Der Soziologe und Jenaer Universitätsprofessor Hartmut Rosa stellt in seiner 2004 verfassten Habilitationsschrift über soziale Beschleunigung das Problem ausführlich dar. Neben Automatisierung und Technisierung sind Fast Food, Speeddating, Multitasking und Powernap Phänomene einer Zeit, in der die Zeit fehlt und alles schnell und effektiv erledigt werden muss. Begriffe wie *Steigerungszwang* und *Gegenwartsschrumpfung* sind für unseren Alltag bezeichnend. Dabei führt die immer weiter steigende Anzahl von Sinneseindrücken, die unser Gehirn jeden Tag be- und verarbeiten muss, zu einer völligen Reizüberflutung und Zunahme der oben beschriebenen allostatischen Last. Das allgegenwärtige Smartphone mit seiner Vielzahl von Signalen, das ständig unsere Aufmerksamkeit auf sich zieht, und die sozialen Medien, in denen wir unser Leben dokumentieren und eine grenzenlos scheinende Anzahl von scheinbar wichtigen, im Grunde aber doch oft sehr banalen Neuigkeiten *posten* und *liken*, ziehen immer mehr unsere Lebenszeit und Vitalkraft ab. Dabei verarmen unsere echten Begegnungen, und die Zeit mit uns selbst geht mehr und mehr verloren.

Die Gegenbewegung dazu ist zum Beispiel in Büchern wie „Jetzt" von Eckhart Tolle zu finden. Wir sind aufgerufen, uns selbst und das *Jetzt*, in dem das Leben eigentlich stattfindet, wieder zu finden. Auf moderne Weise und ohne einen Gottesbegriff zu benutzen, zeigt Tolle darin auf, was bereits 2.000 Jahre vor ihm in den Weisheitslehren der großen Weltreligionen zu finden war. Es ist auch eine der zentralen Botschaften des chinesischen Philosophen Laudse (vermutlich 6. Jh. v. Chr.), der dies als Begründer des Daoismus in dem ihm zugeschriebenen Werk „Daudedsching" bereits vor Tausenden von Jahren lehrte:

Alle wissen, dass schön das Schöne
So gibt es das Hässliche
Alle wissen, dass gut das Gute
So gibt es das Böse
Denn:
Voll und leer gebären einander
leicht und schwer vollbringen einander
lang und kurz bedingen einander
hoch und niedrig bezwingen einander
Klang und Ton stimmen einander
vorher und nachher folgen einander
darum tut der Weise ohne Taten
bringt Belehrung ohne Worte
so gedeihen die Dinge ohne Widerstand
so lässt er sie wachsen und besitzt sie nicht
tut und verlangt nichts für sich
nimmt nichts für sich, was er vollbracht
und da er nichts nimmt
verliert er nichts.

Laudse Daudedsching [4]

Man muss sich eine Weile mit diesen 2.600 Jahre alten Worten beschäftigen, um ihren tieferen Sinn zu entschlüsseln. Sie scheinen uns heute im Getriebe des auf Leistung, Zielerfüllung und Effektivität ausgerichteten Menschen fremd, offenbaren aber ihre tiefere Bedeutung oder Wahrheit in der längeren Beschäftigung mit ihnen oder in der Meditation.

Auch die Autoren des von Laudse beeinflussten Zen-Buddhismus im 5. Jh. n. Chr. sowie die Überlieferung Jesu in der Bergpredigt weisen uns auf einen essenziellen Aspekt des Lebens hin: Lebt aus dem Vertrauen auf das, was ist, jetzt, in der Gegenwart. „Sorgt euch also nicht um morgen; denn der morgige Tag wird für sich selbst sorgen". (Mt 6,34)[5]

Das Erleben des Seins und das völlige Aufgehen in der Gegenwart ist eine Kraftquelle grundlegender Art, wie wir sie alltäglich an Kindern noch beobachten können, die aber den meisten Erwachsenen und dem modernen Menschen ganz allgemein abhandengekommen ist. Wir können aber zum Jetzt, zum Erleben des Seins zurückfinden, indem wir uns unseres Selbst wieder bewusst werden und immer wieder im Augenblick leben, am besten auch einmal ohne Wort und Tat, ohne Widerstand und Wollen, ohne Tun und Müssen.

In seinem Buch „Resonanz – eine Soziologie der Moderne" geht Hartmut Rosa auf die Veränderung ein, die der Mensch der Moderne in seiner Beziehung zur Welt erfährt, und kommt zu dem Schluss: Der moderne Mensch ist nicht mehr in Resonanz mit der Welt. Die Kohärenz unseres Lebens gerät mehr und mehr ins Schwanken und führt zu einer von chronischem Stress geplagten Dyskohärenz. Als Resonanzachsen definiert Rosa drei Felder, in denen wir mit der Welt in Zusammenhang treten: Die horizontale Resonanzachse, bestehend aus Familie, Freundschaft und Politik. Die diagonale Resonanzachse, bestehend aus den Beziehungen zu den Objekten um uns herum. Unser Konsumverhalten und insbesondere Sport und Konsum sind Versuche, in einer immer abstrakter werdenden Welt sich zu spüren. Die dritte, vertikale Resonanzachse, besteht aus Religion, Natur, Kunst und Geschichte. Auf allen Ebenen der Weltbeziehung, so konstatiert er auf 800 Seiten, ist die Schwingungsfähigkeit des modernen Menschen geringer geworden, und Kompensationsmechanismen sind am Werk. Ist Krebs eine biologische Folge davon?

3.6.3 Achtsamkeit gegen Stress

Das Üben von Achtsamkeit ist die effektivste Weise, Stress zu reduzieren, und ich empfehle sie meinen Patienten regelmäßig. Achtsamkeitsmeditationen wurden im Westen maßgebend durch den US-amerikanischen Stressforscher und Molekularbiologen Jon Kabat-Zinn erforscht und in das Therapieangebot westlicher Stressbewältigungsprogramme integriert. Kabat-Zinn gründete 1979 die „Stress Reduction Clinic" an der Universität von Massachusets. Erfahrungen aus dem Studium von Zen-Buddhismus und Yoga wurden in die wissenschaftlichen Erkenntnisse über unsere molekularbiologischen Stressreaktionen integriert. „Mindfulness based stressreduction", kurz MBSR, wird heute in Kliniken und Gesundheitsinstitutionen auf der ganzen Welt praktiziert und gelehrt. In Kapitel 6: *Krebstherapien – out of the box* (→ Seite 231) werden die wichtigsten Elemente der MBSR vorgestellt.

Eine der für mich schönsten Zen-Geschichten, die das Prinzip des Nicht-Urteilens, eines der Kern-Themen der Achtsamkeitsübung, beleuchtet, ist folgende:

Der Zen-Meister Hakuin wurde von seinen Nachbarn als einer, der ein reines Leben führte, gepriesen. Ein schönes japanisches Mädchen, dessen Eltern ein Lebensmittelgeschäft besaßen, wohnte in seiner Nähe. Da entdeckten die Eltern plötzlich, dass es schwanger war. Das machte die Eltern sehr böse. Es wollte nicht gestehen, wer der Mann war. Aber nach langem Drängen nannte es schließlich Hakuin. In großem Ärger gingen die Eltern zum Meister. „So?", war alles, was er zu sagen hatte.

Nachdem das Kind geboren war, brachte man es zu Hakuin. Er hatte seinen guten Ruf verloren, was ihm jedoch keine Sorgen machte, und er kümmerte sich in bester Weise um das Kind. Von seinen Nachbarn erhielt er Milch und alles andere, was das Kleine benötigte.

Ein Jahr später konnte die junge Mutter es nicht länger aushalten. Sie erzählte ihren Eltern die Wahrheit, dass der echte Vater ein junger Mann sei, der auf dem Fischmarkt arbeitete. Die Mutter und der Vater des Mädchens gingen wieder zu Hakuin und baten ihn um Verzeihung. Sie entschuldigten sich des Langen und Breiten und wollten das Kind wieder mitnehmen. Hakuin war einverstanden. Während er das Kind übergab, war alles, was er sagte: „So?"

Was diese Erzählung auf sehr feine und sensible Art und Weise verdeutlicht, bedeutet nach dem heutigen Stand der Wissenschaft zusammengefasst, dass 95 Prozent aller chronischen Krankheiten mit Stress zusammenhängen oder durch Stress mit verursacht oder gar ausgelöst werden.

Stressforscher berichten, dass 95 Prozent der Stress auslösenden Faktoren auf unserer Einstellung, unserer Interpretation der Situation beruhen. Nur fünf Prozent dieser Faktoren beruhen allein auf äußeren Tatsachen. Stress entsteht also im eigenen Bewusstsein, durch Bewertung von Empfindungen und dem Gefühl: „Ich schaffe es nicht mehr … Ich muss noch mehr schaffen, noch schneller, sofort … alles … immer … gleich … Ich bin verantwortlich … Wenn ich jetzt nicht sofort … Es ist alles meine Schuld …." usw. Entstehungsort von Stress ist dabei das Gehirn, das auf Hormone und das Immunsystem wirkt. Je länger sich Menschen im Stresszustand befinden, desto schwächer wird ihre Stress-Ausgleichskompetenz. Ein Regelkreis mit negativer Rückkopplung entsteht, das, was man gemeinhin einen *Teufelskreis* nennt. Dauerhaft führt Stress damit zu einer Veränderung des Psycho-Neuro-Endokriniums und des Immunsystems.

Eines der eindrücklichsten Beispiele, was Stress in unserem Bewusstsein und unserem Organismus anrichten kann, ist eine Fallbeschreibung aus dem Jahre 1936 von N. S. Yawger unter dem Titel: „Emotions as the cause of rapid and sudden death" (Gefühle als Ursache des schnellen und plötzlichen Todes). Yawger zitiert in diesem Aufsatz den Fall eines zum Tode verurteilten jungen Mannes, der – ohne es zu wissen – einem psychologischen Experiment ausgesetzt wurde. Dem wegen Mordes zum Tode Verurteilten wurde mitgeteilt, er würde der schmachvollen Vollstreckung durch öffentliches Hängen entgehen, und die Todesstrafe werde durch Ausbluten vollstreckt. So wurde er in einen stillen Raum geführt, wo ihm nach Anlegen einer Augenbinde, wie er nun glaubte, mit einem scharfen Instrument die Adern am Handgelenk geöffnet werden sollten. Was er nicht wusste, war, dass das Instrument stumpf war, und ihm entrann kein einziger Tropfen Blut. Im gleichen Moment aber, in der der vermeintliche Schnitt getan wurde, öffnete man ein mit Wasser gefülltes Gefäß, um damit ein kontinuierlich tropfendes Geräusch zu erzeugen, wodurch der Verurteilte auf hypnotische Weise glaubte, er würde verbluten. Der Bericht endet mit den Worten: „Obwohl von einer starken Konstitution, fiel der Verurteilte in Ohnmacht und starb darauf, ohne einen Tropfen Blut verloren zu haben."

Wie stark sich Vorstellungen unter Hypnose auf die Körperfunktionen auswirken können, zeigt diese Geschichte so überzeugend, dass sie der Schweizer Psychotherapeut und Psychologe Gary Bruno Schmid als Einleitung in seinem Lehrbuch über Hypnosetherapie „Selbstheilung durch Vorstellungskraft"[7] zitiert. Wenn dies möglich ist, dann können wir auch von einer gesundheitsschädigenden Auswirkung einer unachtsam mitgeteilten Prognose ausgehen, die auf Betroffene wie eine Prophezeiung des nahenden und sicheren Todes wirkt. Und wenn die Wirkung unserer Vorstellungen und Glaubensinhalte so kraftvoll, real und immens ist, dann sollten wir sie nutzen, um unsere Gesundheit bewusst zu stärken und dies in die Therapien integrieren.

In Kapitel 6: *Krebstherapien – out of the box* (→ Seite 231) finden Sie praktische Ratschläge, wie man mit Affirmationen und Visualisierungen arbeiten und seine Gesundheit stärken kann.

Der Kieler Universitätsprofessor, Psychotherapeut und Arzt Thomas Küchler veröffentlichte in einer Studie eine der spektakulärsten Untersuchungen zum Thema „Auswirkungen psycho-onkologischer Maßnahmen auf die Überlebenszeit von Krebspatienten". Sie wurde in den Jahren 1991 bis 1993 an der Universitätsklinik Hamburg durchgeführt und ihr Resultat erstmalig 1999 publiziert. 2007 wurde sie nach nochmaliger Überprüfung des Langzeiteffektes der Behandlungen und zusammen mit den Ergebnissen der zehn Jahre währenden

Überlebenszeit der Patientinnen und Patienten wiederholt veröffentlicht.

In dieser klinischen Studie wurden nach dem Zufallsprinzip 271 Krebspatientinnen und -patienten, die an Krebserkrankungen der Verdauungsorgane litten und die allesamt mit den Standardtherapien der Onkologie behandelt wurden, in zwei Gruppen aufgeteilt. Die eine Gruppe erhielt zusätzlich und parallel zu den Standardtherapien im Krankenhaus an durchschnittlich 22 Tagen psychotherapeutische Betreuung in Form von unterstützenden Gesprächen, psychotherapeutischen Kriseninterventionen und Einführung in Entspannungstechniken.

Der Schwerpunkt wurde dabei auf die Weitergabe von Informationen gelegt (sogenannte psycho-edukative Interventionen). Das Leben in Balance zu bringen, existenzielle Fragen wie Zukunftsängste und Erwartungen zu äußern sowie Gefühle wahrzunehmen und auszudrücken waren die Themenschwerpunkte dieser Gruppe. Auch der Umgang mit dem Tod und die nonverbale Kommunikation wurden angesprochen. Ob psychotherapeutische Unterstützung die Lebensqualität der Testpersonen der behandelten Gruppe (im Vergleich zur Kontrollgruppe, die ausschließlich onkologische Standardtherapien erhielt) positiv verändern und messbar sein würde, war das Ziel dieser Studie.

Überraschenderweise stellte sich heraus, dass bereits zwei Jahre nach Abschluss der psychotherapeutischen Begleitung ein signifikanter Unterschied der Überlebenszahlen deutlich wurde. Von den Erkrankten, die keine psycho-onkologische Begleitung erhielten, waren nach zwei Jahren noch 33,3 Prozent (45 Patientinnen und Patienten) am Leben, während es von denen, die psycho-onkologisch begleitet wurden, 50,7 Prozent (69 Patientinnen und Patienten) waren. Nach zehn Jahren wurden die Teilnehmerinnen und Teilnehmer beider Gruppen noch einmal untersucht. In der Psycho-Onkologie-Gruppe waren es 21,3 Prozent (29 Patientinnen und Patienten), die am Leben waren, von der Kontrollgruppe waren es noch 9,6 Prozent (13 Patientinnen und Patienten). Wie ist es möglich, dass eine psycho-onkologische Begleitung mit durchschnittlich vier Stunden Therapeutenkontakt (laut Studie 222 Minuten) die zehn Jahre lange Überlebensrate von Krebspatienten mehr als verdoppelt?

Da die Studie im renommierten „Journal of Clinical Oncology" veröffentlich und an den Universitätskliniken Kiel und Hamburg durchgeführt wurde, dürfen wir davon ausgehen, dass sie korrekt abgelaufen und dokumentiert ist. Und da die Behandelten nach dem Zufallsprinzip in die beiden Gruppen aufgeteilt worden waren, hat sie eine besonders hohe Aussagekraft. Kurzgefasst: Psycho-onkologische Maßnahmen mit einem Zeiteinsatz von durchschnittlich vier Stunden pro Patientin bzw. Patient haben das Potenzial, die Überlebenszeit innerhalb von zehn Jahren mehr als zu verdoppeln. Die psychobiologischen Ursachen, die dazu führen, sind Gegenstand der PNI.

Das ursprüngliche Ziel der Studie, durch diese Begleitung mehr Hoffnung zu wecken, Ziele zu finden, Gefühle auszudrücken und Überlebenswillen anzufeuern und damit die Lebensqualität zu verbessern, wurde offensichtlich erreicht. Es führte dazu, dass die Überlebensrate mehr als verdoppelt wurde. Das beinhaltet aber auch, dass die Veränderung des Bewusstseins der Studienteilnehmer eine direkte Wirkung auf die körperlichen, immunologischen und tumorspezifischen Faktoren hatte. Die Veränderung der Gedanken-, Gefühls- und Handlungswelt der Patientinnen und Patienten führte dazu, dass das Gehirn und die ihm untergeordneten Hormondrüsen und das Immunsystem die Signalsubstanzen, Immunmodulatoren und die Hormonausschüttung so regulierten, dass körperlich messbare Veränderungen stattfanden, die die Krebszellen entweder zum Absterben brachten oder zumindest die Kontrollfähigkeit des Organismus effektiv erhöhten, bis hin zu mehr als 120 Prozent verlängerten Gesamtüberlebens der behandelten Gruppe nach zehn Jahren.

Im Vergleich dazu liegt der messbare Effekt von Chemotherapie auf die fünf Jahre währende Überlebenszeit von Patientinnen und Patienten mit metastasiertem Brust-, Darm-, Prostata- oder Lungenkrebs laut einer australischen Studie von 2004 bei 2,3 bis 2,5 Prozent.

3.6.4 Veränderung braucht Ziele

1 Für den Alltag gilt es für uns alle, die Verantwortungen für die einzelnen Lebensbereiche klar zu sortieren, zu verstehen und zu verteilen. Hilfreiche Fragen dafür sind: Wofür bin ich ganz allein verantwortlich? Wofür bin ich mitverantwortlich (zusammen mit anderen)? Wofür bin ich gar nicht verantwortlich?
Ich rate meinen Patientinnen eine Liste von Verantwortlichkeiten aufzuschreiben, und sie dann in diese drei Kategorien einzuordnen. Zu entdecken, dass es eine Kategorie drei gibt, das Nichtverantwortlichsein, ist oft eine segensreiche Einsicht, die es zu üben und zu vertiefen gilt!

2 Auch wenn das Wort fast ein Zungenbrecher ist, so liegt eine tiefe Wahrheit darin: Inkompetenz-Kompensationskompetenz. Diese solle laut Odo Marquard (Philosoph und Professor aus Gießen) geübt werden, um die „größer werdende Bedeutung und Resistenz der Reste" zu beseitigen und die Welt wieder mit der richtigen Interpretation und den richtigen Bedeutungs-Proportionen zu sehen. Danach zu handeln sei für den modernen Menschen unerlässlich, um nicht ständig im Stress der Reizüberflutung und in der Falle der Übersteigerung nicht perfekter Aspekte unseres Lebens unterzugehen. Der Volksmund nennt dies auch „fünfe mal gerade sein lassen".

3 O. Carl Simonton, Pionier der Psycho-Onkologie und US-amerikanischer Radio-Onkologe, war einer der ersten Ärzte, der seit den 1970er-Jahren Bücher über Lebensstilveränderungen, gesundheitsorientierte Lebensplanung, einer gesunden Einstellung zu Leben und Tod, der inneren Arbeit mit Visualisierung, Hypnose und Meditation schrieb. Er hielt in der ganzen Welt Seminare für Krebsbetroffene ab. Ihm verdanke ich meinen Einstieg in die systematische, psycho-onkologische Arbeit, die ich seit der Ausbildung in seinen Seminaren im Jahre 2000 in meine Arbeit einfließen lasse.

3.7 Zucker – Krebstreiber erster Güte

Das Erlebnis der Süße ist etwas ganz Besonderes. Es ruft in uns eine Vielzahl angenehmer Gefühle hervor. Zufriedenheit, Stärke und sogar ein gewisses Maß von Bei-uns-selbst-Sein. Bei körperlichen Schwächezuständen hilft oft ein Stück Traubenzucker und bei einem leichten depressiven Stimmungstief helfen eine paar Stückchen Schokolade, am besten mit hohem Kakaogehalt von mindestens 80 Prozent.

In der indischen Tantra-Philosophie wird das Wort „Dhisthana“ sowohl mit *Zuhause* als auch mit *Süße* übersetzt. Das sogenannte zweite Chakra oder Energiezentrum wird dort „Swa-Dhisthana“ genannt: Swa bedeutet im Sanskrit das Eigene. Swa-Dhisthana ist das *süße Eigene/das Zuhause*, mit seinem Sitz im Sakralbereich, was dieser Körperregion des tiefen Beckens noch eine heilige Note gibt („sacrum“ stammt aus dem Lateinischen und steht für *Heiligtum* und *Opfer*). Sehnen wir uns deshalb nach so vielen Süße-Erlebnissen, die wir mit mehr und mehr Zucker befriedigen, weil wir unser *Zuhause* und unser *Bei-sich-selbst-Sein* nicht mehr als süß, als angenehm und präsent empfinden?

Über Jahrtausende war Zucker ein seltener Genuss für die Menschen, teuer und nur in sehr geringen Mengen, in der Regel aus Früchten gewonnen. Eine besondere Form der Süße wurde seit Jahrtausenden als Honig verzehrt, was bis heute wohl eine der gesündesten Formen des süßen Genusses ist, da er sehr viel mehr als nur Zucker bzw. zuckrig süß ist. In Maßen genossen, ist Honig ein gesundes Lebens- und sogar Heilmittel.

Auch Honig besteht zum größten Teil aus Saccharose. Diese Zuckerform ist ein Kohlenhydrat, das aus zwei Zuckermolekülen (Disaccharid) aufgebaut ist. Umgangssprachlich wird diese Form des Zuckers auch Haushalts-, Kristallzucker oder einfach nur Zucker genannt. Gewonnen wird diese Zuckerart hauptsächlich aus Zuckerrüben, Zuckerrohr oder der Zuckerpalme. Der in Saccharose enthaltene Phloemsaft bildet auch die Grundlage des Honigs, den die Honigbiene entweder direkt aus dem Nektar der Pflanzen oder indirekt als Honigtau von Phloem saugenden Insekten, wie Blattläusen oder Zikaden, sammelt und mittels einer speziellen Verstoffwechselung in ihrem Magen zu Honig verwandelt.

Bis zum Beginn des industriellen Zeitalters im 19. Jahrhundert war reiner Zucker für die breite Bevölkerung kaum zugänglich. Heute konsumiert man in Deutschland pro Jahr circa 40 Kilogramm pro Person. Das sind knapp 125 Gramm Kristallzucker am Tag! Diese Menge liegt schätzungsweise 20-mal höher als noch vor 150 Jahren. Die American Heart Association empfahl bereits 2009, den Tageskonsum für Frauen auf 30 Gramm und für Männer auf 45 Gramm pro Tag zu reduzieren, um das Risiko für Herz-Gefäß-Krankheiten mit Schlaganfall und Herzinfarkt als Haupttodesursache zu reduzieren. Gerade in den USA ist der Pro-Kopf-Konsum für Zucker einer der höchsten in der gesamten Welt: Ganze 68 Kilogramm weißen Zuckers verzehrt der Durchschnitts-US-Amerikaner pro Jahr.

Zu den gefährlichsten Quellen für Zucker gelten sämtliche Limonaden, Eistees und Cola-Getränke, die um die zehn Gramm Zucker pro 100 ml Getränk enthalten. Das sind 100 Gramm Zucker pro Liter, und ein solches Getränk enthält damit durchschnittlich 35 Stück Würfelzucker je Liter! Da hilft es auch nicht, wenn Hersteller – durch eine Kampagne vor wenigen Jahren vorangetrieben – die Zuckermenge in Softdrinks um zehn Prozent gesenkt haben. Was die Hersteller von Coca-Cola unter „großer Anstrengung“ 2017 als „zuckerreduziert“ und veränderte Rezeptur verkündeten, enthält „nur“ 31 Stück Würfelzucker pro Liter – was in der Wirkung keinen Unterschied ergibt und immer noch viel zu viel Zucker ist!

Zucker ist eine Droge. Tatsächlich. Er wirkt nicht nur auf den Körper, sondern auch auf unser Bewusstsein, auf die Psyche. Zucker kann abhängig machen und beim Absetzen bzw. starken Reduzieren Entzugserscheinungen erzeugen, die einen Rückfall in den suchtartigen Konsum zu einem ernsthaften Problem werden lassen. Weltweit ist das Zuckerproblem von größerer gesundheitlicher Bedeutung als alle anderen Drogen zusammen. Dabei ist die Zuckerdroge leicht und überall, billig und völlig legal zu bekommen. Sogar Kinder konsumieren diese Droge schon in nahezu unbegrenztem Umfang.

Es gilt heute als unbestritten, dass der weltweit zu hohe Zuckerkonsum folgende Krankheiten direkt oder indirekt fördert: Übergewicht, Herz-Kreislauf-Erkrankungen (wie zum Beispiel Bluthochdruck,

Herzinfarkt oder Schlaganfall), Gefäßerkrankungen, Typ 2 Diabetes, Depressionen, Karies, die sogenannte Fettleber, Gicht, Arthritis und schließlich auch Krebs. Auf den hohen Zuckerkonsum sind außerdem hyperaktives Verhalten (nicht nur bei Kindern), frühzeitige Hautalterung, Akne, das sogenannte Müdigkeitssyndrom und Nierenprobleme zurückzuführen.

Zucker (Glucose) wird von Krebszellen bis zu 50-mal schneller aufgenommen als von gesunden Zellen. Er gilt seit Langem als ihre Lieblingsspeise und fördert damit ihr Wachstum und ihre Ausbreitung. Deshalb wird eine besondere Form von Zucker auch zur Diagnose von Krebs eingesetzt: Für die Untersuchung durch die sogenannte PET (Positronen-Emissions-Tomographie) wird den Patieninnen bzw. Patienten Zucker zusammen mit einer schwachen radioaktiven Substanz injiziert, um damit Krebszellen zu markieren. Die nur für kurze Zeit radioaktive „Fluor-Desoxy-Glucose" wird innerhalb weniger Minuten von den Krebszellen aufgenommen und reichert sich in ihnen deutlich mehr an, als in gesunden Zellen. Die biochemischen Funktionen im Körper können so durch die radioaktive Strahlung als gelb-orange-farbige Regionen sichtbar gemacht werden. Bei der PET-CT werden die Positronen-Emissions-Tomographie und die Computertomographie (CT) in einem Gerät miteinander kombiniert, um durch die sehr präzise Bildgebung der CT gesundes und krankes Gewebe (durch PET farblich markiert) sehr genau lokalisieren und beurteilen zu können.

Die Maßeinheit für den Radiologen bei dieser Beurteilung der PET-CT ist dabei der sogenannte SUV (standardized uptake value oder auch Standard-Aufnahme-Wert), der den Glucosestoffwechsel eines Tumors – oder allgemeiner gesagt: den Glucose-Aufnahme-Wert eines Gewebes beschreibt. Ist dieser Aufnahmewert erhöht, liegt eine Erkrankung vor. Übrigens trifft diese erhöhte Aufnahme des radioaktiven Zuckers auch für entzündete Zellen zu, weshalb die Unterscheidung von Entzündung und Krebs im PET-CT schwierig und manchmal unmöglich ist, was wiederum die Nähe von Entzündung und Krebs verdeutlicht. Für ein gesundes Leben ist daher ein gesunder, d.h. mäßiger Zuckerkonsum äußerst wichtig!

Zucker kann in seiner *anregenden Funktion* an vielen Stellen beispielsweise durch frisches Obst oder Trockenobst ersetzt werden und sowohl pur als Zwischenmahlzeit oder Dessert als auch im Müsli, in Joghurt und Quarkspeisen, in Hauptgerichten u.v.m. zur Gesundheit beitragen.

Es kann (und muss) aber leider auch deutlich gesagt werden, dass es nur gesund ist, wenn Zucker (in seiner Gesamtheit) in Maßen konsumiert wird. Dennoch stellt sich für viele die Frage:

3.7.1 Sind Zuckerersatzstoffe der Ausweg?

Auf dem Markt gibt es weltweit eine große Anzahl von Zuckerersatzstoffen, von denen einige gefährlicher sein können als Zucker selbst. Sie werden in Süßstoffe und Zuckeralkohole unterschieden. Allen gemein ist, dass sie keinen oder nur einen vernachlässigbaren Nährwert, also kaum kcal/g besitzen. Das macht sie scheinbar für diejenigen interessant, die entweder Kohlenhydrate in der Diät reduzieren oder an Gewicht abnehmen wollen. Sie werden daher in unzähligen „Diätprodukten" beworben. Doch sind sie die bessere Wahl als Zucker?

In den allermeisten Light- oder Diät-Produkten finden sich Süßstoffe, die unser Organismus entweder vollständig oder größtenteils unverändert ausscheidet. Sie verursachen an sich einen geringen Anstieg des Blutzuckers und des Insulinspiegels im Blut. Ihr Hauptnachteil ist aber, dass unser Körper nicht weiß, was er damit tun soll: Die Folge davon ist, dass der Organismus sie daher nicht optimal entgiftet und diese Stoffe das Verlangen nach Süßem nicht befriedigen; die Lust auf (noch mehr) Süßes bleibt also bestehen. Die US-amerikanische Medizinprofessorin Helen Hazuda konnte durch ihre Untersuchungen zeigen, dass Menschen, die Cola Light und Ähnliches tranken, um 70 Prozent mehr zunahmen als diejenigen, die normal gezuckerte Limonade konsumierten. Dass Süßstoff dick macht, ist aber schon lang kein Geheimnis mehr. Auch die US-amerikanische Heart-Association erklärt: „Mit Süßstoff isst man insgesamt mehr als ohne!" Dennoch gibt es allein in den USA mehr als 6.000 Lebensmittel, die Süßstoffe enthalten. Wen wundert es da noch, dass die USA eine geradezu epidemische Form von Fettleibigkeit aufweisen. Auch in Europa sind wir nicht (mehr) weit davon entfernt.

Dabei spielen ebenso psychologische wie physiologische Aspekte eine Rolle. Wer eine Cola-Light (oder vergleichbare „leichte", sogenannte zuckerreduzierte Getränke) trinkt, „gönnt" sich danach gern noch etwas Süßes, weil das Gehirn sich nicht mit dem Süßstoff zufrieden gibt und Signale sendet, die zum weiteren Zuckerkonsum antreiben.

Auch soll der Gebrauch von Süßstoffen von Frauen in der Schwangerschaft die Kinder bereits im ersten Lebensjahr übergewichtig werden lassen (die Disposition für die damit in Verbindung stehenden Krankheiten wäre somit praktisch „in die Wiege gelegt").

Neben der allgemeinen Gewichtszunahme durch (zu hohen) Zuckerverzehr steigen aber auch die Risiken für abdominale Adipositas (die Ansammlung von Fett in der Bauchregion, was wiederum ein Risikofaktor für bestimmte Krankheiten ist), das metabolische Syndrom (einer der wichtigsten Risikofaktoren für Herz-Kreislauf-Erkrankungen), für kardiovaskuläre Erkrankungen (Krankheiten des Herz-Kreislauf-Systems), für Diabetes Typ 2 sowie für Bluthochdruck und Schlaganfall.

3.7.2 Zuckerersatzstoffe und ihre Wirkung …
… die gesundheitlichen Folgen des süßen Genießens

Manche Süßstoffe stehen sogar im Verruf, direkt Krebs zu begünstigen. Zu ihnen gehört zum Beispiel auch das weitverbreitete Aspartam (mit dem Kürzel E 951 als behördlich erlaubter Lebensmittelzusatzstoff), das in vielen Light-Produkten, Limonaden, Kaugummis und sogar in über 500 verschiedenen Tabletten enthalten ist.

Aspartam ist 200-mal süßer als Zucker, verliert durch Erhitzen jedoch an Süße und kann daher nicht zum Backen oder Kochen verwendet werden. In unserem Körper wird es unter anderem in das giftige Methanol umgewandelt.

Einer israelischen Untersuchung zufolge lösen die Zuckerersatzstoffe Saccharin (E 954), Sucralose (E 955) und Aspartam (E 951) Veränderungen der Darmflora aus, was sich ungünstig auf den Blutzuckerspiegel auswirkt und Stoffwechselkrankheiten begünstigt.

Der italienische Wissenschaftler Morando Soffritti, Direktor des Europäischen Institutes für Onkologie und Umwelt-Wissenschaft in Bologna, der bereits über 150 wissenschaftliche Studien veröffentlicht hat, kämpf seit vielen Jahren für eine Neubewertung der Gefährlichkeit von Aspartam durch die Gesundheits- und Lebensmittelbehörden und warnt ausdrücklich vor Aspartam als einem krebserzeugenden Mittel: bislang vergeblich!

Trotz einer überzeugenden Anzahl von Studien zur gesundheitsschädigenden bzw. krebserzeugenden Wirkung von Aspartam weisen die Hersteller von Aspartam und die ihnen nahestehenden „Experten“ und Behörden immer wieder alle Bedenken zurück und verkaufen ihre als Lebensmittel-Zusatzstoffe erlaubten Chemikalien ohne Skrupel weiter, während die Anzahl von chronisch Kranken ständig wächst.

Zu den von uns als gesundheitsbedenklich eingestuften Zuckerersatz- oder Süßstoffen, die laut Lebensmittelgesetz allerdings als erlaubte Zusatzstoffe gelten, gehören neben den schon erwähnten Ersatzstoffen Saccharin, Sucralose und Aspartam auch Acesulfam-K und Natrium-Cyklamat. Das Acesulfam-K (E 950) ist ein synthetischer Stoff, der ebenfalls mit der Entstehung von Krebs in Verbindung gebracht wird.

Das Natrium-Cyklamat (E 952) bewirkt keine Insulinausschüttung und ist hitzestabil. In den USA ist es bereits seit 1969 verboten, in Deutschland aber immer noch erlaubt. In Tierversuchen konnte eine schädigende Wirkung auf Hoden und Spermien belegt werden.

Das Saccharin (E 954) ist einer der ältesten synthetischen Süßstoffe, der bereits vor 100 Jahren zum ersten Mal für Diabetiker verwendet wurde. Es steht im Verdacht, den Blutzucker zu erhöhen und eine schädliche Wirkung auf die Darmflora zu haben. In Kanada zum Beispiel ist Saccharin verboten. Die Sucralose (E 955) wird aus Haushaltszucker unter Verwendung von Chlor hergestellt. Dieser Stoff steht unter Verdacht, das sogenannte „Reizdarmsyndrom“ auszulösen und die guten Darmbakterien deutlich zu reduzieren, was sich nicht nur auf den Blutzuckerspiegel ungünstig auswirkt, sondern den Darm generell schädigen kann.

3.7.3 Die Zuckeralkohole

Zuckeralkohole kommen in kleinen Mengen in Pflanzen vor und werden in großem Maßstab für den menschlichen Konsum aber synthetisch aus Holz oder Pflanzenfasern hergestellt. Sie sind also keine Naturprodukte im engeren Sinn. Im Vergleich zu den oben genannten Süßstoffen sind sie allesamt aber viel weniger bedenklich in ihrer Wirkung auf die Gesundheit. Nimmt man sie in größeren Mengen zu sich, stellen sich oft Blähungen, Krämpfe oder Durchfall ein.

Wie bei allen Zuckerersatzstoffen können aber auch sie dazu verleiten, eine gesunde, bewusste und natürliche Ernährungsweise zu verfehlen: auch die Zuckeralkohole halten die Lust nach Süßem weiter aufrecht und verleiten zu ungesundem Essverhalten. In Maßen genutzt, können sie jedoch den Speisen eine genussvolle Note verleihen. Und auch Genuss gehört zu einem erfüllten Leben!

Für die ketogene Ernährung eignen sich Isomalt (E 953), ein Gemisch aus zwei Zuckeralkoholen, Xylit (E 967), das aus Maiskolben-Resten, Buchen- oder Birkenholz gewonnen wird, und Erythrit (E968), das aus Haushaltszucker und mithilfe eines speziellen Pilzes hergestellt wird. Sie wirken sich nicht auf den Insulinspiegel aus und können auch zum Kochen benutzt werden. Von ihnen erscheint uns Erythrit der am besten geeignete Zuckeralkohol als Ersatz oder Austauschstoff zu sein, denn er verursacht weniger Durchfall und Blähungen, hat weniger Kalorien als Isomalt und im Geschmack keine so „kühle" Note wie Xylit. Mannit (E 421) und Sorbit (E 420) vervollständigen die Liste der Zuckeralkohole, ohne dass eine besondere Eigenschaft hinzuzufügen wäre.

Stevia und Steviolglycoside

Stevia ist eine Staudenpflanze aus Südamerika, auch Süßblatt oder Honigkraut genannt, deren getrocknete Blätter von der südamerikanischen Bevölkerung zum Süßen genutzt werden. Sie sind 30- bis 45-mal süßer als Zucker.

Die aus Stevia extrahierten Steviolglycoside (E 960) sind zwar seit 2011 in der EU als Süßstoff zugelassen, aber Bio-Lebensmittel dürfen keine Steviolglycoside enthalten.

Auffällig ist neben der im Vergleich zum Haushaltszucker 200-bis 400-mal stärkeren Süßkraft ein lakritzartiger, leicht bitterer Geschmack. Daher kombiniert man Stevia am besten mit einem Zuckeralkohol, zum Beispiel Erythrit. Bedenken, Stevia würde sich schädigend auf das Erbgut des Menschen auswirken, konnten nicht bestätigt werden. Auch in sehr hohen Dosen verabreicht, konnten Tierversuche nicht den Nachweis auffälliger Nebenwirkungen erbringen, was nur von sehr wenigen Süßstoffen behauptet werden kann. Allerdings sollte eine gewisse Höchstmenge (die bei der enormen Süßkraft von Stevia schnell erreicht ist) auch hier nicht überschritten werden, um dem Organismus nicht zu schaden.

Honig

Honig ist ein Geschenk der Natur und ein echtes Rohkostprodukt. Er besteht bis zu 80 Prozent und ungefähr zu gleichen Teilen aus Glucose und Fructose, die restlichen 20 Prozent sind Wasser. Die genaue Zusammensetzung kann je nach Art des Honigs etwas unterschiedlich ausfallen.

Honig enthält auch geringe Mengen an Vitaminen (zum Beispiel Vitamin C, Thiamin, Riboflavin und Niacin), Enzymen und Aminosäuren, aber auch Mineralstoffe (beispielsweise Kalzium, Kalium, Natrium und Chlor) und Spurenelemente (zum Beispiel Eisen, Zink und Kupfer). Insgesamt enthält er bis zu 245 verschiedene natürliche Stoffe, die außerdem antibakteriell, antimykotisch (gegen Pilzinfektionen), antioxidativ und antientzündlich wirken. Obwohl der Zucker des Honigs stärker Karies verursachen kann als normaler brauner oder Haushaltszucker (Honig bleibt unter anderem auch stärker an den Zähnen haften), ist er aus oben genannten Gründen wesentlich gesünder als normaler Zucker.

Er sollte nie über 40 °C erhitzt werden, weil er sonst seine natürliche antibiotische Wirkung verliert und viele seiner Inhaltsstoffe zerstört werden. Bei Reizhusten ist die heilsame Wirkung von Honig seit Jahrtausenden bekannt und geschätzt. Bei Magen-Darm-Entzündung oder Durchfall, äußerlich bei Entzündungen der Haut oder bei Pilzinfektionen ist Honig ein wirksames und nebenwirkungsfreies Naturheilmittel.

Er kann auch als Präbiotikum zur Ernährung unserer Darmflora eingesetzt werden und macht die Pilzgifte aus Schimmelpilzen – Aflatoxine genannt – unschädlich.

Säuglinge bis zu zwölf Monaten sollten allerdings keinen Honig verzehren, da die möglicherweise im Honig vorkommenden Sporen der Clostridien-Bakterien von der unreifen Darmflora der Säuglinge nicht zerstört werden können, im Darm der Säuglinge keimen und sich zu aktiven Bakterien entwickeln können. Ihr Nervengift kann zu inneren Vergiftungen bis hin zu Lähmungen führen. Für ältere Kinder ab einem Jahr und Erwachsene sind sie kein Problem, denn das Mikrobiom ist so weit entwickelt, schädliche Keime zu zerstören. Je nach Herkunft und Verarbeitungsweise (Honig sollte eigentlich nicht verarbeitet sein!) sind sehr viele im Handel angebotene Honigsorten zusammengemischt, erwärmt oder mit Wasser und Zucker gestreckt, um das Produkt „gleichmäßig" erscheinen zu lassen und ganz einfach die Menge (und den Profit) zu steigern. Achten Sie daher beim Kauf immer auf die Qualität (zum Beispiel mit dem Zusatz *Rohkostqualität*) und das Gütesiegel des Imkerbundes.

Gutes – aber richtig

Wie immer ist die Menge ausschlaggebend, ob ein Nahrungsmittel gesund ist oder gar gesundheitsschädigend wirkt. Genießen Sie Bio-Honig in Maßen und verwenden Sie ihn nicht zum Backen oder in heißen Getränken. Lassen Sie Tee auf unter 40 °C abkühlen, bevor Sie den Honig dazugeben, und gehen Sie bewusst mit den Mengen um: Ein Teelöffel Honig ist ein Heilmittel; zu viel des Guten wirkt sich ebenso wie zu viel Zucker nachteilig aus, und die Heilkraft geht verloren.

Meiden sie synthetische Süßstoffe in allen Formen. Sie sind potenziell giftig und vermutlich krebserzeugend im Sinne unseres zwölfgliedrigen Risikoverständnisses.

Verwenden sie Zuckeralkohole, am besten Erythrit, nur in Maßen und genießen Sie bewusst! Verwenden Sie Stevia nur in kleinen Mengen, wenn ihnen der typische Geschmack zusagt, am besten mit einer Prise Erythrit vermischt. Verwenden Sie Bienenhonig in Maßen, und überhitzen sie ihn nicht.

3.8 Die Verschiebung des Immunsystems

Psyche und Körper sind eng miteinander verbunden. Unsere Persönlichkeit blüht erst auf, wenn beide harmonisch ineinandergreifen. Im Folgenden ein Blick auf die Authentizität des Lesers und auf den Schatten, der sich über das Leben legt, wenn das Immunsystem aus dem Takt gerät.

Eines der merkwürdigsten Phänomene der immunologischen Reaktion um einen Krebstumor ist die Verschiebung des Immunsystems des Wirtsorganismus um ihn herum. Ein funktionierendes Immunsystem kann Krebszellen erkennen und sie wirksam abbauen, und zwar jeden Tag. Konnte sich aber eine Vermehrung von Krebszellen zu einem manifesten Tumor heranbilden, müssen wir uns eingestehen, dass das Immunsystem in seiner verteidigenden Funktion überfordert war und uns nicht mehr ausreichend schützen konnte. Die weitere erfolgreiche Ausbreitung von Krebszellen zu einem manifesten Tumor geht immer mehr mit einer total veränderten Immunfunktion einher. Nach einiger Zeit beginnt ein Teil des Immunsystems sogar, den Tumor zu schützen. Bildlich ausgedrückt hat das Immunsystem in verwirrter Weise den Blick für das Wesentliche und für seine eigentlichen Aufgaben verloren und arbeitet gegen den Organismus, zugunsten der Krebszellen. Wie aber ist das möglich? Und was können wir dagegen tun?

Auf der biologischen Ebene sind es vor allem die Entzündung und der damit einhergehende Mangel an Sauerstoff sowie eine zunehmende Übersäuerung des Mikromilieus um den Tumor herum, die den Treibstoff für dieses immunologische Unglück liefern bzw. die Umkehrung des Verhaltens der Immunzellen bewirken.

Immunologen unterscheiden seit einigen Jahren zwei Arten von Immunzellen, die dabei eine wichtige Rolle spielen. Sie werden beide Makrophagen genannt, was so viel heißt wie *großer Aufesser* oder auch *Fresszelle*, und werden unter anderem in M1 und M2 Makrophagen unterschieden. M1 Makrophagen werden als *klassisch aktiviert* bezeichnet und sorgen für Entzündung und eine positive, krebshemmende

Immunreaktion. M2 Makrophagen sind *alternativ aktiviert* und sorgen für eine Ausbreitung des Tumors und eine Hemmung der Immunkontrolle von Krebs. M2 Makrophagen arbeiten also für die Krebskolonie und gegen den Wirtsorganismus. M1 können sich in M2 verwandeln.

Wodurch ist das möglich? Und was hat das für einen Sinn? Wer immunologische Literatur dazu liest, läuft Gefahr, in buchstäblich Hunderten von Details zu ertrinken. Zudem ändern sich jährlich die biochemischen „Landkarten", die dieses Terrain beschreiben, und es passiert auf jeder neuen Fachtagung, auf denen Experten vom „neuesten Stand des Irrtums" berichten, wie dies unter Fachleuten manchmal humorvoll bezeichnet wird. Entzündungsvorgänge und Sauerstoffmangel, Infektionen und Giftstoffe scheinen die wichtigste Rolle bei dieser Veränderung von M1 zu M2 zu spielen, wobei die Details sehr komplex und teilweise widersprüchlich sind. Es stellt sich die Frage, wer oder was dies alles steuert? Das schon eingangs angesprochene Thema (siehe *Einleitung: Holismus, Komplexität und Kohärenz*, → Seite 13ff.), wie sich der Geist zur Materie verhält, kommt auch hier sehr deutlich zum Vorschein. Wenn der Immunologe sagt, dass der Eiweißstoff Interferon-Gamma die Makrophagen stimuliert, sich in M1 Makrophagen zu verwandeln und der Eiweißstoff Interleukin-4, der von sogenannten T-Helferzellen (spezielle Immunzellen) gebildet wird, die Verwandlung in M2 Makrophagen anregt, dann ist das nicht die Antwort auf die Grundfrage, sondern eine Verlegung dieser Frage in immer kleinere biochemische Details. Genauso wenig wie die aus Druckerschwärze bestehenden Noten in einem Buch aus Papier die Orchestermusiker steuern, sondern vom Dirigenten gelesen, interpretiert und an die Orchestermitglieder vermittelt werden, steuern Eiweiße das Leben! Es ist geradezu mit Händen greifbar, dass das Leben nicht von Stoffen, sondern von Energie gesteuert wird, die sich im Körperlichen als elektromagnetische Kraftübertragungen und dann in chemischen Stoffen und deren Wechselwirken ausdrücken. Wer steuert unser Leben nun wirklich? Wie heißt der „Dirigent"?

Betrachten wir die Funktion des Immunsystems für unser Leben noch einmal von einer anderen, vielleicht höheren Warte aus als von der rein biologischen Ebene.

3.8.1 „Blut ist ein ganz besonderer Saft“

Das Immunsystem und die Ich-Funktion

In Goethes Faust lässt der Dichter die Hauptfigur seines epochalen Dramas (an dessen verschiedenen und aufeinanderfolgenden Versionen Goethe von 1772 bis 1832 arbeitete), Doktor Faust, den Pakt mit Mephisto (dem Teufel) durch einen Blutstropfen als Unterschrift wirksam werden.

Damit wird, wie auch in vielen Märchen und Mythen, deutlich, dass unser Blut auf eine besondere Weise Ausdruck unseres unverwechselbaren inneren Wesens ist. Es ist wahrscheinlich, dass Blut seit Beginn der Menschheit als Träger von Lebenskraft angesehen wird. Verblutet ein Mensch oder ein Tier, schwindet auch seine Lebenskraft, bis er oder es stirbt. Daher galt Blut seit alters als das Geheimnis der Entstehung des Lebens, die Farbe Rot als Farbe der Fruchtbarkeit. In der Mythologie verschiedener Völker und in unzähligen Märchen ist bis heute immer wieder das Motiv des Blutens, des Blutstropfens, das Unterschreiben mit Blut oder das Besiegeln eines Paktes mit Blut zu finden. Auch das Trinken von Blut, um die Lebenskraft desjenigen Wesens, von dem es stammt, in sich aufzunehmen, ist mythologisch aufgeladen. Aber auch als Alltagspraxis ist dies bis vor einigen Jahrzehnten auch noch bei uns weit verbreitet gewesen: Neben dem Gedanken, dass nichts *umkommen* oder ungenutzt sein sollte, waren Blutsuppe nach dem Schlachten oder Blutwurst alltägliche Speisen.

Auch in vielen Religionen hat das Blut als Ausdruck des Lebens eine ähnliche Symbolik: Es ist die Essenz der Persönlichkeit seines Trägers, es steht sozusagen für sein Ich. Weil das Leben von Gott gegeben ist, ist das Blut daher heilig und darf in manchen Religionen nicht verzehrt werden; im Judentum zum Beispiel weder im profanen Leben noch während einer religiösen Opferfeier. In der christlichen Eucharistie des Abendmahls dagegen ist das symbolische Aufnehmen des Weins als *Blut* des Erlösers Zentrum religiösen Handelns.

Im Blut finden wir auch die überwiegende Anzahl unserer Immunzellen, die weißen Blutkörperchen. Sie zirkulieren jeden Augenblick unseres Lebens durch unseren gesamten Organismus, um Eindringlinge aufzuspüren und abzuwehren, seien es Mikroorganismen oder für uns fremde Zellen, wie es auch die Krebszellen darstellen. Solang dieses ständige Abwehren von Fremdem, von *Nicht-Ich,* in meinem Körper funktioniert, sind wir gesund. Wenn dieser Mechanismus aus dem Lot gerät, werden wir krank. Wir bekommen bei einer Verschiebung der Abwehr unseres körperlichen Selbst entweder eine Autoimmunkrankheit oder bei Nicht-Erkennen uns fremd gewordener Zellen eine Krebserkrankung. Wenn unser Immunsystem die fremden Zellen sogar beschützt, ist die Not am größten: Eine Krebserkrankung kann sich nun völlig ungehemmt in uns ausbreiten.

Im seelisch-geistigen Bereich unseres Bewusstseins ist also die Ich-Funktion mit der Abgrenzung von mir und der Welt um mich herum verbunden. Bei psychiatrischen Erkrankungen, beispielsweise bei einer Psychose, geht die klare Unterscheidung zwischen meinen Gedanken und den Gedanken anderer verloren. Fremde Gedanken drängen sich auf und fangen an, im Bewusstsein des Kranken auf fremde, psychotische Weise zu leben. Die gesunden Grenzen zwischen Subjekt und Objekt verschwimmen und gehen ineinander über, und Chaos entsteht. Bei der Krebserkrankung spielt sich dies im Körperlichen ab. Interessant an dem gewählten Beispiel ist, dass es wissenschaftliche Hinweise dafür gibt, dass sich Psychosen und Krebserkrankungen meiden. Entweder tritt die krankhafte Verschiebung nur im Bewusstsein (Psychose, Schizophrenie) oder im Körperlichen (Krebs) auf, anscheinend selten in beiden Bereichen zugleich.

Wer bin ich? Über diese Frage kann man sein Leben lang nachdenken. Als Arzt komme ich zu folgendem Verständnis vom Ich meines Gegenübers, meiner Patientin: Ihr bzw. sein Ich ist das, was sich ständig, das ganze Leben lang, selbst bewahrt und abgrenzt von allem, was Nicht-Ich ist. Etwas, das von der ganzen Welt abgeschieden ist, etwas ganz Eigenes, und doch mit der Welt sinnvoll verbunden und zu ihr gehörig ist. Dies trifft für das biologische Leben genauso zu wie für das psychologische. Das Ich ist der Wächter der Grenze zwischen der Welt und dem Teil der Welt, der ein ganz eigener, nämlich mein eigener ist. Körperlich oder auch biologisch manifestiert, finden wir diese Funktion in Form unseres Immunsystems verwirklicht.

Nun ist es nicht immer so, dass wir uns mit dem Fokus auf unser Bewusstsein, unser Verhalten oder unseren Gefühlen in ausgewogener Mitte befinden. Gleichgewicht ist ein Pendeln: einmal mehr ich-zentriert auf unsere Bedürfnisse ausgerichtet, einmal mehr um unsere Umwelt und Mitmenschen besorgt. Wenn statt eines gesunden Pendelns unsere innere Ausrichtung bewusst oder unbewusst in eine Einseitigkeit entgleitet und das *seelische Zurückschwingen* nicht mehr stattfindet, wird davon früher oder später auch unsere Gesundheit betroffen sein. Abweichungen von der *schwingenden Balance*, die wir Gesundheit nennen, können zum Beispiel folgende Extreme sein:

1 Wenn ich mich für zu vieles verantwortlich fühle und meine Ich-Grenze zu weit wird. Ich lasse die Welt zu nahe an mich heran und kann mich zu wenig von ihr abgrenzen.
2 Wenn ich mich für zu wenig verantwortlich fühle und meine Grenze zur Welt zu sehr geschlossen, abgedichtet ist und mein Ich zu punktuell auf sich bezogen bleibt. Dann interessiert mich die Welt um mich herum kaum, und ich interessiere mich vor allem für mich selbst. Krankhafte Formen dieser Einseitigkeit sind der ungesunde Narzissmus – bis hin zur narzisstischen Persönlichkeitsstörung – oder die antisoziale (dissoziale) Persönlichkeitsstörung.

Krebs erscheint mir persönlich als ein körperlich gewordenes *Gegengewicht* für eine zu schwache Grenze zwischen mir und der Welt. Sehr viele meiner Patientinnen und Patienten beschreiben die Wahrnehmung, sich für alles verantwortlich zu fühlen und sich nicht abgrenzen zu können.

Das „Wesen“ einer Krebsgeschwulst ist recht einfach zu verstehen: Sie kümmert sich nur um sich selbst, wie ein verängstigter Deserteur, der erkannt hat, dass seine Armee den Krieg nicht mehr gewinnen kann. Wie einer oder etwas, der oder das aus dem Getriebe eines nicht mehr leistbaren Anspruches aussteigt, wie etwas, das keine Wahrnehmung für andere Wesen hat. Krebs wirkt wie ein Repräsentant einer Urform des bloßen Überlebens. Liegt darin eine Geste oder gar eine Botschaft für die Erkrankten? Zeigt sie mir, was ich machen soll?

Innerhalb dieser Betrachtungsweise zeigt sich Entzündung als Ich-Kraft in ihrer „feurigen“ Art, um die verloren gegangene Integrität wiederzuerlangen. In der schwelenden oder chronischen Entzündung (*Silent Inflammation*) befindet sich diese Kraft jedoch im ineffektiven Dauerkampf und erschöpft sich. Die zu reparierende Stelle wird dabei zur Wunde, die – anstatt zu heilen – nur gehegt wird. In dieser chronischen Schwäche entsteht schließlich Krebs, der dann anstelle der Wunde vom Immunsystem gehegt wird: Eine neue Art von Immunzellen wird gebildet, die sogenannten M2 Makrophagen, die sich wie ein Schutzschild um den Krebs legen und ihn pflegen wie eine Wunde, damit ihn die anderen Immunzellen nicht angreifen.

3.8.2 Der Übergang zur Psycho-Neuro-Immunologie

Wenn wir also die Steuerung der Lebensvorgänge des Immunsystems in unserem Bewusstsein suchen, ergibt sich daraus ein besonderer Aspekt der Psycho-Neuro-Immunologie: Die *Bewusstseinsmedizin*.

Unser Bewusstsein ist jedoch selbst wiederum von sehr komplexer Natur, und es gibt nicht nur ein Bewusstsein in uns, sondern viele. Die unterschiedlichen Bewusstseinsebenen repräsentieren unterschiedliche Grade von Bewusstheit bzw. Unbewusstem. Eine vereinfachte Einteilung kann zunächst drei Ebenen unterscheiden:

1 Das tief Unterbewusste: Es ist mit den basalen Abschnitten unseres Gehirns verbunden, dem Hirnstamm, der auch entwicklungsgeschichtlich der älteste Teil unseres Gehirns ist. Hier finden die elementarsten Regelprozesse statt, die unseren Blutdruck, die Herzfrequenz, die Atmung und wichtige Reflexe wie Lidschluss, Schluck- und Hustenreflex steuern.

2 Das halbbewusste Bewusstsein: Es beschreibt die unbestimmten Gefühle vom Traum bis hin zu den klar definierten und bewussten Gefühlen. Diese Spanne wird dem neurologischen Bereich des Zwischenhirns, dem limbischen System, zugeordnet. Hier liegen die neurologischen Wurzeln unseres Affekt- und Triebverhaltens. Angst, Lust, sogar unser unbewusster, ständiger Suchreflex (der sogenannte Suchreflex zieht unsere Aufmerksamkeit auf sich und

tritt auf, sobald sich etwas in unserem Sehfeld bewegt, was unter anderem eine der zentralen Triebfedern sämtlicher Computerspiele darstellt) sowie Wut und Begehren werden hier neurologisch gespiegelt.
3 Und schließlich haben wir das vollbewusste Bewusstsein, das im klaren, bewussten Denken oder in der Geisteshaltung der *Achtsamkeit* deutlich wird. Ihm entspricht der neurologische Bereich des Frontalhirns, welches das menschliche Gehirn von seinen tierischen Vorfahren unterscheidet.

Dem Konflikt des aus der Balance geratenen Immunsystems, das zu viele Entzündungen unterhält und sich nicht mehr um die lebensbedrohenden Krebszellen kümmern kann, steht auf der Ebene des Bewusstseins ein anderer Konflikt oder ihm stehen gleich mehrere Konflikte gegenüber. Die einzelnen Teilaspekte der Aufgaben, die das Leben einem stellt, und die damit verbundenen Anforderungen, die im Bewusstsein wahrgenommen werden, lassen sich manchmal durch innere Konflikte nicht mehr miteinander in Einklang bringen. Das mentale Kraftfeld des Bewusstseins verliert dann seine Kohärenz, wenn ich zum Beispiel etwas tun will, mich aber nicht gut dabei fühle, also die Fähigkeit, schlüssig und am besten in eine Richtung arbeitend aktiv zu sein.

Das aus der Balance geratene, zu viele Entzündungen unterhaltende und sich um lebensbedrohliche Krebszellen kümmernde Immunsystem steht seinerseits in einer Art eigenem *inneren* Konflikt: Es kann nicht mehr kohärent – also sinnvoll in eine Richtung – arbeiten, um dem übergeordneten Organismus zu dienen. Es spaltet Kräfte und Energien auf, blockiert sich damit selbst bzw. das ganze Selbstheilungssystem und trägt durch diesen Konflikt zu einer destruktiven Selbstzerstörung des gesamten Organismus bei.

Dementsprechend ist das inkohärente – in verschiedene Richtungen, sich gegenseitig blockierende – Bewusstsein in einer Dauerblockade gefangen und kann genauso wenig das Problem des halbbewussten, des unterbewussten oder gar verdrängten Konfliktes lösen, wie das in die Irre geleitete Immunsystem die Krebszellen erkennen und abbauen kann.

Wie es biologisch wichtig ist, die überbeanspruchten Stellen einer schleichenden Entzündung aufzudecken und ihr Milieu zur Umkehrung zu bringen, ist es wichtig, innere Konflikte aufzudecken, damit sie gelöst werden können. Die Gefühle von Scham, Schuld, Angst, Wut, Enttäuschung oder innerer Lähmung müssen zuerst ins Bewusstsein kommen, bevor sie, angeleitet durch therapeutische Erfahrung, in Akzeptanz, Mut und echte, gesunde Selbstliebe umgewandelt werden können. Wie an anderer Stelle erwähnt, kann eine Fiebertherapie für beide Heilungsreaktionen von enormem Gewinn sein. Der sich im Fieber befindende Körper überführt schwelende Entzündungen vorübergehend und kontrolliert in eine akute Fieberreaktion, um sie danach vollständig in die Entzündungsfreiheit herunterzufahren.

Die Seele macht im Fieber eine Heilungskrise durch, erlebt Gefühle dadurch wesentlich stärker und kann sie dadurch ausdrücken, um sie danach loszulassen. Diese Heilungskrise ist auch bei leichteren Krankheiten – auch ohne Fieber – zu beobachten und der Grund dafür, warum wir uns beispielsweise während einer einfachen Erkältungskrankheit elend, verletzlich, wund und angreifbar fühlen. Gedanken und Gefühle erscheinen uns schwer und dunkel, lichten sich jedoch im Lauf der Genesung.

In der Arcadia-Praxis bieten wir unseren Patientinnen und Patienten vor und nach der Ganzkörper-Hyperthermie (Fiebertherapie) Malstifte und einen Zeichenblock an, um ihre Stimmung bildlich zu verdeutlichen (siehe Kapitel 5: *Strategien der biologischen komplementären Onkologie*, → Seite 207). Die ruhigere Stimmung der Bilder als Spiegel oder möglicher Ausdruck für die Klärung innerer Konflikte im Anschluss an die Therapie ist dabei immer wieder zu beobachten und ein erstaunliches Phänomen.

In diesem Sinn ist Kohärenz derjenige Zustand, in dem die unterschiedlichen Zellen des Körpers und insbesondere des Immunsystems den gesamten Organismus unterstützen, also Leib **und** Leben. Kohärenz ist auch der Zustand, in dem die unterschiedlichen Teile des Gehirns – die unbewussten Willensprozesse des Stammhirns, die Gefühle des Zwischenhirns und die Gedanken und Prinzipien des

Frontalhirns – dem gleichen Ziel dienen: dem persönlichen Lebensentwurf, der Vorstellung des eigenen Lebensplans und der Verwirklichung und Weiterentwicklung der eigenen Persönlichkeit.

Inkohärent – also mit mangelnder Übereinstimmung – ist es demnach, etwas anderes zu tun, das sich nicht gut und richtig anfühlt, etwas nicht zu tun oder tun zu können, was eigentlich gewollt wird, etwas zu wollen, was nicht erlaubt oder gesellschaftlich akzeptiert ist usw.

Vor dem Hintergrund des hier dargestellten holistischen Verständnisses des Menschen scheint es mir persönlich von größter Wichtigkeit zu sein, bei allen Heilungsanstrengungen die Kohärenz sowohl für unser Bewusstsein als auch für unsere biologische Körperlichkeit im Auge zu behalten und zu erkennen, dass beide Systeme Hand in Hand arbeiten und nur in der gemeinsamen Übereinstimmung Genesung und Gesundheit stattfinden können. Innere Konflikte müssen demnach genauso gelöst und verwandelt werden, wie die stofflichen Gifte aus dem Organismus ausgeschieden und chronische Entzündung geheilt werden müssen. Wenn die Kohärenz verloren geht – sowohl im psycho-emotionalen wie auch im immunologischen Geschehen –, fördert dies demnach die Krebsentstehung und das ungehemmte Wachstum von Krebstumoren.

Therapeutisches Ziel ist es also, das Immunsystem wieder in Balance zu bringen und Kohärenz herzustellen, damit das Immunsystem gezielt dem Leben und der Gesundheit dienen kann und im Bewusstsein die Bereiche des Gefühls, des denkenden Verstehens, des Planens und des tätigen Wollens (wieder) auf das ausgerichtet werden können, was dem wahren Lebenssinn und dem kreativen Ausdruck der Persönlichkeit dient.

3.8.3 Heilmeditationen – Bewusstsein ausrichten und Kohärenz fördern

Im Sinne der Bewusstseinsmedizin können Affirmationen oder Meditationen eingesetzt werden, um die Kohärenz im inneren Kraftfeld zu erhöhen. Die folgenden Texte sind eine Anregung, wie dies umgesetzt werden kann. Probieren Sie es einfach aus.

- Setzen Sie sich bequem und am besten aufrecht auf einen Stuhl. Es ist für diese Übungen hilfreich, die Arme entspannt auf den Schoß zu legen und die Beine nicht zu überkreuzen, damit die Energie frei fließen kann und Sie sich entspannen können und Ihr Atem tief wird.
- Lesen Sie folgenden Text langsam, zum Beispiel eine Zeile auf einen Ausatemzug.
- Machen Sie während des Einatmens eine kurze Pause und lesen Sie die nächste Zeile wieder beim Ausatmen.
- Je langsamer Sie diesen Text lesen können, ohne dass Ihnen der Gedankenfaden abreißt, desto tiefer wirkt die Übung auf Ihre innere Kohärenz.
- Sie können sich diese oder andere Meditationstexte auch auf ein Diktiergerät sprechen, das es heute bereits auf jedem Smartphone gibt, und sich selbst vorlesen.
- Sprechen Sie langsam und bedächtig, dann wirkt die Meditation optimal kohärenzerhöhend auf die verschiedenen Bereiche Ihres Gehirns und damit positiv auf Ihre Selbstheilungskräfte.
- Nach einigen Übungsversuchen können Sie beginnen, die Abstände zwischen den Zeilen zu verlängern und den Bewusstseinsfluss zu verlangsamen.
- Wenn störende Gedanken aufkommen, stellen Sie sich – wie auch in anderen Meditationen – vor, dass diese Gedanken Wolken am Himmel sind, die vorbeiziehen und die Sie gelassen beobachten und wieder ziehen lassen können. Richten Sie die Aufmerksamkeit einfach immer wieder auf den Meditationstext, und lassen Sie die störenden Gedanken ohne Bewertung immer wieder los.

Die Wirkung einer solchen Meditationsübung beginnt zunächst im Bewusstsein und breitet sich, je länger Sie damit arbeiten, auf Ihre psycho-emotionale Ebene aus. Schließlich erreicht die Wirkung nach einigem Üben auch die biologische Ebene und beeinflusst damit immunologische Steuervorgänge. Bei den Übungen ist es hilfreich, den Inhalt der Meditation zu fühlen. Zunächst der einzelnen Worte, der Zeilen und allmählich der gesamten Meditation.

Wie aber macht man das? Zum einen durch langsames *Durch-die Seele-ziehen-Lassen* der Worte – ähnlich der oben genannten Wolken, also ohne Druck, ohne Bewertung, ohne zu viel zu wollen, langsam und bedächtig – und zum anderen durch Wiederholung. In der Hypnosetherapie spricht man spätestens seit Milton Erikson von „heilsamer Trance“, die durch langsames Wiederholen gewünschter Gedankeninhalte und Botschaften entsteht. Aus dem gedanklichen Verständnis, das sich beim Lesen meist unmittelbar einstellt, entwickelt sich allmählich ein Gefühl. Durch Erzeugen dieses neuen Gefühls („… ich fühle, wie meine Gesundheitskräfte wieder stark werden in mir … ich fühle, wie ich heile …“) schicken Sie allmählich mehr und mehr wirksame biochemische Botenstoffe zu Ihrem Immunsystem, das nun wieder mehr in Kohärenz mit Ihrem Leben ist und Sie schützt und heilt.

Da die hier angesprochenen Heilmeditationen ganz in unserem Sinne der holistischen Weltsicht auch in anderen Zusammenhängen einsetzbar und wirksam sind, haben wir uns dazu entschlossen, sie auch in Kapitel 6: *Krebstherapien – out of the box* (→ Seite 231) zu beschreiben. Sie finden dort eine Zusammenstellung der Anleitungen der hier erwähnten Heilmeditationen und können sie auch in Bezug zu anderen Kapiteln und Inhalten anwenden.

3.9 Mitochondrien – Kraftwerke der Zellen

Von urzeitlichen Einzellern zu differenzierter zellulärer Symbiose und das *Energiesparprogramm* des Zellstoffwechsels als urzeitliches Erbe.

Mitochondrien sind kleine Zellorganellen (Strukturen innerhalb einer Zelle mit bestimmten Funktionen), die gemeinhin auch als die *Kraftwerke der Zellen* gelten.

Mit ihrer Hilfe wird aus Fetten und Kohlenhydraten Energie hergestellt, die sämtliche Zellen unseres Körpers für all ihre lebensfördernden und -erhaltenden Auf- und Abbauprozesse benötigen.

Bis vor ungefähr zwei Milliarden Jahren waren Mitochondrien eigenständige Bakterien, die sich erst im Laufe der Evolution mit Zellen höherer Lebensformen zusammengetan haben. Diese heute als wissenschaftlich bewiesen geltende Endosymbionten-Theorie besagt, dass sie die Nachfahren von Archebakterien sind, die in Urzeiten von Einzellern (Protozyten) aufgenommen wurden und seither mit diesen zusammenleben und eine funktionelle Einheit bilden. Im Austausch für ein geschütztes Lebensumfeld stellten und stellen sie Energie für alle Lebensprozesse zur Verfügung. Diese Lebensgemeinschaft war die Voraussetzung für alles höher entwickelte Leben auf unserem Planeten, von den Urtieren bis zum Menschen. Unsere Zellen leben also in Symbiose mit den Nachkommen von Ur-Bakterien (Archebakterien).

Dies ist eine interessante Tatsache, wenn wir im Folgenden auch auf den Zusammenhang zwischen Mitochondrien und Krebserkrankung schauen: Das uralte, *bakterielle* Erbe der Mitochondrien ist aus diesem Grund der Besitz einer eigenen DNA und neben einer speziellen *Verhaltensform*, auf die wir später noch zu sprechen kommen, die Eigenschaft, sich alle vier bis fünf Tage zu teilen, wie es andere Bakterien tun.

3.9.1 Aufbau und Funktion der Zellkraftwerke

Mitochondrien sind so klein, dass man sie mit einem Lichtmikroskop kaum identifizieren kann. Mit einer Länge von zwei bis fünf Mikrometern und einem halben bis zwei Mikrometern im Durchmesser. Je größer der Energiebedarf einer Zelle ist und je mehr Stoffwechselaktivität in ihr stattfindet, desto mehr Mitochondrien finden wir in ihr. Rote Blutkörperchen enthalten keine Mitochondrien, Blutplättchen zwei bis sechs, Nervenzellen etwa 10.000 und eine Eizelle bis zu mehreren 100.000 Mitochondrien in ihrem Zellplasma. Die Mitochondrien des Herzmuskels machen sogar 36 Prozent des gesamten Herzgewichts aus!

Mitochondrien haben eine glatte Oberfläche und eine komplex gefaltete innere Doppelmembran (Zellhaut). Begrenzt wird dieses Organell, ein Organ einer Zelle, durch die äußere Membran, während die zweite nach innen ausgestülpte Haut Falten und Fächer bildet. Von ihr umschlossen befindet sich die flüssige Mitochondrienmatrix im Innern des Mitochondriums, in der die DNA sowie Ribosome (eiweißbildende Körperchen) und kleine Vesikel (mit Flüssigkeit gefüllte Bläschen) schwimmen.

Die DNA (Desoxyribonukleinsäure) trägt das Erbgut des Mitochondriums, und an den Ribosomen werden Proteine hergestellt, während in den Vesikeln ganz unterschiedliche Prozesse ablaufen. Sie sind außerdem für den Transport vieler Stoffe in die Zelle verantwortlich.

Ein Gramm Lebergewebe besitzt durch die Faltung der inneren Membran eine innere Oberfläche von ungefähr drei Quadratmetern, an der die Energieträger des gesamten Zellstoffwechsels, die energietragenden Adenosin-Tri-Phosphat (ATP)-Moleküle, gebildet werden. Die Summe der wiederum hochkomplexen biochemischen Reaktionen, die zur Herstellung von

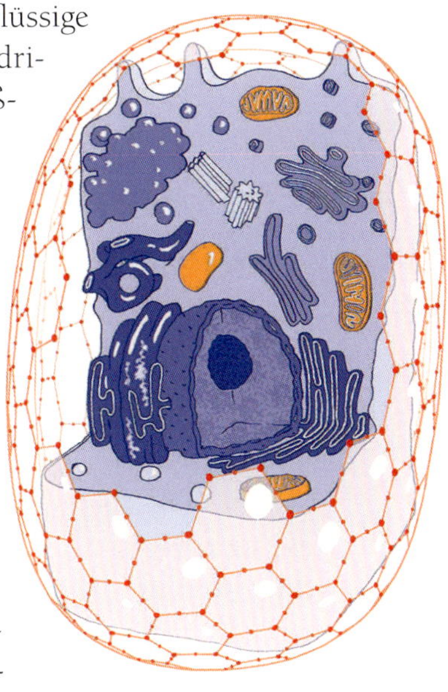

Mitochondrien, hier gelb dargestellt, mit der komplex gefalteten inneren Zellhaut im Querschnitt.

ATP führen, wird Atmungskette genannt: Aus Kohlenhydraten und Fetten wird während der Glykolyse (Zuckeraufspaltung) bzw. der Oxidation von Fettsäuren unter Verbrauch von Sauerstoff Energie in Form von Phosphormolekülen (ADP und ATP) erzeugt, die für nahezu alle Aufgaben des zellulären Lebens benötigt werden.

Genauer gesagt ist es Glucose, also Traubenzucker, die die Zellen aus den Kohlenhydraten benötigen, damit Lebensenergie entstehen kann. Während des Verdauungsprozesses werden zum Beispiel aus Getreide, Gemüse oder Hülsenfrüchten die Kohlenhydrate in Glucose zerlegt, und es wird während der sogenannten Glykolyse bereits außerhalb der Mitochondrien etwas Energie freigesetzt. Bei diesem Vorgang der Glykolyse entsteht ein Stoff namens Pyrovat (Brenztraubensäure), der nun in die Mitochondrien eingeschleust werden kann und dort den wesentlichen Teil der Energiegewinnung in Gang setzt. Dieser Vorgang wird Citratzyklus genannt. Hierfür werden jede Menge B-Vitamine benötigt, aber auch viele Mikronährstoffe wie Zink, Mangan, Eisen, Kupfer und das Co-Enzym Q10. Entscheidend bei diesem Vorgang ist, dass es sich hier um die Erzeugung von Energie unter Verbrauch von Sauerstoff handelt. Er ist gleichzeitig viel effizienter und produziert 18-mal mehr ATP pro Glucosemolekül, als die Glykolyse ohne Sauerstoff in der Lage ist.

Während dieser Energieproduktion geschieht ein ständiges Auf- und Abbauen von elektrischen Ladungen an der Mitochondrienmembran, sogenannte Elektronenpotenziale, indem chemische Ungleichgewichte aufgebaut werden. Sogenannte Protonen diffundieren dabei aus dem positiv geladenen Innenraum in den Raum mit der negativen Membranladung und der niedrigeren Protonenkonzentration. Protonen, Neutronen und Elektronen gehören zu den Bausteinen der Atome, aus denen alle Materie zusammengesetzt ist. Elektronen sind kleinste Energieträger, die in der modernen Physik den massenlosen Übergang zwischen Materie und Nicht-Materie, Energie und Licht beschreiben.

Finden wir hier das moderne Korrelat der aus der Antike und in den asiatischen Heilkünsten bekannten Lebenskraft, dem Chi oder Prana wieder? Auch die höchste Mitochondriendichte im Herzen findet im antiken Bewusstsein vom Herzen als Sitz des Lebens seine

Korrespondenz. Könnte nicht zuletzt auch genau dieser hochkomplexe Vorgang eine mögliche Erklärung für das in Kapitel 2: *Wie das Licht scheint* (→ Seite 39) beschriebene Phänomen des lebendigen Leuchtens sein? Energie wird aber auch für das natürliche Absterben (Apoptose) der Zelle benötigt, um dadurch einer neuen Generation von Zellen Platz zu machen. Wie der gesamte Körper, der sich im ständigen Auf- und Abbau befindet, leben auch Mitochondrien in einem fortwährenden Prozess des sich Vermehrens, Verbrauchens, des Wachsens oder Abbauens.

Bereits Goethe beschreibt 1783 in seinem Aphorismus „Die Natur: Fragment aus dem Journal von Tiefurt" die Notwendigkeit, sterben zu können, um „viel Leben zu haben", wenn er schreibt: „Natur! Wir sind von ihr umgeben und umschlungen … Leben ist ihre schönste Erfindung, und der Tod ist ihr Kunstgriff, viel Leben zu haben."

Diese Fähigkeit, abzusterben, haben Krebszellen jedoch verloren. Man könnte auch sagen, dass sie durch ihr oben beschriebenes Erbe in der Lage sind, sich dem symbiotischen Zusammenleben innerhalb eines Gesamtorganismus entziehen zu können, indem sie zu autonomen „Einzelkämpfern" werden. Während intakte Zellen zum Wohle des Gesamtorganismus absterben, wenn es an der Zeit ist, gehen Krebszellen in den Urzustand über, in dem sie auch ohne Sauerstoff – bestenfalls aus Zucker – Energie gewinnen können. Eines der Hauptziele der modernen Krebstherapie und die Aufgabe zahlreicher Antikrebsmittel ist es daher, die Belebung der Apoptose und das natürliche Absterben wieder in Gang zu setzten.

3.9.2 Die anaerobe Vergärung von Kohlenhydraten

Was geschieht aber, wenn sich Zellen zu Krebszellen entwickeln, indem sie autonom werden und aus einem symbiotischen Zellverband heraustreten? Wenn wir körperlich hart arbeiten, wenn wir uns ausgiebig bewegen oder Sport treiben, haben bestimmte Zellen im Körper – je nachdem, was wir tun oder welche Muskeln wir besonders belasten – kurzzeitig einen sehr hohen Energiebedarf. Durch die oben beschriebene Glykolyse entsteht nun mehr Pyrovat als die Mitochondrien aufnehmen können.

An diesem Punkt wechseln die Zellkraftwerke von der Energiegewinnung mithilfe von Sauerstoff zu derjenigen, die auch ohne Sauerstoff noch etwas Energie liefern kann: der anaeroben Energiegewinnung, bei der immerhin noch zwei Moleküle ATP pro Glucosemolekül hergestellt werden, statt der 32 Moleküle ATP aus der Glykolyse unter Sauerstoff (aerob). Weil durch eine akute Belastung zu wenig Sauerstoff zur Verfügung steht, wird nun unter anaeoroben (sauerstofffreien) Bedingungen der Überschuss an Pyrovat zu Milchsäure vergoren, und das sogenannte Pyrovat-Laktat entsteht.

Geschehen solcher Art Anstrengungen gelegentlich und mit anschließender Erholungsphase, kann der Körper das entstandene Pyrovat-Latktat vollständig abbauen.

Haben wir es zum Beispiel beim Sport etwas übertrieben, weil wir vielleicht untrainiert oder aus der Übung geraten sind, ist die Milchsäure dasjenige Ablagerungsprodukt, das uns in den Muskeln spürbar den Muskelkater beschert.

Betrachten wir das Positive dieses *Zellerbes* und schauen uns Situationen in der Vergangenheit an, so waren unsere Vorfahren dadurch in der Lage, auch unvorhergesehene oder ungeübte Anstrengungen zu meistern, wenn sie beispielsweise vor einem Bären fliehen oder sich plötzlich verteidigen mussten. Ohne die anaerobe Glykolyse wäre ihnen ziemlich schnell die Puste ausgegangen. Heute geht es zum Glück seltener um die Selbstverteidigung, viel häufiger handelt es sich um einen Sprint zur Bahnhaltestelle oder den ausgeübten Sport.

Allerdings besteht für uns heute ein Überangebot an Kohlenhydraten in der Ernährung bei gleichzeitigem Bewegungsmangel. Auch ein Zuwenig an Mikronährstoffen und ein Zuviel an Umweltgiften oder psychischer Stress führen zu einer dauerhaften oder überhöhten Produktion von Milchsäure, genau wie dauerhafte körperliche Überbelastung zum Beispiel im Leistungssport.

Unser modernes Leben hat also viele andere Bedrohungen für uns geschaffen, auf die unsere Mitochondrien reagieren. Gifte, Nebenwirkungen von Arzneimitteln, wie zum Beispiel cholesterinsenkende Medikamente, sogenannten Statinen, Bewegungs- und Sauerstoffmangel und ungesunde Ernährung sind solche Risikofaktoren. Mittlerweile gehen Forscher davon aus, dass auch neurodegenerative Erkrankungen – wie Alzheimer, MS, ALS, parkinsonsche Krankheit und andere –, Zuckerkrankheit (Diabetes mellitus), Krebs, Herz-Kreislauf- Erkrankungen und Übergewicht (Adipositas) Krankheiten sind, die wesentlich durch mitochondriale Schädigung begünstigt oder sogar hervorgerufen werden können.

Erste sichtbare und spürbare Anzeichen dieser dauerhaften Überproduktion von Pyrovat-Laktat ist die Übermüdung von Körper und Geist. Auch Lust- und Antriebslosigkeit nehmen verstärkt zu (zum Beispiel bei Depressionen), ebenso die Infektanfälligkeit durch das in Mitleidenschaft gezogene Immunsystem.

Einer der bekanntesten Wissenschaftler, der Krebs als eine Stoffwechselkrankheit beschreibt, ist der US-amerikanische Arzt und Professor Thomas N. Seyfried. Sein Buch „Krebs als Stoffwechselkrankheit" ist das bahnbrechende Standardwerk zu diesem Thema, in dem er unter anderem das Erbe Otto Warburgs weiterführt und zeigt, dass komplexe Veränderungen des Sauerstoff-, Zucker- und Mitochondrienstoffwechsels schließlich zu Krebs führen.

Mitochondrien reagieren aber auch empfindlich auf oxidativen Stress, die sogenannten freien Radikale. Zu ihnen gehören die Sauerstoff-Radikale, die in den Mitochondrien während Entzündungen – zum Beispiel bei Arthritis und Allergien – oder Infektionen, bei unausgewogener Ernährung, Nikotin-, Drogen- und übermäßigem Alkoholkonsum gebildet werden. Aber auch nach Operationen und Verletzungen, durch Medikamente (zum Beispiel Zytostatika), Pestizide und Umweltgifte (beispielsweise Blei, Cadmium, Quecksilber, Ozon, Smog, radioaktive oder ionisierende Strahlung wie Fernseher, Computerbildschirm, Handy, UV-Strahlen etc.) werden übermäßig viele freie Radikale produziert. Auch bei körperlichem oder seelischem Stress werden durch den Abbau von Stresshormonen massiv freie Radikale freigesetzt. Weil sie eigentlich für das Immunsystem arbeiten und gegen Fremdorganismen wirken sollen, durch unseren heutigen Lebensstil die ungünstigen Einwirkungen auf die Mitochondrien aber häufig zu hoch oder zu vielfältig oder einfach dauerhaft sind, kann der Organismus die überschüssigen freien Radikale nicht genügend abwehren und wird selbst geschädigt: Werden Entzündungen chronisch oder können Gifte nicht ausreichend abgebaut werden, sinkt die Energieproduktion in den Mitochondrien einer Zelle dauerhaft.

Als Folge werden Signale an den Zellkern gesendet, der dann ein Notprogramm zum Überleben der Zelle aktiviert: Sie geht in den alten Urzustand über, in dem sie auch ohne Sauerstoff und am liebsten nur mit Zucker als Treibstoff überleben kann, und wird eine Krebszelle.

Christian Dittrich-Opitz beschreibt in seinem Buch „Mitochondrien – mehr Lebensenergie durch gesunde Zellkraftwerke" den Teufelskreis, der dann einsetzten kann, „da der Selbstzerstörungsprozess durch glucosebedingt entstehende freie Radikale immer schneller vorangetrieben wird". Für ein *rechtzeitiges* Absterben, um dem Gesamtorganismus für die neuen, gesünderen Zellen Platz zu machen, gibt es keine Energie mehr. Die Zelle wird so zum „autistischen Deserteur". Sie kümmert sich als einzelne Zelle ab jetzt nur noch um ihre eigenen Belange. Den Zellverband, das Synzytium, hat sie verlassen, um sich von nun an „auf eigene Faust" durchzuschlagen.

Pro Zuckermolekül (Glucose) erzeugt eine solche Zelle nun durch anaerobe Vergärung nur noch die besagten zwei anstelle der sonstigen 38 Moleküle ATP, die eine gesunde Zelle unter aerober Verbrennung herstellen kann. Diese Menge reicht jedoch nicht aus, um alle reifen Zellfunktionen auszuüben. Es reicht aber für das Überleben als Einzeller, und darauf kommt es ihr an.

3.9.3 Mitochondrien und Alter

Mit zunehmendem Alter entstehen naturgegeben vermehrt irreparable Schäden der Mitochondrien, und die Fähigkeit des Körpers, die Energiegewinnung so effektiv wie möglich zu gestalten, wird mehr und mehr beeinträchtigt. Doch auch die Mitochondrien selbst altern. Für sie ist die Gewinnung von ATP durch die Glykolyse der Kohlenhydrate energetisch einfacher als die Gewinnung von ATP durch die Oxidation von Fettsäuren. Es entstehen allerdings bei der Glucose-Verbrennung grundsätzlich mehr freie Radikale, die den Alterungsprozess der Mitochondrien beschleunigen. Veraltete Mitochondrien sind jedoch immer mehr auf Glucose zur Energiegewinnung angewiesen, weil sie nach und nach die Fähigkeit verlieren, Fettsäuren effektiv zu verbrennen. Durch Gewöhnung und/oder Alter können die Abhängigkeit von Zucker bzw. Kohlenhydraten und wachsende Fettablagerungen die Folge sein. Bisher ist nicht abschließend geklärt, ob die zunehmende Alterung der Mitochondrien bzw. ihre Schädigung Ursache oder einfach nur Phänomen für den Alterungsprozess des gesamten Organismus ist.

Behandlungsformen und Supplements, die Mitochondrien aktivieren

Orthomolekulare Medizin

Die orthomolekulare Medizin beinhaltet die Gabe von Vitaminen, Mineralstoffen und Spurenelementen in teilweise hochdosierter Form. Der Begriff wurde 1968 von Linus Pauling (28.02.1901-19.08.1994), US-amerikanischer Chemie- und Friedensnobelpreisträger, eingeführt und setzt sich aus dem griechischen Wort *orthos* (für „richtig") und dem lateinischen Wort *Molekül* (für „kleine Masse") zusammen. Molekular steht demnach für die „einfachste Form, die einen Stoff beschreibt". Ein bestehendes Ungleichgewicht im Körper schafft aus Sicht der Orthomolekularmedizin die Voraussetzung für Erkrankungen. Das gezielte Einsetzen von Mineralstoffen, Spurenelementen und Vitaminen in besonderen Dosierungen soll nicht nur Krankheiten heilen, sondern ihnen auch vorbeugen und dient beispielsweise dazu, den Stoffwechsel zu optimieren und die Entgiftung zu aktivieren.

Intermittierende Hypoxie-Hyperoxie Therapie (IHHT)

Die IHHT ist eine spezielle Inhalationstherapie, die besonders die Stimulierung der Mitochondrienerneuerung und das nötige Absterben der alten, geschädigten Mitochondrien beschleunigt. Dabei werden in zeitlichen Abständen von einigen Minuten zuerst ein Luft-Sauerstoff-Gemisch mit höherer O_2-Konzentration angeboten, um danach für einige Minuten ein niedriges Luft-O_2-Gemisch zu verabreichen. Dieser Wechsel von Hyperoxie (zu viel O_2) und Hypoxie (zu wenig O_2) regt in unserem Körper das Absterben geschädigter, alter Mitochondrien an und fördert zugleich das Entstehen neuer Mitochondrien.

Dichloressigsäure
Dichloressigsäure, DCA, ist ein Stoff, der den mitochondrialen Stoffwechsel zumindest teilweise wieder reparieren kann. Er ist seit Jahrzehnten in zahlreichen wissenschaftlichen Studien als potenter Anti-Krebs-Stoff untersucht und als wirksam dargestellt worden. Leider bleiben solche Mittel in der onkologischen Forschung auf einer niedrigeren Studien-Phase stecken, für deren weitere klinische Erforschung die Gelder fehlen bzw. weil aufgrund der geringen Aussicht auf Gewinn und Patentierbarkeit dafür keine Lobby zur Verfügung steht.

Alpha-Liponsäure
Alpha-Liponsäure vermindert oxidative Schäden, indem sie freie Sauerstoff-Radikale bindet und damit Nervenschädigungen vorgebeugt. Unter den Wissenschaftlern gilt es auch als das *mächtigste* Antioxidans, das den Alterungsprozess bremsen kann.

Pyrrolochinolinchinon
Bei Pyrrolochinolinchinon, kurz PQQ genannt, ist bisher unklar, ob es als Vitamin klassifiziert und den B-Vitaminen zugeordnet werden kann. Auf Mitochondrien soll es wachstums- und stoffwechselstimulierend wirken.

Coenzym Q10
Das Coenzym Q10 ist Bestandteil der Mitochondrien und wird vom Körper selbst hergestellt, doch die Produktion kann im Alter abnehmen. Bei der Abwehr von oxidativem Stress spielt dieses Coenzym eine wichtige Rolle, da es freie Radikale einfängt. Es ist wesentlich am Energiestoffwechsel beteiligt.

Resveratrol
Resveratrol ist ein Wirkstoff aus Rotwein, der antiinflammatorisch bereits geringe Entzündungsreaktionen unterdrücken kann und gegen freie Radikale wirkt. Durch die Gabe von Resveratrol konnten lebensverlängernde Effekte und positive Reaktionen der Mitochondrien beobachtet werden. Die Konzentrationen, die hierfür nötig sind, können

am besten über die Gabe von Supplements erreicht werden. Der wohldosierte Genuss trockenen Rotweins, der bei Männern bei circa 250 ml und bei Frauen bei etwa 150 ml am Tag liegt, zeigte in vielen Studien einen positiven Effekt für das Erkrankungsrisiko von Herz-Kreislauf- und Krebs-Erkrankungen. Es ist jedoch wichtig, sich an die hier genannten Mengen zu halten, damit nicht die negativen Auswirkungen des Alkoholkonsums die positiven Eigenschaften von Resveratrol übertreffen. Weißwein enthält nur etwa ein Zehntel der Menge an Resveratrol im Vergleich zu Rotwein und hat somit keinen Wert für die Gesundheit. Außer dem gesundheitsfördernden Resveratrol enthält Rotwein im Gegensatz zu Weißwein auch noch Polyphenole, zu denen die Anthozyane gehören, mit ausgesprochen kraftvollen antioxidativen Eigenschaften.

Kreatin

Kreatin wird zur Hälfte über die Nahrung aufgenommen und zur Hälfte vom Körper hergestellt. Für die Funktion des Körpers und vor allem für die Muskeln, das Gehirn und die Sinnesorgane ist es essenziell. Beim Haltbarmachen von Lebensmitteln wird es allerdings abgebaut und steht dem Körper dann nicht mehr zur Verfügung. Kreatin kann das Wachsen maligner Tumorzellen hemmen und sie gleichzeitig empfindlicher gegenüber Chemo- und Strahlentherapie machen.

Maßnahmen zur Stärkung (und Vermehrung) der Mitochondrien

Thermogenese

Für die wenigsten von uns kommt wahrscheinlich aus praktischen und konditionellen Gründen ein Eisbad infrage, doch mit regelmäßigen Kältereizen wie Ganzkörperduschen, kurzzeitigem Frieren oder partiellen Anwendungen wie Kneipp-Güssen, Wasser- und Tautreten oder Ähnliches können wir die Vermehrung von Mitochondrien fördern und die Atmung in den Zellen stimulieren. Natürlich wirkt sich die Kälteexposition am ganzen Körper wesentlich mehr auf den Organismus aus als nur partielle Reize. Sogar braunes Fettgewebe, das besonders viele Mitochondrien besitzt, sich während des Heranwachsens aber zurückbildet, kann wieder aktiviert werden. Nebenbei wird auch ganz allgemein das Immunsystem gestärkt.

Höhentraining
Zwar vermehrt und verbessert das Höhentraining ebenfalls die Mitochondrien bzw. ihre Funktion, doch sicherlich ist es für die allermeisten von uns nicht praktikabel. Bei Leistungssportlern als Trainingsform und bei Touristen in sehr hohen Bergregionen bekannt, können die positiven Auswirkungen des sogenannten Hypoxietrainings in der oben beschriebenen intermittierenden Hypoxie-Hyperoxie-Therapie erreicht werden, die sogar noch intensiver, jedoch nur mit entsprechender technischer Ausrüstung, wie sie in Kliniken zur Verfügung steht, durchführbar ist.

Ausdauertraining
Wenn sich der Energiebedarf während des Ausdauertrainings erhöht, müssen neue Mitochondrien gebildet werden. Interessanterweise werden dabei nicht nur neue Mitochondrien in den Muskelzellen, sondern auch im Gehirn gebildet. Der Grund ist vielleicht in der hohen Energieaufwendung des Gehirns für die motorische Steuerung zu finden.

Ketogene Diät
Die ketogene Diät wurde im Abschnitt 3.2.10: *Die Mitochondrien stärkende Ernährung* (→ Seite 98) bereits erwähnt. Durch das Vermeiden oder das starke Reduzieren der Kohlenhydrate muss der Körper auf Fett als Energiequelle zurückgreifen. Es sollte aber individuell mit einem Arzt besprochen werden, wie lang und in welchem Ausmaß diese diätische Ernährungsform umgesetzt werden kann. Eine strenge ketogene Ernährungsweise sollte nicht dauerhaft durchgeführt werden und – wenn überhaupt – von einem erfahrenen Arzt oder Therapeuten jeweils individuell ausgewählt und entsprechend begleitet werden.

Intermittierendes Fasten
Das intermittierende Fasten wird auch Intervallfasten genannt und beschreibt keine besondere Form des Fastens, sondern einen bestimmten Essrhythmus. Im Unterschied zu anderem Fasten essen wir beim Intervallfasten normal, jedoch in bestimmten Zeitabständen. Diese Zeitabstände können – je nachdem, wie es der betreffende Organismus

verkraftet – zwischen zwölf und sechzehn Stunden liegen. Essen wir beispielsweise gegen sechs Uhr abends die letzte Mahlzeit, sind es bereits am nächsten Morgen um sechs Uhr in der Früh schon zwölf Stunden, die der Körper ohne Nahrungsaufnahme verbracht hat; um zehn Uhr, bei einem späten Frühstück, wären es bereits sechzehn Stunden.

Innerhalb dieser Intervalle beginnt der Körper aus den vorhandenen Reserven Ketonkörper (wie bei der ketogenen Diät) zur Energiegewinnung zu bilden.

Dieses Essverhalten entlastet den Organismus, da unser genetisches Erbe darin besteht, auch längere Zeit ohne feste Nahrung auszukommen. Dass uns fast zu jeder Tages- und Nachtzeit ein Überangebot an – zu reichhaltigen – Nahrungsmitteln oder Speisen zur Verfügung steht, ist eine sehr neuzeitliche Entwicklung, die unserem Organismus und unserem Arbeits- bzw. Bewegungsverhalten nicht angepasst ist. Intervallfasten verbessert unter anderem die Fähigkeit der Mitochondrien zur Fettsäure-Oxidation und reduziert oxidativen Stress. Die Insulin-Empfindlichkeit unserer Zellen wird gefördert und verlangsamt dadurch die Zellalterung. Einzelne Fastentage können den Organismus ebenfalls entlasten und zur Stärkung der Mitochondrien beitragen.

3.10 Der Säure-Basen-Haushalt

3.10.1 Vom Leben zwischen Säuren und Basen

Ähnlich wie das Thema der gesunden Ernährung finden wir auch die Einschätzung der Bedeutung des Säure-Basen-Gleichgewichtes für unseren Organismus in der medizinischen Literatur und Praxis sehr unterschiedlich dargestellt. In der Naturheilkunde nimmt die Behandlung eines gestörten Säure-Basen-Haushaltes (SBH) einen wichtigen Platz ein. Der SBH ist ein sehr differenziertes Zusammenspiel zwischen unterschiedlichen (eher) basischen und (eher) sauren Milieus im Körper, die je nach Organ, Gewebe oder Körperregion unterschiedlich sein können. Im Magen herrscht zum Beispiel ein saures Milieu, das zur Verstoffwechselung der Nahrung benötigt wird. Auch der Säureschutzmantel der Haut ist, wie der Name schon sagt, ein saures Milieu, das das Wachstum von Pilzen und Bakterien hemmt. In den Organen wie Pankreas und Darm herrschen eher basische Zustände, genau wie im Blut. Die angesäuerte Nahrung aus dem Magen wird beispielsweise in der Bauchspeicheldrüse durch den abgesonderten Pankreassaft *abgemildert* und während der Passage von Dünndarm zu Dickdarm neutralisiert. Das Gleichgewicht des SBH wird zwar täglich durch zum Beispiel säurebildende Nahrung, zu wenig Bewegung oder Sauerstoff gestört, aber im Normalfall ist jeder Organismus in der Lage, die unterschiedlichen sauren, basischen oder neutralen Milieus im Körper aufrechtzuerhalten und durch ein ausgeklügeltes Puffersystem einer Übersäuerung entgegenzuwirken. Wenn das Puffersystem des Körpers eine übermäßige Säurebildung nicht mehr abfedern oder neutralisieren kann, kippt der SBH, und es entsteht eine Übersäuerung. Unterschieden wird dabei zwischen einer akuten Übersäuerung, auch akute Acidose genannt, und einer chronischen Acidose (von lateinisch *acidum*, „Säure").

Eine aus dem Gleichgewicht geratene Säure-Basen-Balance ist in der Komplementärmedizin im Verständnis für das Zustandekommen vieler Zivilisationskrankheiten von entscheidender Bedeutung. Die chronische Acidose ist die mildere, aber anhaltende Form der Übersäuerung. Die Säurebelastung des Organismus äußert sich zwar in Symptomen wie Abgeschlagenheit, Konzentrationsschwäche, Müdigkeit, Infektanfälligkeit, Hautproblemen, Verdauungsstörungen, Magen-Darm-Problemen, Gewichtszunahme und Depressionen usw., doch treten sie schleichend, nach und nach auf. Es kann zu weiteren Folgeerkrankungen wie Arthrose, Arthritis, Rheuma und Gicht kommen oder bereits bestehende Krankheiten verschlimmern.

In der Schulmedizin der Universitätskliniken findet das Thema Säure-Basen-Balance nahezu ausschließlich in der intensivmedizinischen Behandlung schwerer metabolischer Störungen wie dem akuten Nierenversagen oder schwerer Atemstörungen statt. Diese Form wird auch akute Acidose genannt, ist lebensbedrohend (zum Beispiel hervorgerufen durch Vergiftung mit Opiaten oder Schlafmitteln, Fremdkörpern in der Lunge oder aufgrund von Nierenversagen) und muss meist unverzüglich intensivmedizinisch behandelt werden.

Unser Interesse richtet sich aber auf die feinen Säure-Basen-Verschiebungen in unseren Geweben, die mit dem Auf- und Abpendeln des pH-Wertes zu tun haben, sowie auf die bedeutsame Reaktion unseres Immunsystems und unserer Entgiftungsorgane, die damit auch die Energieproduktion unserer Mitochondrien beeinflussen. Doch zuerst sollen einige Grundlagen das Verständnis dessen, worum es hier geht, erleichtern.

3.10.2 Was ist eine Säure und was eine Base?

Jeder weiß, dass eine Säure einen charakteristischen sauren Geschmack hat. Das Gefühlserlebnis dabei ist eine Reaktion des sich aktiven Zusammenziehens. Basen hingegen wirken auf den Geschmacksinn eher ölig-seifig, bitter. Für die biochemische Wirkung auf unseren Stoffwechsel kann der Geschmackseindruck jedoch sehr täuschen. Zitronen werden im Körper basisch verstoffwechselt, und zu viel Zucker, Fleisch und Alkohol haben eine übersäuernde Wirkung, wie schon in Kapitel 3.2: *Gesunde Ernährung und gesundheitsfördernde Nahrungsergänzungsmittel am Beispiel der zwölf Vitalfelder* (→ Seite 57) dargestellt wurde.

Um eine Antwort auf die Frage der Bedeutung des SBH für unsere Gesundheit zu bekommen, müssen wir uns mit der Natur biochemischer Reaktionen beschäftigen, und zwar in Bezug auf das Abgeben oder Aufnehmen elektrischer Ladungen, die überall in der belebten Natur, also auch in unserem Körper, lebenslang stattfinden, und zwar in ständigem Wechselspiel von sauren und basischen Stoffen und deren Reaktionen. Dabei werden kleinste elektrische Ladungen oder Teilchen – in der Physik Protonen und Elektronen genannt – zwischen den Reaktionspartnern hin- und hergeschoben. Man nennt dies auch Redoxreaktion, wenn es sich um Elektronenaustausch handelt, und Säure-Basen-Reaktion, wenn es um Protonen-, also Wasserstoff-Ionen-Austausch geht.

Diese Kleinteilchen und ihre elektrischen Ladungen pendeln bei den chemischen Prozessen der Reduktion zwischen Elektronenabgabe (das Reduktionsmittel wird dabei oxidiert) und Elektronenaufnahme (der Reduktionspartner wird dabei reduziert) hin und her. Bei der

Säure-Basen-Reaktion ist es in vergleichbaren Prozessen die Protonenabgabe bzw. die Protonenaufnahme.

Redoxreaktionen	=	Hin-und-her-Pendeln von Elektronen
Säure-Basen-Reaktionen	=	Hin-und-her-Pendeln von Protonen (positiv geladener Wasserstoff H+)

Der pH-Wert und die Dynamik der Redoxreaktionen bilden die biochemische Grundlage für alle Stoffwechselvorgänge in unserem Körper. Grund genug, dass wir diese Stoffwechselvorgänge, den SBH, näher betrachten, um zu verstehen, was unsere Gesundheit fördert und was sie hemmt.

Zunächst ein paar Grundlagen: Wasserstoff fungiert in unseren Körperflüssigkeiten als Reduktionsmittel, gibt Elektronen ab und wird dabei selbst oxidiert zu freien Wasserstoff-Ionen (H+). Sauerstoff (O_2) verhält sich genau umgekehrt: Er nimmt Elektronen auf und wird dabei selbst reduziert. Sauerstoff heißt auf Lateinisch *Oxygenium*, „das Oxidierende" und *Oxyd* aus dem Griechischen bedeutet „sauer".

Der pH-Wert einer Lösung, zum Beispiel einer bestimmten Körperflüssigkeit, gibt uns das Maß für die Konzentration der freien Wasserstoff-Ionen (H+) an; mathematisch betrachtet als negativen, dekadischen Logarithmus. Dabei steht pH für *pondus Hydrogenii*, (lat. *pondus* für „Gewicht" und *hydrogenium* für „Wasserstoff"), was so viel bedeutet wie „Gewicht des Wasserstoffs".

Ein pH-Wert von 7 bedeutet also, dass die Konzentration von H+ gleich 10-7 ist. Je kleiner der pH-Wert, desto mehr Wasserstoff-Ionen beinhaltet die Lösung und desto saurer ist das Milieu.

Je größer der pH-Wert, desto basischer ist die Lösung. Eine Veränderung des pH-Wertes um 0,3 entspricht dabei einer Verdoppelung bzw. Halbierung der Konzentration der Wasserstoff-Ionen. Wie oben erläutert, befindet sich unser Blut mit einem pH-Wert von 7,45 bei

Körpertemperatur im leicht basischen Bereich. Es wird von verschiedenen hochkomplexen Puffervorgängen unter allen Umständen und so lange wie irgend möglich stabil gehalten.

Unser Bindegewebe dagegen liegt unter normalen Bedingungen im neutralen Bereich (um 7,0 herum) und der pH-Wert einer menschlichen Zelle bei 6,9. Bei Körpertemperatur entspricht dies dem Neutralpunkt. Die Zelle hat damit ungefähr eine dreifach erhöhte Konzentration von Wasserstoff im Vergleich zum Blut.

Der pH-Wert ist auch von entscheidender Bedeutung für die Aktivität der Enzyme in unseren Zellen und Geweben. Verschiedene Verdauungs-Enzyme, wie das im Magen angesiedelte Pepsin, wirken besser in sauren Milieus und andere, wie das im Dünndarm aktive Trypsin, besser in alkalischen (also basischen) Umgebungen. Betrachten wir diese biochemischen Vorgänge von einer höheren Ebene aus, so wird darin das grundlegende Phänomen der Lebensvorgänge in unserem Körper erkennbar: Der hin-und-her-schwingende Energie-Fluss. Leben hängt von dem andauernden Hin-und-her-Hüpfen der Elektronen, d.h. von immaterieller Energie, ab. Auf diese Weise können wir auch verstehen, warum sowohl die Starre eines Energieflusses im Allgemeinen wie auch die Starre der Säure-Basen-Reaktionen im Speziellen in unserem Organismus mit Gesundheitsproblemen und Krankheit einhergehen kann. Denn genau diese Unbeweglichkeit im SBH tritt ein, wenn die in diesem Buch geschilderten Faktoren des Vitalfeldes im Ungleichgewicht verharren. Die chronische Gewebeübersäuerung ist dabei die wichtigste Lähmung, der es therapeutisch zu begegnen gilt. Sie tritt bei andauernder, ungesunder und einseitiger Ernährung ein, wenn wir uns zu wenig bewegen und zum Beispiel stressbedingt dauerhaft zu flach atmen. Der Kreis schließt sich auch hier. Die Folgen einer Übersäuerung stellen die Grundlage für weitere Beschwerden dar.

Die natürliche Ausbalancierung einer Übersäuerung ist Aufgabe der sogenannten Grundmatrix unseres Organismus, also des Netzwerks aus hochpolymeren Zucker-Protein-Komplexen, das wie ein Molekülsieb den gesamten Stoffaustausch von den Kapillaren unseres Blut- und Lymphsystems bis hin zur Zelle und wieder zurück ermöglicht und biochemisch moduliert.

Die negativen Ladungen der Matrix-Zuckeroberflächen unserer Zellen, Glykokalyx genannt, sind für den SBH von großer Bedeutung. Sie können überschüssige Protonen als Träger der Säurewirkung auffangen und neutralisieren. Wird die Pufferkapazität jedoch überschritten (siehe oben), kommt es zu weitreichenden Problemen der Zellregulation.

„Der Zellbegriff ist genau genommen nur eine morphologische Abstraktion. Biologisch gesehen, kann er nicht ohne das Lebensmilieu der Zelle genommen werden." Mit diesen Worten beschrieb der Wiener Professor für Histologie und Embryologie Alfred Pischinger die Schwäche der virchowschen Zellularpathologie, die den Begriff der Krankheit ausschließlich auf Störungen innerhalb der einzelnen Zelle festlegen wollte. Die Zelle und ihr Verhalten ist aber ohne das sie umgebende System der Grundregulation nicht vollkommen zu verstehen. Und gerade in diesem umgebenden System finden die sich ständig vollziehenden Redoxreaktionen und Verschiebungen des SBH statt.

Das sich überall im Organismus befindliche Blut hat unter anderem die Aufgabe, den pH-Wert im Körper stabil zu halten und übersäuerte Gebiete zu neutralisieren. Es enthält verschiedene Pufferstoffe, die diesen Ausgleich zu jedem Zeitpunkt vollziehen sollen: Phosphate, Proteine wie das Hämoglobin oder sogenannte Matrixproteine und schließlich das Natriumhydrogencarbonat. Letzteres ist an die Atmung gekoppelt und kann praktisch unbegrenzte Mengen an flüchtigen Säuren durch die Abgabe von Kohlensäure (CO_2) eliminieren, vorausgesetzt, wir atmen ausreichend tief und effektiv (siehe Kapitel 3.4: *Sauerstoff, Atmung und Krebswachstum*, → Seite 114). Wird die Pufferkapazität unseres Blutes durch säurebildende Ernährung, Bewegungsmangel und Stress aufgebraucht, kann es seine den pH-Wert ausgleichende Funktion nicht mehr wahrnehmen. Und genau das ist der springende Punkt: Chronische Übersäuerung geht mit einer verbrauchten und nicht mehr funktionierenden Pufferfunktion unseres Blutes einher.

3.10.3 Lebendblut-Untersuchung im Dunkelfeldmikroskop ...

...Indikator für ausgleichende und vitalisierende Therapien

Die Lebendblut-Untersuchung im Dunkelfeldmikroskop bei einer 100- bis 400-fachen Vergrößerung gibt einen guten Einblick in die Grundsubstanz (Matrix) unseres Körpers, zeigt aber zugleich eine ganze Reihe von Phänomenen, die der geübte Arzt gut auseinanderhalten muss. Das hier oft beobachtete „Münzrollenphänomen" – die Verklebung roter Blutkörperchen zu Ketten, die an Münzrollen erinnern – oder das Auftreten von Eiweißausfällungen zwischen den Blutzellen wird unter anderem als Hinweis auf eine Gewebeübersäuerung interpretiert, das oft noch mit einer zu geringen elektrischen Ladung der Zellmembranen verbunden ist. Aus meiner 20-jährigen Erfahrung mit Dunkelfeldmikroskopie von Lebendblut kann ich bestätigen, dass diese Phänomene – Blutzell-Verklebungen und Eiweißausfällungen zwischen den Blutzellen – zu dem gewöhnlichen Bild des Blutes von Krebspatientinnen und -patienten gehört. Allmählich verringert oder verschwindet dieser Zustand um so mehr, je ausgeglichener die Säure-Basen-Balance des Gesamtorganismus und je stärker die elektrische Membranladung der Zellen ist.

Die Lebendblut-Untersuchung dient dem naturheilkundlich arbeitenden Arzt als Instrument, die Grundsubstanz und ihre Vitalparameter im Verlauf der Behandlungen zu beurteilen. So wertvoll mir diese Methode ist, so rate ich dennoch davon ab, von ihr Aussagen zur Diagnose von Krebs oder anderen Erkrankungen sowie einer möglichen Übersäuerung abzuleiten. Sie ist eine ergänzende Untersuchungsmethode und nicht dazu geeignet, Infektionen oder Krebs zu diagnostizieren.

3.10.4 Der Säure-Basen-Haushalt und seine Bedeutung für Entzündung und Krebserkrankungen

Sämtliche Entzündungsreaktionen sind mit einer leichten metabolischen Acidose, also einer stoffwechselbedingten Übersäuerung, verbunden und werden meist noch von einer erhöhten Aktivität des sympathischen Nervensystems begleitet. Je länger dieser Zustand der Dauerentzündung und Sympathikotonie (das Gleichgewicht ist hierbei zugunsten des Sympathikus verschoben) anhält, desto mehr verringert sich die Energieproduktion der Zellen, die in diesem Zustand leben. Die Folge dieses Ungleichgewichts ist sowohl der Verlust von Energie in den Zellen (verminderte ATP-Produktion in den Mitochondrien) als auch der Verlust des hohen Entwicklungs- und Spezialisierungsgrades sowie die Anpassung der Zellen an die Bedingungen der biochemischen Beschaffenheit des Flüssigkeitsraums zwischen den Zellen (*Grundsubstanz* oder auch extrazelluläre Matrix nach Pischinger). Die Zelle wird gewissermaßen „ent-differenziert" und geht die Entwicklungsphasen zurück zur undifferenzierten Embryozelle. Man nennt dies auch Malignität (von Lateinisch *malignitas* „Bösartigkeit" oder „Missgunst"), womit in der Medizin ein Prozess beschrieben wird, der eine Erkrankung oder einen Krankheitsverlauf mit fortschreitender Zerstörung kennzeichnet, der möglicherweise auch zum Tod des erkrankten Menschen führen kann. Dieser Zustand ist schlecht für den Gesamtorganismus und kann gefährlich werden; denn diese Zellen haben die Tendenz, sich ungehemmt zu vermehren und sich in den Organismus auszubreiten, d. h. Metastasen zu bilden, obwohl oder gerade weil sie das „Einzelgänger-Dasein" pflegen und sich *dissozial* verhalten.

Es ist bekannt, dass Tumorzellen vermehrt Protonen aus der Zelle herauspumpen und ihre Umgebung damit übersäuern. Das innere Milieu der Tumorzellen wird dabei zu basisch, das äußere Milieu zu sauer, und ein krankhaftes Ungleichgewicht tritt ein.

Diese Erkenntnis wird aber beispielsweise in der Behandlung von Magenkrebs mithilfe sogenannter Protonen-Pumpen-Hemmern auch therapeutisch genutzt, die diesen vermehrten Protonenausstoß verhindern sollen. Wird nämlich diese Übersäuerung blockiert oder neutralisiert, können Immunzellen wieder ungehindert zur Tumorzelle vordringen und sie angreifen. Es ist daher nicht nur für den Gesundheitszustand im Allgemeinen, sondern auch für Krebserkrankungen im Speziellen von großer Bedeutung, den SBH in Balance zu halten oder ihn gegebenenfalls in Balance zu bringen, damit das Immunsystem seinen größtmöglichen Wirkungsspielraum entwickeln kann.

3.10.5 Übersäuerung und Messmethoden

Informiert man sich selbstständig über das Thema der Balance von Säuren und Basen, werden die pH-Wert-Messungen von Speichel oder Urin fälschlicherweise oft noch als aussagekräftig dargestellt oder empfohlen. Messungen von Speichel und Urin sagen aber leider nichts über die pH-Verhältnisse unserer Gewebe aus, sondern lassen vielmehr Rückschlüsse darauf zu, was wir in den letzten Stunden gegessen und wie wir uns der Säuren und Basen durch Ausscheidung entledigt haben. Ich rate daher meinen Patientinnen und Patienten ab, den pH-Wert von Urin oder Speichel selbst zu messen.

Auch die pH-Messung des Blutes führt bei der Bestimmung des pH-Wertes von Tumor und peritumoralem Milieu nicht weiter, da der Blut-pH-Wert unseres Organismus – wie bereits erwähnt – unter allen Umständen konstant gehalten wird. Bestimmte Substanzen dieses Puffersystems können sowohl Säuren als auch Basen in gewissem Rahmen neutralisieren. Wenn der Blut-pH-Wert sich aber ändert, ist der Mensch schwer krank und benötigt intensive klinische Behandlung.

Die einzig sinnvolle Messung am Blut, um etwas über den Gewebe-pH-Wert auszusagen, ist die Titration von Blut mithilfe von Salzsäure. Sie wird ausführlich von Johan van Limburg Stirum in seinem Buch „Moderne Säure-Basen-Medizin" beschrieben. Vereinfacht ausgedrückt wird gemessen, wie viele Tropfen (oder Microliter) an Salzsäure das Blut abpuffern kann, bevor die Pufferleistung versagt und der pH-Wert schlagartig umkippt. Das Messergebnis lässt Rückschlüsse auf den SBH des gesamten Organismus zu, ist aber aufwendig und ebenfalls in der Praxis nur unter hohem Zeitaufwand und nur unmittelbar nach Blutentnahme und mit Spezialausrüstung zu bewerkstelligen. Da die Messung sofort nach Entnahme erfolgen muss, kann das Blut auch nicht an ein Labor zur Messung geschickt werden.

Aus der Grundlagenforschung ist bekannt, dass Krebstumore hohe Mengen an Milchsäure (Laktat) bilden und dass dies zu einer lokalen Übersäuerung des peritumoralen – um den Tumor befindlichen – Milieus führt. Das ist unter anderem ein Grund, warum gewisse Tumore nur schwer oder gar nicht vom Immunsystem angegriffen werden können: Sie schirmen sich auf diese Weise erfolgreich vom Immunsystem ab, da es in übersäuerten Gebieten kaum noch antitumorös wirksam sein kann.

Es wäre zwar wünschenswert, eine direkte Messung der Gewebeübersäuerung und deren Schweregrad durchführen zu können, da – wie eingangs dargestellt – die Folgen einer Übersäuerung eine weitere Verschlechterung des Milieus und stärkeres Tumorwachstum bzw. weitere Folgeerkrankungen begünstigen können. Doch ist das in der praktischen Alltagssituation leider nicht oder kaum durchführbar, denn dazu wäre für die oben beschriebenen Tests eine Ausrüstung nötig, die nur in Forschungslabors zur Verfügung steht. Unsere Empfehlungen bezüglich der Therapiemaßnahmen zur Entsäuerung bzw. Entgiftung von Geweben und Organen basieren daher auf dem Wissen der Grundlagenforschung: Wir gehen davon aus, dass Krebspatientinnen ebenso wie zum Beispiel übergewichtige Patientinnen bzw. Patienten mit metabolischem Syndrom oder Patienten mit autoimmunen Entzündungen eine, je nach Erkrankungsstadium, mehr oder weniger stark ausgeprägte lokale Gewebeübersäuerung vorweisen, der wir mit naturheilkundlichen Maßnahmen wirksam begegnen können.

3.10.6 Die komplementärmedizinischen Entsäuerungs-Therapien

Ernährung

Als allgemeine Empfehlung kann gesagt werden, dass es tendenziell vielen von uns guttäte, auf eine eher basische Ernährungsweise zu achten. Der heutige, oft hektische Lebensstil, die Auswahl der Lebensmittel mit einem Überangebot aus tierischen Fetten, Kohlenhydraten und Zucker und die Masse verarbeiteter Lebensmittel führen zu einem Ungleichgewicht des SBH. Bei einseitiger Ernährung fallen vermehrt saure Stoffwechselprodukte an, und viele einseitige Diäten fördern die Übersäuerung des Organismus zusätzlich. Fast Food, Fertigprodukte, Backwaren und andere „vorbereitete" und verpackte Produkte enthalten ausschließlich künstliche Zusätze, die in eine gesunde, vitalisierende Ernährung nicht hineingehören. Es ist daher ratsam, sich nicht nur für die Mahlzeiten selbst, sondern auch für den Einkauf und die Zubereitung der Lebensmittel immer wieder einmal die Zeit zu nehmen, die ihnen gebührt. Als spezielle Empfehlung möchten wir davon abraten, dass sich Menschen aufgrund einer pH-Wert-Bestimmung des Urins oder Speichels selbst behandeln, extreme Diäten ausprobieren oder beibehalten, sondern sich stattdessen bei einem Verdacht auf ein ausgeprägtes Säure-Basen-Ungleichgewicht von erfahrenen Ärzten oder Naturheilkundlern beraten und begleiten lassen.

Die in Kapitel 3.2: *Gesunde Ernährung und gesundheitsfördernde Nahrungsergänzungsmittel am Beispiel der zwölf Vitalfelder* (→ Seite 57) referierten Ernährungsempfehlungen beschreiben in ihrer Vielfalt, Ausgewogenheit, Frische und Naturbelassenheit genau diejenigen Eigenschaften gesunder Ernährung, die auch einen ausgeglichenen Säure-Basen-Haushalt in optimaler Weise unterstützen und fördern.

Grundsätzlich gilt auch in Bezug auf eine gesunde, Säure-Basen ausgleichende Ernährung, was bereits im Ernährungskapitel empfohlen wurde. Die Grundlage sollten auch hier viel Gemüse und Obst, Kräuter, Nüsse, Sprossen und Samen bilden und den größten Anteil der täglichen Ernährung ausmachen. Sie sind basenfördernd und reich an Ballaststoffen, Nährstoffen und Mineralien, die eine optimale Stoffwechselfunktion fördern und die die Puffersysteme des Blutes und der Organe unterstützen. Der Anteil der Kohlenhydrate sollte geringer sein und möglichst aus den bereits beschriebenen Vollkorn- oder Pseudogetreidesorten bestehen. Auch Fleisch, Eiweiße und Fette sollten seltener konsumiert, dabei aber auf gute Qualität geachtet werden. Besonders tierische Produkte, angefangen von Fleisch- und Wurstwaren über Milchprodukte wie Kuhmilch, Käse, Joghurt, Quark und Sahne – gestaffelt in dieser Reihenfolge – bis hin zu Eiern und tierischen Fetten sollten und können wohl in den meisten Fällen deutlich reduziert werden. Auch Zucker ist ein starker Säurebildner und steht immer noch bei vielen Menschen in zu großen Mengen auf dem täglichen Speiseplan.

Genau wie bei jeder Ernährungsform sollte auch bei einer Säure-Basen ausgleichenden Ernährung auf eine ausreichende Flüssigkeitszufuhr mit Wasser und ungesüßten Kräutertees geachtet werden. Die Befürchtung, dass kohlensäurehaltiges Mineralwasser sich schädlich auf den SBH auswirkt, ist unbegründet. Nur ein unbedeutend kleiner Anteil – weniger als ein Prozent – dieser Verbindung aus Gas und

Wasser bildet tatsächlich Kohlensäure (H_2CO_3), die außerdem nur Sekundenbruchteile stabil bleibt. Damit trägt Sprudelwasser nicht zu einer Übersäuerung des Körpers bei. Zu einer gesunden Ernährung und zu einem ausgeglichenen Säure-Basen-Haushalt gehört neben dem erhöhten Gemüseverzehr die Einschränkung von Alkohol und Nikotin.

Auch die bereits angesprochene Atmung und damit verbunden die Sauerstoffzufuhr sowie eine Massage der Organe wirkt ausgleichend auf den SBH. Dabei ist es auch neben sportlichen Tätigkeiten und körperlicher Bewegung sinnvoll, bewusst und tief zu atmen, sich nicht zu stressen oder stressen zu lassen und die Bauchatmung zu etablieren. Obwohl auch wir zu Bewegung und Sport animieren und aufrufen möchten, muss nicht jeder ungeachtet körperlicher oder geistiger Möglichkeiten gleich zur *Sportkanone* werden: Öfter Mal mit dem Rad zu fahren, bestimmte Wege zu Fuß zu gehen oder Treppen zu steigen statt den Fahrstuhl zu nehmen, sind immer wieder gegebene, aber nicht zu verachtende Ratschläge, die in den Alltag eingebaut werden können.

Je nach Leistungsfähigkeit ist bereits das regelmäßige Spazierengehen – oder wenn möglich leichtes Joggen bei einem Puls bis maximal 120/Minute – sehr förderlich.

Auch Kardiotraining als eine Variante des Ausdauertrainings kann zu Hause oder im Sportstudio mithilfe spezieller Geräte durchgeführt werden, um die Säure-Basen-Balance zu unterstützen, unter anderem durch eine Verbesserung des Sauerstoff-Kohlendioxid-Austauschs und durch Ausschwitzen saurer Stoffwechselprodukte. Die Funktion des Herz-Lungen-Systems wird dabei zusätzlich verbessert. Wenn der Organismus überfordert, durch Krankheit geschwächt oder gar ausgezehrt ist, ist es sinnvoll, kleine, aber machbare Teilziele zu formulieren, die wirklich erreicht werden können.

Über Ernährung, Atmung und Bewegung kommen wir zum vierten Gebiet der Säure-Basen-Balancierung, nämlich der inneren Haltung oder Ausrichtung: Auch sie ist an einigen Stellen im Buch bereits erwähnt oder besprochen worden, doch soll sie hier noch einmal als besonderes Modul erwähnt werden, denn sie ist untrennbar mit den Themen Gesundheit, Wohlbefinden und Genesung verbunden. Unsere innere Einstellung oder Ausrichtung in Bezug auf die Welt drückt sich nicht nur in dem aus, was wir tun, wie wir mit uns und anderen umgehen, was wir konsumieren, wie wir bewerten und wie wir uns daraufhin fühlen. Oft meinen wir, an innere oder äußere Grenzen zu stoßen, durch bestimmte Umstände oder Menschen eingeschränkt oder auf eine bestimmte Weise behandelt zu werden. Wir können diese Richtung durch unsere innere Einstellung oder innere Ausrichtung jedoch auch umkehren: Mit den in Kapitel 6: *Krebstherapien – out of the box* (→ Seite 231) vorgestellten Praktiken wie den Heilmeditationen, den ILT-Übungen, dem Achtsamkeitstraining, Yoga und anderen spirituellen oder mentalen Methoden, die unser Wohlbefinden steigern und unseren Stress reduzieren, können wir uns neu aus- und aufrichten. Das wiederum wird sich auf Atmung, Stressreduktion, Gemütszustand, Wohlbefinden usw. auswirken, da sich Stoffwechselprozesse umstellen und anpassen, neue Gefühle, Gedanken und schließlich auch Taten reifen können. In diesem Sinne ist sogar die innere Einstellung für einen ausgeglichenen SBH förderlich, da wir uns mit Achtsamkeit und einem bewussten Lebensstil unweigerlich Gutes tun.

Zusätzlich bieten wir unseren Patientinnen und Patienten folgende Therapiemethoden an, um den SBH zu balancieren oder zu optimieren:

Kneipp-Anwendungen und Wasser

Um die Durchblutung und Sauerstoffversorgung im gesamten Organismus, den Geweben und Organen zu optimieren, verordnen wir Kneipp-Anwendungen aus abwechselnd warmen und kalten Wassergüssen an bestimmten Körperstellen oder durch Duschen. Sie regen nicht nur die Durchblutung und damit die Entgiftung an, sondern stärken auch die Mitochondrienfunktion und die Sauerstoffversorgung der Zellen und wirken Säure-Basen ausgleichend. Die allermeisten der Kneipp-Anwendungen können auch allein zu Hause durchgeführt werden. Wer einen Garten besitzt oder in der Nähe eines Gewässers wohnt, kann eventuell den Tag auch mit Wasser- oder Tautreten beginnen, um den Organismus anzuregen und Giftstoffe wie überschüssige Säuren loszuwerden. Ausreichend reines, gefiltertes oder gewirbeltes Wasser trinken ist eines der oberen Gebote, um den SBH zu unterstützen. Der bekannte Pater und Naturheilkundler Sebastian Kneipp hielt es daher mit der Faustregel, ein Glas Wasser pro Stunde zu trinken, um dem Organismus genügend Flüssigkeit zuzuführen.

Auch Basenbäder (zum Beispiel als Vollbad zu Hause mit einem Zusatz von basischen Mineralien, wie Natriumhydrogencarbonat) sind unterstützend für einen ausgeglichenen SBH, wohltuend für die Haut und allgemein stoffwechselanregend und ausgleichend.

In Kapitel 6: *Krebstherapein – out of the box* (→ Seite 231) stellen wir Ihnen weitere Therapiemaßnahmen zur Regulierung des Säure-Basen-Haushaltes vor, darunter beispielsweise die PEMF-Therapie, die Sauerstoff- und Ozontherapie sowie Bewegung und Sport, Baseninfusionen und spezifische Nahrungsergänzungsmittel, die auf den SBH wirken.

3.11 Infektionen ausheilen und verhindern

3.11.1 Infektion und Entzündung

Vergleichen wir unseren Körper mit einem Haus oder Wirtshaus, reagiert er auf unerlaubt eindringende „Gäste" mit einer Entzündung, um diese „aus dem Haus zu vertreiben". Beispiele krankheitsauslösender Eindringlinge sind Bakterien, Pilze, Viren, pathogene Moleküle, sogenannte Prione, sowie ein- oder mehrzellige Parasiten. Als Infektion bezeichnet man demnach das Eindringen krankheitsauslösender Mikroorganismen und das Ansiedeln und Vermehren dieser kleinen Lebewesen in einem Wirtsorganismus, in unserem Falle dem Menschen. Dabei nutzen die infizierenden Organismen die Strukturen und Abläufe des Wirts meist auf dessen Kosten.

Lateinisch *inficere* heißt „anstecken" oder auch wörtlich „hineintun", während *immunis* „frei von" etwas (zu) sein bedeutet. Die Bemühung ist also immer, das Hineingekommene, den Auslöser, zu eliminieren, zu inaktivieren oder wenigstens zu kontrollieren. Das Kräfteverhältnis von Wirt (Mensch) und Gast (infektiöser Mikroorganismus) entscheidet über den weiteren Verlauf des Zusammentreffens: Bei einem starken Wirt hält sich die Vermehrung der „Gäste" in einem mit Gesundheit vereinbarten Rahmen.

Das Immunsystem ist ein Zusammenspiel verschiedener Organe, Zellarten und Eiweiße und das Reagieren des Immunsystems ein hochkomplexer Ablauf biochemischer Vorgänge. Mit dem Ziel, die Ursache bzw. die Auslöser zu beseitigen, ist eine Entzündung zunächst also eine natürliche und effektive Abwehrreaktion des Körpers und damit ein wichtiger Bestandteil des Immunsystems und der Abwehr und biologisch äußerst sinnvoll, um konkrete Auslöser zu beseitigen.

Ausführlicher beschrieben ist Entzündung ein genetisch festgelegtes und über Jahrmillionen evolutorisch ausgetüfteltes Programm zur Reparation und Selbstheilung beschädigter Gewebe im Organismus höherer Säugetiere, einschließlich des Menschen.

Wir kennen sie sehr gut aus dem täglichen Leben. Sobald ein Fremdkörper in unseren Organismus eintritt und dabei Gewebe schädigt – sei es ein kleiner Holzsplitter, der unter die Haut gerät, physische Kräfte in Form von heißem Wasser, mit dem wir uns verbrühen oder ein Schlag auf den Finger – beginnt dieses Selbstheilungsprogramm: Der Organismus beginnt innerhalb von Sekunden alles zu tun, um diese Verletzung schnell und effektiv zu reparieren. Zunächst wird mithilfe des Nervensystems durch Schmerzsignale mitgeteilt, dass der betreffende Körperteil geschont werden muss, dann schwillt das geschädigte Gewebe an. Dies ist der Versuch, die Giftstoffe, die sich durch den Schaden, zum Beispiel durch platzende Zellen, durch eingewanderte Schmutzartikel oder Mikroorganismen dort anhäufen, zu verdünnen und durch erhöhte Zirkulation von Blut und Lymphe auszuschwemmen. Gleichzeitig werden aber auch die Baumaterialien zur Reparatur herangeschafft. Das erzeugt Überwärmung und Rötung, und die ursprüngliche Funktion wird dadurch vorübergehend beeinträchtigt.

Damit haben wir die fünf klassischen Symptome der akuten Entzündung beschrieben:

- Rötung (lat. *rubor*)
- Schwellung (lat. *tumor*)
- Überwärmung bis hin zu Fieber (lat. *calor*)
- Schmerz (lat. *dolor*) sowie
- Funktionseinschränkung (lat. functio laesa)

All das hat zum Ziel, die richtigen biologischen Bausteine durch vermehrten Blutfluss und Plasmaaustritt sowie Blutplättchen und Immunzellen in das Gewebe durch die erweiterten Blutgefäße an den Ort des Geschehens bzw. Schadens zu transportieren, damit die geschädigten und teilweise oder ganz zugrunde gegangenen Zellen durch neue – manchmal auch durch Narbengewebe – ersetzt werden können. Der Zustand der akuten Entzündung währt normalerweise einige Tage oder wenige Wochen und sollte dann durch eine intakte Selbstregulation wieder abflauen.

Manchmal gelingt dies jedoch nicht, eine Entzündung wird aufrechterhalten, und eine Autoimmunerkrankung entsteht. Um diese Umstände geht es in Kapitel 3.12: *Chronische Entzündungen – Silent* Inflammation (→ Seite 196).

Viele der entzündlichen Erkrankungen sind bereits an den terminologischen Endungen *itis* zu erkennen, zum Beispiel die rheumatische Entzündung Arthritis, die *Hashimoto-Thyreoiditis* (Entzündung der Schilddrüse), die autoimmune Darmschleimhautentzündung *Colitis ulcerosa* oder Crohn Krankheiten, *Gastritis, Sinusitis, Bronchitis,* chronische Hautekzeme und andere. Es scheint, als ob der Organismus den richtigen Zeitpunkt verpasst habe, die Entzündung wieder einzustellen und Ruhe einkehren zu lassen. Eine Überaktivität mit fortdauernder Entzündung tritt an die Stelle der gesunden Bereitschaft, entzündlich zu reagieren, wenn es nötig ist.

Eine Infektion kann sehr unterschiedlich ablaufen:

- **perakut**: schnell und gefährlich, da nachfolgend schwerer, oft tödlicher Krankheitsverlauf
- **akut**: plötzlich beginnend, heftige Auswirkungen
- **subakut**: weniger heftig, schleichend, wenig Symptome, manchmal auch gar keine spürbaren Symptome
- **chronisch**: allmählich beginnend, sich länger erstreckend, nach geltender medizinischer Definition länger als drei Monate andauernd
- **rezidivierend**: sich wiederholend mit demselben Auslöser oder Erreger
- **latent**: im Verborgenen schwelend, symptomlos, über einen langen Zeitraum mit dazwischenliegenden klinisch stummen Phasen

Neuesten Berechnungen zufolge sind bei circa 15 Prozent aller Krebserkrankungen ursächlich Infektionen wesentlich an der Entstehung des späteren Leidens beteiligt. Dies ist deutlich mehr als der durch die Gene vererbte Anteil des Krebsrisikos, der auf nur etwa 5 Prozent geschätzt wird.

Zu den Infektionskrankheiten, die das Krebsrisiko signifikant erhöhen, gehören vor allem:

- Helicobacter Pylori, das Magenbakterium, das ein Viertel der deutschen Bevölkerung in sich trägt. Das Bakterium ist für circa 75 Prozent aller Magengeschwüre verantwortlich. Aus solchen chronischen Magenschleimhautentzündungen, die durch eine Infektion aufrechterhalten werden, kann besonders häufig Magenkrebs entstehen.
- Die beiden Hepatitisviren B und C sind in Deutschland für die Entstehung von Leberkrebs die wichtigsten Risikofaktoren. In Deutschland erkranken etwa 8.500 Menschen jährlich an Leberkrebs.
- HPV, das humane Papillomavirus, steht in ursächlichem Zusammenhang mit Gebärmutterhalskrebs. Auch die weitaus selteneren Krebsarten wie Penis- und Analkrebs stehen mit HPV-Infektionen in Zusammenhang.

Ein weiteres Feld, das von der wissenschaftlichen Medizinforschung bisher nur wenig untersucht wurde, ist das der intrazellulären Infektionen. Es ist bekannt, dass sich eine ganze Reihe von Mikroorganismen im Inneren der menschlichen Zellen vermehren können, zu denen beispielsweise die Borrelien und die Chlamydien zählen.

Eine Gruppe von Mikrobiologen der Universität Würzburg untersucht zurzeit den Zusammenhang von Chlamydieninfektionen und Eierstockkrebs, und es häufen sich die Hinweise, dass eine Chlamydieninfektion mit der Entstehung von Ovarialkarzinomen zusammenhängen kann. Den Würzburger Wissenschaftlern zufolge aktivieren Chlamydien bestimmte Signale, die ihr Überleben fördern und sie vor dem apoptotischen (= vorprogrammierten) Zelltod schützen. Dies führt zur Entartung in ein Krebsverhalten der Zellen und letztendlich zur Krebserkrankung.

1882 wurden durch Robert Koch erstmals Tuberkulosebakterien im Blut von an Tuberkulose Erkrankten gefunden. In den eingedrungenen Tuberkel-Bakterien (Mycobacterium tuberculosis) glaubte man, den einzigen Grund dieser Erkrankung gefunden zu haben, und war der Meinung, dass das Blut von Gesunden bakterienfrei, das heißt, steril sei. Dies gilt heute als überholt.

Bereits Louis Pasteur (1822-1895), der französische Chemiker, Physiker, Biochemiker und Mitbegründer der medizinischen Mikrobiologie erkannte am Ende seines 72-jährigen Lebens: „Le Mikrobe n'est rien. Le Terrain est tout.“ (*Die Mikrobe ist nichts. Das Terrain – das Umfeld – ist alles.*) Mit dieser Überzeugung verweist Pasteur bereits auf das Vitalfeld, mit dessen Aspekten wir uns hier beschäftigen. Bedeutende moderne Mikrobiologen wie die US-amerikanische Professorin Lida H. Mattman Ph. D. (1912-2008) oder Gitte Jensen aus Dänemark haben ein anderes Verständnis der Beziehung zwischen Bakterien und Wirtsorganismus gewonnen und den Begriff *Infektion* durch *Mikroben-Wirt-Beziehung* (Jensen) ersetzt, da so gut wie alle Säugetiere und auch der Mensch immer *infiziert* ist, das heißt ständig von Mikroorganismen bewohnt wird und nur manchmal krankhaft befallen ist. Wer oder was entscheidet nun über Verlauf und Ausgang einer Infektion, über das Befallensein von Mikroorganismen?

Wieder liegt der Schluss nahe, dass es nicht ein einziger Faktor ist, sondern ein Zusammenspiel mehrere Faktoren, die ich in ihrer Gesamtheit das *Vitalfeld* nenne.

3.11.2 Kohärenzsteigerung als Therapiekonzept bei Infektionen

Durch eine Vitalisierung und Optimierung des Zusammenspiels der verschiedenen Prozesse oder Teilfaktoren des Vitalfeldes werden chronische Infektionen entweder besser ausheilen können oder sich zu latenten, d.h. nicht aktiven Formen zurückziehen und so das gesunde Leben nicht mehr stören. Manchmal ist es notwendig, den infektiösen Mikroorganismus abzutöten. Das kann entweder mit synthetischen Arzneimitteln wie den modernen Antibiotika oder mit natürlichen antiinfektiösen Stoffen wie Artemisia annua (chinesischer Beifuß), Oregano-Öl, Senfölen und vielen anderen geschehen.

Ohne eine Sanierung des Gesamtorganismus wird eine solche antiinfektiöse Therapie jedoch immer Gefahr laufen, die Infektion nur für eine gewisse Zeit zu unterdrücken, bis sie wegen des geschwächten Wirts erneut zurückkehrt. Deswegen sind bei allen antibiotischen die probiotischen Therapien von äußerster Wichtigkeit, entweder im Nachhinein oder bereits parallel zur Antibiose (= Behandlung mit Antibiotika, wie Penicillin und anderen).

Vor dem Hintergrund der hier dargestellten Vitalfeld-Hypothese scheint das Problem der Infektion als Krankheit dem der Krebserkrankung sehr ähnlich zu sein, und ein direkter Zusammenhang zwischen beiden Krankheitsarten, die durch die Entzündung verbunden sind, liegt nahe. Das bedeutet für beide Krankheitsformen aber auch: Es gibt den sterilen, also nicht-infizierten, menschlichen Organismus genau so wenig wie den von Krebszellen freien Menschen. Nicht jede Infektion führt zu einer Krankheit mit Symptomen, und das Vorhandensein von einigen Tausend Krebszellen im Menschen scheint der natürliche Zustand des Organismus zu sein. Wann aber wird eine Infektion und wann das Zusammenleben mit Krebszellen zur Krankheit? Immer dann, wenn die Summe der Störungen des Vitalfeldes eine ausreichend pathologische Schwelle überschritten hat und die kohärente Homöostase, also die zusammenhängende Selbstregulation und das komplexe Geschehen Gesundheit, nicht mehr aufrechtzuerhalten ist.

Im Sinne des holistischen Ansatzes in diesem Buch empfehle ich Ihnen, auf allen zwölf Ebenen des Vitalfeldes nach Anregungen zu suchen, um Infektionen – akute wie chronische – wirksam in Gesundheit überleiten zu können.

3.12 Chronische Entzündungen – Silent Inflammation

Eine Entzündung entsteht in unserem Körper überall an den Stellen, die einem unphysiologischen, d.h. nicht den normalen Lebensvorgängen entsprechenden und über ein gesundes Maß hinausgehenden Reiz ausgesetzt sind. Ein solcher Reiz kann durch verschiedene Einwirkungen verursacht werden: durch Eindringen von Bakterien, Viren, Pilzen, durch Einwirkung von chemischen Stoffen wie Säuren oder stoffwechselbedingter Übersäuerung (zum Beispiel bei der Gicht), durch physikalische Veränderungen wie Hitze, Kälte, durch mechanische Kräfte wie bei einer Prellung oder Zerrung oder durch aggressive elektromagnetische Wellen wie UV-Licht (Sonnenbrand) oder ionisierende/radioaktive Strahlen (Strahlentherapie).

Im vorangegangenen Kapitel wurde die akute Entzündung als Folge und *Schutz-* oder *Reparaturmaßnahme* einer Infektion dargestellt. Wie in diesem Zusammenhang schon angesprochen, gelingt es dem Organismus manchmal nicht, die Entzündungsreaktion wieder ganz herunterzufahren, und es bleibt eine schwelende Low-Level Entzündung bestehen, die man selbst gar nicht oder nur kaum bemerkt: Die schwelende oder stumme Entzündung ist die kleine Schwester der akuten Entzündung. Ebenfalls *Silent Inflammation* oder chronisch schwelende Entzündung genannt, ist sie der Motor aller chronischen Krankheiten des modernen Menschen. Auch für die Krebserkrankungen spielt sie in den meisten Fällen eine Schlüsselrolle.

Chronisch schwelende oder „stumme“ Entzündung

Eine Infektion führt in der Regel zu einer entzündlichen Reaktion des Organismus. Auf diese Weise können wir die chronische Infektion als eine Ursache der chronischen Entzündung ansehen. Einer der wichtigen und zentralen Faktoren für die Entstehung von Krebs ist eben diese chronische Entzündung, die sehr oft unbemerkt, also stumm oder schwelend, abläuft. Der Selbstheilungsversuch durch die Entzündung bleibt in einer Verhaltensweise stecken, ohne dabei die auslösende Ursache zu überwinden und beseitigen zu können.

Auch wenn wir die chronische oder Low-Level-Entzündung nicht oder nicht mehr bemerken – weil sie nicht wehtut, wir kein Fieber entwickeln, um sie zu überwinden, und die Schwellung und Funktionseinschränkung also unter der Wahrnehmungsgrenze liegen –, verändert sie doch entscheidend die biochemischen Grundfaktoren für zelluläres Leben in diesem Gewebeteil, wenn sie in diesem schwelenden Entzündungszustand verharrt: Übersäuerung und Sauerstoffarmut durch die Bildung von zu vielen sogenannten freien Sauerstoffradikalen – sie wirken im Übermaß zellschädigend – oder eine immunologische Fehlsteuerung und Veränderung des Energiestoffwechsels der Zellen sind die Folge. Diese schwelende Entzündung ist einer der geläufigsten, aber auch gefährlichsten Nährboden für die Entstehung von Krebszellen, weil sie, wenn sie nicht rechtzeitig eliminiert wird, zur Krebs-Krankheit heranwächst.

Die Latenzzeit von Beginn unkontrollierten Krebszellwachstums bis zum Entstehen eines fühl- und sichtbaren Krebsknotens wird auf einige Jahre geschätzt. Eine chronische Entzündung in eine vorübergehende, therapeutisch ausgelöste akute Entzündung zu überführen, ist eine der Wirkungsweisen der Behandlung durch Ganzkörperhyperthermie: Durch künstlich ausgelöstes Fieber kann oftmals die chronisch gewordene Low-Level-Entzündung durch Überführen in eine akute Entzündung in einen normalen, gesunden Zustand übergeleitet werden (siehe hierzu Kapitel 6: *Krebstherapien – out of the box*, → Seite 231). Hierbei spielt das therapeutische Konzept der sogenannten Hormesis eine entscheidende Rolle: *Hormesis* (griech., „Anregung, Anstoß", engl. *adaptive response*) ist ein Begriff, den schon Paracelsus benutzte, um zu beschreiben, dass geringe Dosen schädlicher oder giftiger Substanzen durch Auslösen einer sinnvollen Heilreaktion eine positive Wirkung auf Organismen haben können. Sie wird heute in der Definition weiter gefasst und beschreibt das Prinzip, dem Körper einen therapeutischen Reiz zuzuführen, durch den er seine Selbstregulationsfähigkeit wiederfindet. Wir werden beim Thema Sauerstofftherapien und Wärmetherapie (Hyperthermie) dieses Prinzip näher betrachten.

Krebsentstehung und krebsartiges Verhalten von Zellen in einem Gewebe oder Organ kann man geradezu als *entartete* Entzündung beschreiben. Krebs ist in vielen Fällen eine maligne Variante der Entzündung, also eine bösartige Entzündung. Aus diesem Grund sind viele Antikrebsmittel auch und vor allem Anti-Entzündungsmittel.

Kurkuma, Resveratrol, Verdauungs-Enzyme, Omega-3-Fette, Acetylsalicylsäure oder auch das synthetische entzündungshemmende Arzneimittel Celecoxib sind deswegen erfolgreich in der Behandlung von Krebs, weil sie die Entzündungsreaktionen hemmen.

Nf-Kappa-B ist dabei ein wichtiger Regulations- und Schlüsselfaktor, der als biochemisches Regulationsprotein bestimmte Gene, also DNA-Abschnitte, die wie biochemische Programme funktionieren, an- und ausschaltet. Diese zellulären Programme in der Erbsubstanz unserer Zellkerne können unser hochkomplexes Immunsystem zwischen Entzündung oder zellulärer Krebsabwehr regulieren. Steht dieser genetische „Schalter“ auf „Entzündung“, dann können bestimmte immunologische Abwehrmechanismen, die in der Lage sind, Krebszellen zu erkennen und aufzufressen, nicht mehr ausreichend gut arbeiten. Krebszellen werden dann vom Immunsystem nicht mehr erkannt und wachsen ungehemmt zu einem Knoten heran, der ab einer bestimmten Größe Tochtergeschwülste, sogenannte Metastasen, über Blut und Lymphe in die Umgebung sendet.

Krebs ist vor allem aus diesem Grund eine potenziell tödliche Erkrankung, weil sie durch Metastasen in den Organismus und sehr oft in lebenswichtige Organe einwandert, diese mehr und mehr durchsetzt und, wenn keine erfolgreiche Therapie dies stoppt, den ganzen Organismus zugrunde richtet. Die Metastasierung zu verhindern und den Teufelskreislauf von Entzündung, immunologischer Krebs-Angriffshemmung und damit ungehindertes Krebswachstum zu unterbrechen, ist damit eine der wichtigsten Aufgaben einer Krebstherapie. Natürliche Hemmstoffe von Nf-Kappa-B, dem wichtigen Transkriptionsfaktor für die Immunregulierung, sind zum Beispiel Allicin aus der Küchenzwiebel, Genistein aus Soja, Quercetin aus Fruchtschalen, Curcumin aus der Gelbwurzel (das ist die Gewürzpflanze Curcuma longa, die dem Curry die gelbe Farbe verleiht), Gingko, EGCG (Epi-gallo-katechin-galat) aus Grüntee und Tocotrienole (Vitamin-E ähnliche Stoffe), die unter anderem in rotem Palmöl und Schwarzkümmelöl vorkommen.

Für Extrakte aus Oregano, Kaffee, Thymian, Nelke und Walnuss wurde sowohl in Laborversuchen (in vitro) als auch in Tierversuchen (in vivo) eine deutliche Senkung überhöhter Nf-Kappa-B-Werte nachgewiesen. Die Naturheilkunde spricht in diesem Zusammenhang auch von sogenannten „Entzündungsherden". Diese können sein: chronisch entzündete Hals-Mandeln, chronisch entzündete Drüsen wie die Eierstöcke oder die Prostata, chronisch entzündete Zahnwurzeln (besonders nach Wurzelfüllungen) oder chronisch entzündete Schleimhäute im Magen-Darm-Trakt. Die Sanierung dieser Herde ist deswegen von besonderer Wichtigkeit. Ein einziger Herd kann das hoch empfindliche immunologische Gleichgewicht zwischen Entzündungsaktivität und Krebsabwehr spürbar verschlechtern.

Als praktische Konsequenz daraus sollten daher einige Untersuchungen durchgeführt werden. Dazu gehört beispielsweise die Untersuchung von Entzündungsparametern wie CRP, Ferritin, BSG und anderes im Blut: CRP ist ein Eiweißkörper, der in der Leber gebildet und ins Blut abgegeben wird. Dieses Eiweiß wird als C-reaktives Protein bezeichnet und gehört zu den sogenannten Akute-Phase-Proteinen, deren Konzentration während entzündlicher Erkrankungen im Blut ansteigt. Genauso sollte auch der Ferritinwert (lat. *ferrum* für „Eisen") untersucht werden, der durch die Akute-Phase-Reaktion im Rahmen von Entzündungsvorgängen erhöht sein kann. Mit einem Test zur Blutkörperchen-Senkungsgeschwindigkeit (kurz auch BSG oder BKS genannt) kann ermittelt werden, wie schnell die roten Blutkörperchen einer Blutprobe innerhalb einer Stunde in einem speziellen Röhrchen absinken. Dieser Wert kann als Hinweis auf Entzündungen im Körper dienen.

Auch die Darmflora und die Darm-Immunologie (also das Immunsystem und die Abwehrmechanismen des Darms) sollten untersucht werden und gegebenenfalls durch entsprechende orthomolekulare Stoffe (Vitamine, Minerale, Mikronährstoffe), durch Prä- und Probiotika saniert werden. Für eine dauerhafte Darmgesundheit und Entlastung im Sinne eines widerstandsfähigen Mikrobioms sollte die Ernährung umgestellt werden.

Eventuell werden der Mund- und Kieferraum mit einer Röntgen-Panorama-Aufnahme zur Begutachtung von wurzelgefüllten Zähnen untersucht und wenn nötig, mögliche Entzündungsherde anschließend saniert. Aber auch alle anderen möglichen Entzündungsherde im Körper (dazu gehören zum Beispiel Halsmandeln, Nebenhöhlen, Haut und Nägel, Drüsen etc.) sollten lokalisiert und kuriert werden. Wie in Abschnitt 3.2.1: *Die antientzündliche Ernährungsweise* (→ Seite 60) ausgeführt, sollten entzündungsfördernde Einflüsse (zum Beispiel durch Übersäuerung, Zucker, Schweinefleisch, gehärtete Fette, synthetische Stoffe in der Ernährung usw.) vermieden und die Einnahme von entzündungshemmenden Stoffen (zum Beispiel Verdauungsenzyme, Omega-3-Fette, Ballaststoffe, Kohl-Arten, Zitrusfrüchte, Kurkuma, Kokosfett und anderes) intensiviert werden. Die Ernährung sollte auf eine allgemein anti-entzündliche Kost umgestellt werden. In Abschnitt 3.2.1 sind daher wesentliche Punkte herausgehoben und wichtige Informationen zusammengestellt.

4

Balance – alles im Fluss

Panta rhei!

Alles fließt! Diese Worte werden dem griechischen Philosophen Heraklit (um 520 bis 460 vor Chr.) zugeordnet, in denen so prägnant zum Ausdruck kommt, was ein Grundphänomen alles Lebendigen ist: das fließende Gleichgewicht. Biologen nennen es Homöostase.

Jeden Augenblick unseres Lebens ist unser Stoffwechsel einem ständigen Auf- und Abbau unterworfen, der die Strukturen unserer Zellen und Organe beständig auflöst, um sie im nächsten Augenblick sinnvoll und geordnet wieder aufzubauen und zusammenzusetzen, bevor sie erneut zerfallen. Obwohl wir das Leben als einen beständigen Zustand wahrnehmen, ist dieses Auf und Ab, das Entstehen und Vergehen, das Grundprinzip unserer Welt. Auch unser Körper, mit dessen Hilfe wir unsere Persönlichkeit physisch ausdrücken, folgt diesem Prinzip durch einen regen Stoffwechsel. Nur die Linse in unserem Auge und der Schmelz unserer Zähne sind von diesem ständigen Auf- und Abbauen unseres Lebens ausgenommen. Dieses ständige Entstehen und Vergehen der organischen Strukturen betrifft nicht nur unseren Körper, sondern auch die kleinsten Teile, die subatomaren Teilchen oder Wellen. Aus ihnen ist alles Sichtbare im Universum aufgebaut. Die Quantenphysiker lehren uns: Die Materie und die sie aufbauenden Teilchen vergehen und entstehen in einem ständigen Wechselspiel, das sich mit Lichtgeschwindigkeit vollzieht. Materie ist also nur scheinbar stillstehend und gleicht vielmehr einer „stehenden Welle“ als etwas Starrem.

Bruce Lipton (US-amerikanischer Biologe, Professor und Mitbegründer der Epigenetik) bezeichnete in einem von mir besuchten Workshop das Wesen der Atome, aus denen die Materie aufgebaut ist, nicht als feste „Bausteine“, sondern als winzige „Tornados“, die in Lichtgeschwindigkeit um ihre Achse rotieren. Die uns als Fest erscheinende Materie beruht auf dem Wirbel der unvorstellbar schnell rotierenden Energie.

Von außen betrachtet erscheint uns Geist, Wille und Materie voneinander getrennt.

Doch die Materie ist – in gewissem Maße und unter gewissen Umständen – offen für Veränderung: Kräfte aus unserem Bewusstsein wirken auf Kräfte in unserem Körper. Bewusstsein wirkt auf sich bewegende Energie, und vielleicht ist das die Begründung dafür, dass wir mit unserem Willen, also unserem gerichteten Bewusstsein, aktiv und wirksam in unseren Organismus eingreifen können. Mit diesem Verständnis können wir uns zum Beispiel auch dem alltäglichen *Wunder* nähern, dass unser Wille jedes Mal in unseren Körper eingreift, wenn wir einen Bewegungsimpuls mithilfe unseres Bewusstseins über unser Gehirn in unsere Glieder schicken.

Können wir solche Impulse auch an unser Immunsystem weitergeben? Die Psycho-Immunologie antwortet uns auf diese Frage zweifellos mit einem „Ja" (siehe Abschnitt 6.1.7: *Stressreduktion – die psycho-emotionale Schwingungsfähigkeit wiedererlangen*, – Seite 247). Wir müssen lediglich die richtige Sprache finden, die unser Organismus versteht. Gefühle scheinen unseren Organismus viel stärker zu erreichen als bloße Gedanken. Während ein *kühler* Gedanke unseren Organismus kaum beeinflusst, können sich Gefühle von Freude, Sicherheit oder Begeisterung im Positiven ebenso wie Gefühle von Angst, Schuld oder Scham im Negativen unmittelbar und sogar messbar – wie neueste Untersuchungen gezeigt haben – auf die Produktion von Botenstoffen und Hormonen in unserem Organismus auswirken. Im Therapieteil des Buches werden wir beim „Inner-Life-Training" darauf zurückkommen.

Sind einige der in Kapitel 3.2 beschriebenen zwölf Vitalfelder dauerhaft aus der Balance geraten, können diese abgeglittenen Felder unsere Gesundheit gefährden oder im schlimmsten Fall krebserzeugende Wirkung entwickeln: Wenn die Fähigkeit des Hin- und Herpendelns, des Zurückschwingens in eine Phase des Ausgleichs verloren geht, gerät der Fluss des Lebens ins Stocken und dem Sich-ausbalancierenden-Schwingen alles Lebendigen stellt sich etwas in den Weg: das Gift, der Mangel, der Überschuss, ein Zuviel oder Zuwenig von etwas oder das Fehlen des Zurückfederns in die Leichtigkeit des Lebens.

Friedrich Schiller (1759 bis 1805) hat in seinen Aufzeichnungen (in Briefform) „Über die ästhetische Erziehung des Menschen" diese Leichtigkeit des Lebens als „Spieltrieb" beschrieben. Dieser führe den Menschen immer wieder in die *Mitte* und damit in die Freiheit, indem

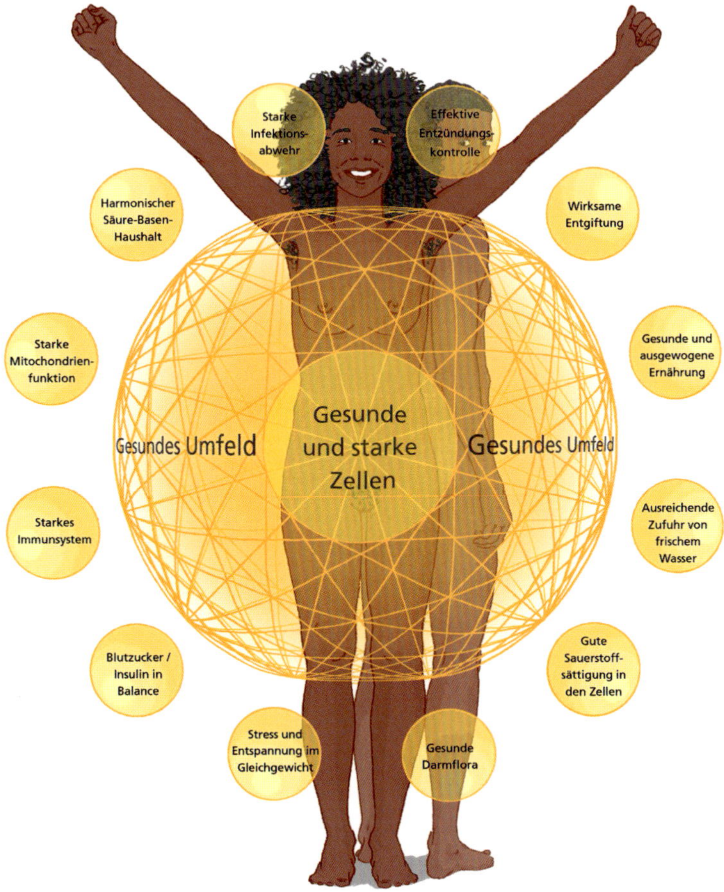

Das Vitalfeld mit seinen zwölf Elementen stellt den Menschen inmitten eines Beziehungsgeflechts dar, in dem sich jeder der zwölf Faktoren durch die jeweils anderen beeinflussen und modulieren lässt. Durch diesen ständigen Austausch, die fortwährenden Auf- und Abbauprozesse und deren positive Beeinflussung sind wir in der Lage, Gesundheit zu fördern, zu stärken und zu erhalten.

er von dem einen Pol des unterdrückenden Barbaren zu dem anderen Pol des hilflos ausgelieferten Wilden schwinge. Fehlt diese Bewegung – in den Abhandlungen als „Spieltrieb“ beschriebene Leichtigkeit –, verharren wir in einem ungesunden Zustand oder Extrem.
Wer die zwölf Vitalfelder im Fluss hält, sodass sich immer wieder auch der Zustand der Balance einstellen kann, wird dadurch nicht nur der Gefahr entgegenwirken, an Krebs zu erkranken, sondern auch eine Stärkung seines gesamten Lebens beobachten können.

Nach meiner Erfahrung mit dem Vitalfeld macht uns Vital-Sein in diesem umfassenden Sinn auch durchlässiger für Fantasie, Kreativität und unseren Lebenstraum, dessen Verwirklichung unser tiefstes Lebensmotiv und unsere innere Lebenskraft ist.

Die Dissonanz einer Krankheit und des daraus entstehenden Schmerzes kann und sollte uns ein Zeichen sein, mit dessen Hilfe wir auf etwas aufmerksam werden, das unserer Aufmerksamkeit zeitweilig oder vielleicht schon längere Zeit entgangen ist, weil immer etwas anderes wichtiger zu sein schien.

Daher schließt ein bewusster und nachhaltiger Genesungsprozess ein, das eigene Lebensmotiv zu erkennen oder sich dessen (wieder) bewusst zu werden. Dr. Kelly Turner – US-amerikanische Forscherin, Dozentin und Beraterin auf dem Gebiet der integrativen Krebsforschung – stieß bei ihren Forschungen auf diesen Zusammenhang und beschreibt ihn als einen von neun ausschlaggebenden Gründen, Krebs heilen zu können. In ihrer empirischen Arbeit „9 Wege in ein krebsfreies Leben“ stellt sie neun Heilfaktoren vor, wovon „tiefe Gründe für das Leben haben“, von dem ihr diejenigen Menschen erzählten, die eine Krebserkrankung überwunden haben, ganz wesentlich ist.

Mir persönlich scheint daher Gesundheit nie fest zu stehen, sondern immer im Fluss zu sein. „Wann bin ich endlich gesund?“, oder: „Werde ich jemals wieder ganz gesund sein?“, sind Fragen, die mir meine Patientinnen und Patienten häufig stellen. Meine Antwort darauf ist immer, dass Gesundheit etwas ist, das immer „wird“ und jeden Tag errungen werden muss. Als Kinder sind wir uns dessen noch nicht bewusst. Als Erwachsene aber darf es uns zu Bewusstsein kommen, damit wir dem pendelnden Gleichgewicht unseres Lebens so begegnen können, dass wir das Richtige tun, die richtige Gegenbewegung und das richtige Verhalten einleiten können, wenn eine Krankheit uns in eine Schieflage gebracht hat.

Eins und Alles
Und umzuschaffen das Geschaffne,
Damit sich's nicht zum Starren waffne,
Wirkt ewiges lebendiges Tun.
Und was nicht war, nun will es werden,
Zu reinen Sonnen, farbigen Erden;
In keinem Falle darf es ruhn.

Es soll sich regen, schaffend handeln,
Erst sich gestalten, dann verwandeln;
Nur scheinbar steht's Momente still.
Das Ewige regt sich fort in allen:
Denn alles muss in Nichts zerfallen,
Wenn es im Sein beharren will.[7]

Johann Wolfgang von Goethe

Schauen wir uns nun im Folgenden die vielen Möglichkeiten an, durch die wir unsere Gesundheit steigern oder unserem Körper, wenn er Krankheitssymptome zeigt oder gar in Krankheit festzustecken scheint, auf die Sprünge helfen können, sein Gleichgewicht wieder zu finden.

5

Strategien der biologischen komplementären Onkologie

5.1 Synergien schaffen – ein wichtiges Ziel der integrativen Medizin

Die naturheilkundlich orientierte oder komplementär-integrative Medizin wird – vom Standpunkt der Schulmedizin aus betrachtet – oft als Sondergebiet angesehen, der man sich vielleicht bedienen kann, wenn keine leitliniengerechten Behandlungen mehr zur Verfügung stehen und die Patientinnen bzw. Patienten „nichts mehr zu verlieren" haben. Die sogenannten Leitlinien sind diejenigen Behandlungsrichtlinien, die einen Empfehlungscharakter haben. Sie geben an, zu welchen Behandlungsstrategien (wozu zum Beispiel Operation, Chemotherapie, antihormonelle Therapie, Bestrahlung, Antikörper-Therapie usw. gehören) wissenschaftliche Studien vorliegen und was diese Studien über die Wirkung bzw. die Vor- oder Nachteile der einzelnen Therapien für die Patientinnen bzw. Patienten aussagen.

Vom Standpunkt der biologischen, ganzheitlich ausgerichteten Medizin aus betrachtet, ist es genau andersherum: Die Schulmedizin ist die Sonderform des Medizinbereiches, für den große, allgemein anerkannte Studien vorliegen. Vieles von dem, was in diesem Buch vorgestellt wird, wie gesunde Ernährung, Entgiftung und Stressreduktion, bildet im Selbstverständnis der Naturheilkunde die absolute Grundlage der medizinischen Behandlung. Mehr noch, sie sieht es als selbstverständliche Grundlage für ein gesundheitsbewusstes und Krankheit vorbeugendes Leben an. Die integrative Medizin praktiziert dabei völlig selbstverständlich die Zusammenarbeit von Ernährungsmedizin, biologischer Medizin (bestehend beispielsweise aus Entgiftung, dem Einsatz von Vitaminen und Mineralstoffen in wirksamen Dosen etc.), therapeutischer Anwendung von Entspannungstechniken und schulmedizinischer Behandlung. Sie sucht dabei also immer nach Synergien – dem Zusammenwirken von Stoffen, Kräften und Lebewesen, die sich gegenseitig fördern – und damit nach dem für den individuellen Menschen besten, wirksamsten und stimmigsten Therapiekonzept. *Stimmig* bedeutet im Sinne der komplementär-integrativen Medizin für den einzelnen Menschen eine individuelle Therapie, in der Körper, Seele und Geist berücksichtigt werden.

Es muss nicht automatisch für jeden Menschen das Richtige sein, was in einer großen Studie mit vielen Teilnehmerinnen und Teilnehmern und unter einheitlichen Gesichtspunkten betrachtet, behandelt und in einer anschließenden Auswertung als „vorteilhaft" erklärt wurde. Zumal es unter diesen Umständen oft unmöglich ist, auf die Lebensqualität und -umstände der Betroffenen Rücksicht zu nehmen oder einzugehen.

Die Vorstellung, dass alle wichtigen Aspekte der Behandlung – also alle Probleme der Krankheit und der bei den Heilungsmöglichkeiten mitwirkenden Faktoren – ausschließlich durch große wissenschaftliche Studien im Vorfeld untersucht sind, lässt die individualisierte Medizin als illusorisch fallen. Auch der größte und kostenaufwendigste Ansatz moderner Forschungsstudien, die sogenannten doppelt verblindeten, randomisierten Studien, die teilweise außerdem placebo-kontrolliert sind und in denen in der Regel mehrere hundert Patientinnen und Patienten nach dem Zufallsprinzip in verschiedene Untersuchungsgruppen eingeteilt werden, sind nicht frei von Fehlern oder Fehlinterpretationen. Bei placebo-kontrollierten Versuchen wird der einen Gruppe freiwilliger Teilnehmerinnen und Teilnehmer der zu untersuchende Wirkstoff bzw. das neue Medikament, der anderen Gruppe ein Placebo, also ein Mittel ohne Wirkung, verabreicht. Bei der Auswertung dieser Studien werden jedoch wichtige individuelle Faktoren wie die Ernährung, die Einnahme von Nahrungsergänzungs- oder Naturheilmitteln, bestimmte mentale oder psychologische und auch unterschiedliche genetische Dispositionen meist nicht mit einbezogen. Dementsprechend zweifelhaft darf das Ergebnis einer solchen Studie in ihrer absoluten Aussagekraft sein und sollte nicht als „die einzige Wahrheit" oder alternativlos betrachtet werden. Es wundert mich daher nicht, dass zu vielen solcher Studien nach einiger Zeit neue Studien durchgeführt werden, die zu einer gegensätzlichen Aussage kommen oder die die Aussagen der ursprünglichen Studie stark infrage stellen.

Ein weiterer weit verbreiteter Denkfehler ist es, zu glauben, dass alles, was nicht durch große Studien bewiesen wurde, per Definition nicht wirksam sei. Die Tatsache beispielsweise, dass es keine Doppelblindstudie zur Wirksamkeit der bereits erwähnten Wärmflasche bei Bauchschmerzen gibt, beweist schließlich nicht, dass ihre Anwendung keine positive (entkrampfende) Wirkung zeigt. Es wurde bisher nur mit keiner Studie „bewiesen".

In diesem Buch bekennen wir uns nicht nur in Bezug auf Krebserkrankungen zu der hochkomplexen Situation der menschlichen Biologie und nehmen daher einen poly-pragmatischen Standpunkt ein. Vereinfacht ausgedrückt, gehen wir davon aus, dass gesunde Ernährung auch bei Krebs vorteilhafter ist als schlechte Ernährung, gute Entgiftungsleistung unserer Leber besser als eine schwache, seelisches Wohlbefinden besser als Dauerstress etc. ist, ungeachtet der Tatsache, dass es nicht zu jeder Frage eine große wissenschaftliche Studie gibt. Vor dem Hintergrund der heute immer noch geltenden Tatsache, dass Krebs trotz Milliarden an Forschungsgeldern in über 50 Prozent aller Fälle nicht heilbar erscheint, empfehlen wir unseren Patientinnen und Patienten einen poly-pragmatischen und individualisierten Behandlungsweg.

5.1.1 Sind naturheilkundlich-komplementärmedizinische Behandlungen oder Begleitbehandlungen gefährlich?

Immer wieder taucht die Meinung auf, komplementärmedizinische Behandlungen würden die Wirkung der „richtigen", also der schulmedizinischen Behandlung abschwächen und seien daher gefährlich. Da es über das Thema Wechselwirkungen zwischen naturheilkundlichen und schulmedizinischen Behandlungen so gut wie keine Studien gibt, sind wir als Ärzte auch hier wiederum auf unseren fachlichen Allgemeinverstand und unsere Erfahrung angewiesen. In meiner 30-jährigen Arbeit als Arzt und beim Lesen von Fachliteratur seit meiner

Studienzeit ist mir bisher keine Studie untergekommen, die diese in diesem Buch dargestellten Therapien als gefährlich darstellt oder bewertet. Auch unter Chemotherapie oder Bestrahlungstherapie wird es den Krebskranken besser gehen, wenn sie sich gesund ernähren und auf die Entgiftung ihrer Organe besonders während dieser strapaziösen Behandlungen achten. Ausnahmen müssen immer individuell betrachtet und diskutiert werden. Hier geht es um Prinzipielles.

Auch naturheilkundliche Behandlungen können selbstverständlich Nebenwirkungen haben! So ist bekannt, dass der Antikrebsstoff Artemisinin aus dem chinesischen Beifuß zur Senkung der Anzahl der roten Blutkörperchen führen kann, wenn er (zu) hoch dosiert eingesetzt wird. Ein erfahrener Arzt wird dies jedoch in seine Überlegungen mit einbeziehen und seine Patientinnen und Patienten auf sichere Weise damit behandeln.

In Kapitel 6: *Krebstherapien – out of the box* (→ Seite 231) werden wir auf die gängigsten Nebenwirkungen der komplementärmedizinischen Therapien und Arzneimittel eingehen.

5.1.2 Wovor muss gewarnt werden?

Es gibt tatsächlich einige Dinge, wovor ich meine Leserinnen und Leser – gerade in Bezug auf Krebserkrankungen oder anderen, machmal ausweglos erscheinenden Krankheiten – warnen möchte. Diese Dinge hängen oft mit dem drängenden Wunsch nach Heilung von Seiten der Patientinnen einerseits und dem häufigen Fehlen eines ganzheitlichen Verständnisses auf Seiten des Heilenden andererseits zusammen:

Wer zum Beispiel Hilfe im Internet und heute nach alternativen Krebsbehandlungen sucht, findet neben seriösen Informationen und Angeboten leider auch viele unseriöse, sogar betrügerische Fehlinformationen. Unter ihnen gibt es gefährliche Scharlatane, die unsägliche Behauptungen aufstellen und bestimmte Halbwahrheiten so hervorheben, dass daraus nicht haltbare Heilsversprechen werden.

Eines dieser Beispiele stammt von einem italienischen Arzt, der bereits vor Jahren seine ärztliche Zulassung verloren, aber ungeachtet dessen bis vor Kurzem Patienten auf illegale Weise mit basischen Infusionen behandelt hat und für seine Tätigkeit öffentlich mit dem

Satz warb: „Krebs ist ein Pilz und wird durch Injektion von basischen Mitteln wie Natriumbikarbonat geheilt." Nichts an diesem Satz ist wahr!
Was dagegen wahrheitsgetreu bei einigen Tumoren festgestellt wurde, ist, dass sie manchmal von Pilzen oder auch anderen Mikroorganismen besiedelt werden können. Eine antimikrobielle Behandlung einerseits und alkalisierende Maßnahmen andererseits können also in solchen Fällen sinnvoll sein, um das Milieu oder auch Gleichgewicht positiv zu beeinflussen und wieder zu stabilisieren, garantieren aber keine Spontanheilung.

Des Weiteren kursieren Behauptungen, Vitamin C oder das sogenannte Vitamin B17, besser unter dem chemischen Namen Amygdalin bekannt, heile Krebs. Auch diese Behauptungen sind völlig falsch! Richtig wäre die Darstellung, dass in vielen Fällen hochdosiertes Vitamin C während der Krebsbehandlung und in Kombination mit anderen Mitteln richtig eingesetzt, Vorteile bringen und Heilungschancen erhöhen kann.

Amygdalin allerdings kann diese Chancen nur in sehr eingeschränktem Maße erhöhen, da es in sehr hohen Dosen verabreicht werden müsste, die dann wiederum mit unerwünschten Nebenwirkungen einhergingen. So kann also auch hier von Heilung keine Rede sein. Man kann sogar grundsätzlich sagen, dass überall, wo von Heilung durch eine alternative Substanz oder Methode die Rede ist (wie zum Beispiel reines Saftfasten, GcMaf, Behandlung durch sogenannte radionische Geräte und anderes), äußerste Vorsicht geboten ist! Heilsversprechen bei Krebs sind in der Regel nicht nur objektiv unhaltbar und falsch, sondern sowohl unärztlich als auch ethisch und moralisch nicht vertretbar.

5.2 Umsetzung der Vitalfeldtherapie und notwendige Tumorauflösung

Für eine wirksame komplementär-onkologische Behandlung können die bereits vorgestellten zwölf Aspekte des Vitalfeldes eine grundlegende Orientierung geben. Der Kreis, der die zwölf krebsbegünstigenden Faktoren, und derjenige, der die zwölf Vitalfelder darstellt, dient uns

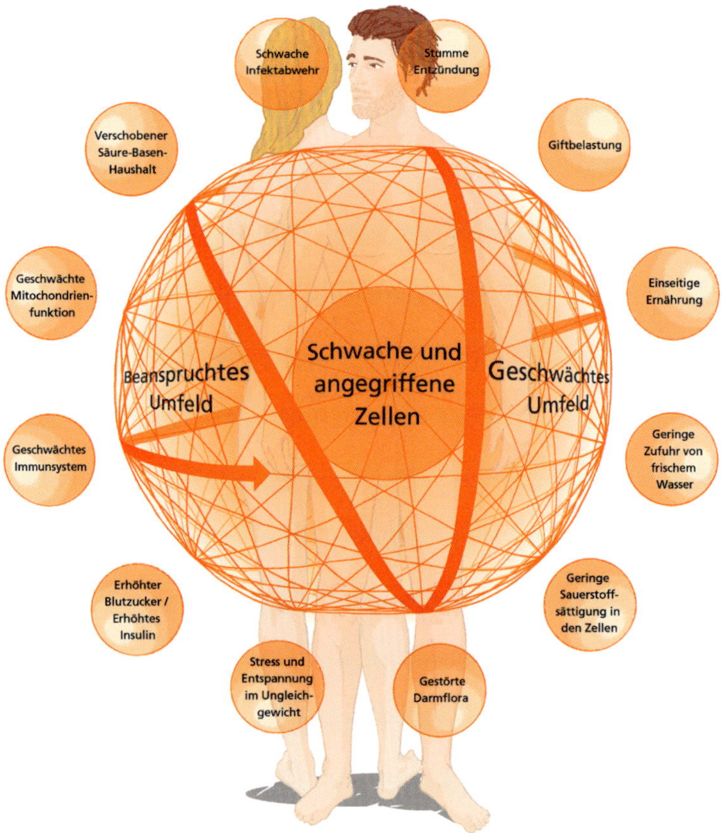

Aus der Balance geratene Faktoren des Vitalfeldes können positiv beeinflusst, „gekippte“ Felder aber auch wieder ins Gleichgewicht gebracht werden, um die Wiederbelebung der Selbstheilungskräfte und die Stärkung des gesamten Organismus zurückzugewinnen.

als Landkarte, mit dessen Hilfe wir uns auf dem Weg der Gesundheit oder Genesung bewegen, um das Ziel, nämlich die Wiederbelebung der Selbstheilungskräfte, zu erreichen. Für die Vorbeugung gegen chronische Krankheiten einschließlich Krebs ist dies das Wirksamste, was ich hier empfehlen kann. Für die Behandlung von Krebs gleicht die Basis-Therapie der zwölf Vitalfelder dem Beheben der Ursache bzw. den Ursachen einer Kellerüberschwemmung: Die Lecks müssen

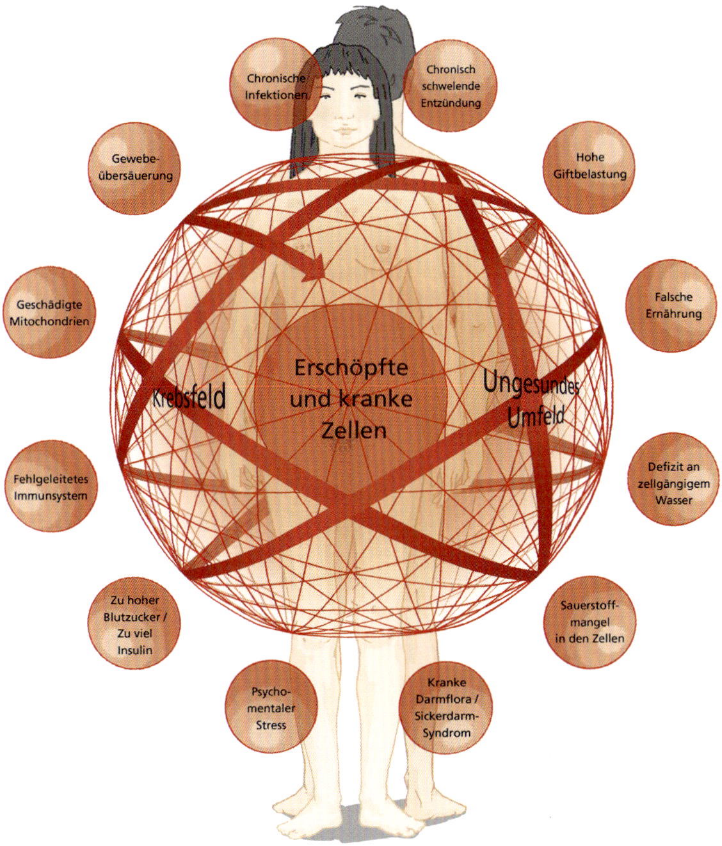

Sind zu viele der Bereiche, die unsere psychische und physische Gesundheit beeinflussen, dauerhaft in Ungleichgewicht geraten, entsteht ein ungesundes Umfeld, in dem sich Krankheit, bis hin zu Krebs, entwickeln kann.

gefunden und behoben werden, damit kein weiteres Wasser die Kellerräume überflutet. Dadurch ist zwar noch nicht der gesamte Schaden behoben, also der auf dem gekippten Terrain des menschlichen Organismus gewachsene Tumor noch nicht beseitigt, doch eine weitere ständige Negativbeeinflussung ist gestoppt. Es ist zwar eine große Herausforderung, das Terrain nicht zu schädigen und den Tumor so zu behandeln, dass er zum Schrumpfen oder am besten zum Verschwinden gebracht wird, aber mithilfe der *Vitalfeld-Therapie* möglich.

Primum nihil nocere!"

„Erstens nicht schaden!", ist ein Satz, der Hippokrates (um 460 bis circa 360 vor Chr.) zugeschrieben wird. Er heißt in seiner ausführlicheren Version: „In der Krankheit musst du für zweierlei Sorge tragen: Nützen oder zumindest nicht schaden!"[8] Das Zitat lautet vollständig: „Primum non nocere, secundum cavere, tertium sanare", übersetzt: „Erstens nicht schaden, zweitens vorsichtig sein, drittens heilen."

In keiner anderen medizinischen Disziplin wird dieser Satz stärker missachtet als in der Onkologie. Es besteht der allgemeine Glaube, keine andere Wahl zu haben, als Krebskranke den massiven Nebenwirkungen durch die gängigen und allgemein anerkannten Therapien auszusetzen. Die Frage ist jedoch, ob das wirklich zielführend und in jedem Fall notwendig ist?

In jedem Einzelfall muss nicht nur gewissenhaft, sondern immer wieder aufs Neue abgewogen werden: Welche und wie viele der nebenwirkungsreichen Behandlungen muss ein Patient akzeptieren? Wie häufig, wie lange und wie intensiv soll eine oft auch mit drastischen und hohen Nebenwirkungen einhergehende Standardbehandlung wie Operation, Chemotherapie, Strahlentherapie, Immuntherapie oder antihormonelle Therapie durchgeführt werden? Wie und um welchen Preis werden der Patientinnen bzw. dem Patienten Vorteile verschafft, mit der Krankheit länger und gut zu leben?

Es gehört zu den wichtigsten Aufgaben eines Arztes, eine umfassende Analyse des Verhältnisses von angestrebtem Vorteil und Nebenwirkungen der Therapie mit seinen Patienten zu diskutieren. Dies nimmt in der Regel viel Zeit in Anspruch.

Leitliniengerechte Behandlungen können durch eine komplementäre oder integrative Medizin in ihren Therapiemöglichkeiten um ein Vielfaches ergänzt oder erweitert sowie in den unterschiedlichsten Konstellationen verstärkend (beispielsweise durch Hyperthermie) und in ihren Nebenwirkungen (zum Beispiel durch Enzymtherapie) lindernd und die Lebensqualität verbessernd (beispielsweise durch Mindfullness based stress reduction) durchgeführt werden. In manchen Fällen wird sich ein holistisch arbeitender Arzt zusammen mit seiner Patientin für ein individuelles Therapiekonzept jenseits der Leitlinien entscheiden, aus gutem und individuell abgewogenem Grund. In Deutschland, Österreich und der Schweiz ist das möglich. In vielen anderen Ländern der Welt ist es Ärzten untersagt, da der jeweilige Gesetzgeber sie dazu verpflichtet, die Leitlinien-Therapie in jedem Fall durchzuführen, und ihnen alternative Therapien verboten sind. Im Folgenden möchte ich drei Therapieformen besonders hervorheben und sie als *raffinierte* Anti-Krebs-Therapien bezeichnen, denn sie besitzen ein ausgeprägtes Krebs abtötendes Potenzial, ohne dabei die unerwünschten Nebenwirkungen der ihnen verwandten Standardtherapien hervorzurufen. Es handelt sich hierbei um die sogenannte insulinpotenzierte Therapie, die photodynamische Therapie und die Teil- oder Ganzkörperhyperthermie. Gegenwärtig ist nicht absehbar, wann diese Methoden mit den Standardtherapien im großen Stil wissenschaftlich untersucht und verglichen werden, und so sind sie im besten Sinne des Wortes Therapien der Komplementärmedizin: Sie sind auf einem wissenschaftlichen Model und dokumentierten Beobachtungen aufgebaut, zurzeit aber noch nicht allgemein als *Standard* akzeptiert.

5.2.1 Insulinpotenzierte Therapie – wie Zucker den Krebszellen zum Verhängnis wird

Die insulinpotenzierte Therapie (kurz IPT) ist eine sichere und effektive Therapieform, bei der bestimmte Arzneimittel unter niedrigem Blutzucker verabreicht werden.

Sie hat sich in der Behandlung von Krebs und chronischen Infektionen seit über 85 Jahren als überzeugende Behandlungsoption einen Namen gemacht und gilt als eine nebenwirkungsarme Alternative zur Chemotherapie mit dem Anspruch, die Krebszellen oder die chronisch infizierten Gewebe (zum Beispiel bei Borreliose) sehr spezifisch und mit deutlich weniger unerwünschten Nebenwirkungen zum Absterben zu bringen.

Der Vorteil dieser Therapie ist, dass spezifische Arzneimittel wie krebstötende Medikamente oder Antibiotika (Anti-Bakterien-, Anti-Pilz- oder Anti-Viren-Mittel) in niedriger Dosierung unter Insulin ausgelöstem niedrigem Blutzucker eingesetzt werden können. Dadurch können Nebenwirkungen weitgehend vermieden werden, während die gewünschte Wirkung verstärkt oder sogar potenziert wird.

Die insulinpotenzierte Therapie wurde in den 1930er-Jahren von dem mexikanischen Militärarzt Donato Perez Garcia sen. entwickelt. Seit dieser Zeit wird sie weltweit angewandt und heute von seinem Enkel Donato Perez Garcia jr. weiter perfektioniert und gelehrt. Von ihm durfte ich die Methode lernen, und ich bin seit 2019 zertifiziertes Mitglied der internationalen Akademie für IPT.

Die Grundlage und Funktionsweise der IPT ist folgende: Krebszellen haben bis zu 20-mal mehr Rezeptoren (Bindungsstellen) für Insulin (unserem körpereigenen Hormon zur Blutzuckerregulation) auf ihrer Zelloberfläche als gesunde Zellen. Sie sind darüber hinaus spezialisiert auf die Zuckerverwertung und nehmen 10- bis 15-mal mehr Zucker pro Zeiteinheit auf als gesunde Zellen. Genau diese Fixierung der Krebszellen auf Zucker wird in der IPT ausgenutzt, indem der Blutzucker zunächst um circa 50-70 mg/dl durch die intravenöse Gabe von Insulin gesenkt wird. Das bedeutet, dass bewusst eine kontrollierte Unterzuckerung (Hypoglykämie) herbeigeführt wird, um dann zügig und auf gleichem Weg ein Gemisch aus Zucker und Arzneistoff zu injizieren. In der *Zuckerkrise* des niedrigen Blutzuckers öffnen die Krebszellen ebenso wie die chronisch entzündeten und infizierten Zellen ihre Kanäle für den ersehnten Zucker und „verschlingen" den Arzneistoff dabei mit. Deshalb reicht es aus, eine geringere Dosis des Arzneimittels zu geben, die nur 10 bis 20 Prozent der normalen Dosis entspricht, um die betreffenden Zellen gezielt zu schädigen oder zu töten. Aus diesem Grund hat die IPT kaum oder keine nennenswerten Nebenwirkungen und kann so oft durchgeführt werden, wie sie von Nutzen ist oder benötigt wird, um die Krankheit dauerhaft unter Kontrolle zu bringen oder in eine Rückbildung (Remission) zu führen.

Mit der orthodoxen Standard-Chemotherapie können nur selten solide Tumorerkrankungen geheilt werden. Hierbei sind letztendlich immer die allgemeine Giftigkeit der Behandlung, die zu geringe Spezifität der Wirkung auf die Krebszellen und die vielen und starken Nebenwirkungen auf alle gesunden Organe die begrenzenden Faktoren, die insbesondere die Blut- und Immunzellen in Mitleidenschaft ziehen, aber auch die Leber, die Nieren, die Verdauungsorgane und das Gehirn (*brain fog* und *chemo-brain* bezeichnen das Problem gut) stark belasten. Auch die IPT kann Tumorerkrankungen nur in seltenen Fällen „heilen". Sie kann aber helfen, eine fortschreitende Erkrankung zu stoppen, die Tumorlast zu reduzieren oder unter Kontrolle zu bringen, und dabei die Lebensqualität erhalten. IPT-erfahrene Ärzte haben die Auffassung und Kenntnis, dass mit dieser Therapie ähnliche oder bessere Ergebnisse erreicht werden können als mit normaldosierter Chemotherapie, weil die verabreichte Dosis so viel geringer ist und die spezifisch krebstötende Wirkung besser zu sein scheint. In der Arcadia-Praxisklinik bieten wir IPT mit sowohl biologischen Antikrebsmitteln (wie Kurkuma-Extrakt, Artemisia, Vitamin C oder DCA) als auch mit klassisch-orthodoxen Chemotherapie-Mitteln in niedriger Dosis an. Sie stellt für uns und unsere Krebskranken eine sichere und nebenwirkungsarme Therapieoption dar, von deren Wirkung wir beeindruckt sind.

5.2.2 Photodynamische Therapie...

... wie mit Licht und Sauerstoff Krebszellen zum Absterben gebracht werden

Die photodynamische Therapie (kurz PDT) ist für die Krebsbehandlung eine ganz neue und besonders interessante Variante der Lasertherapie; sie wird in Kombination mit einer lichtempfindlichen Substanz durchgeführt: Studien haben ergeben, dass Krebszellen einen speziellen Transportmechanismus für Cholorphyll haben, durch den sie mehr als 16-mal so viel Chlorophyll pro Zeiteinheit aufnehmen wie ihre gesunden Nachbarzellen. Durch eine Infusion wird bei der PDT ein sogenannter *Photosensitizer*, eine lichtsensible Substanz, in die Blutbahn gebracht, die sich speziell in Tumorzellen anreichert. Eines der effektivsten Photosensitizer ist das halbsynthetische ChlorinE6, das aus dem grünen Farbstoff Chlorophyll hergestellt wird. Durch einen pharmakologischen Prozess wird dem aus Gras gewonnenen Chlorophyll ein Teil des Moleküls entfernt, wodurch sich das Licht-Absorptionsverhalten dieses Stoffes verändert.

Drei Stunden nach Gabe der Infusion hat sich der Photosensibilisator im Tumorgewebe in genügender Konzentration angereichert, und ein Laser-Lichtleiterkabel wird in das Tumorgewebe eingebracht. Durch die nun folgende Bestrahlung mit Laserlicht in einer ganz bestimmten Wellenlänge wird die von den Krebszellen aufgenommene Substanz so aktiviert, dass kurzzeitig sogenannte Sauerstoffradikale durch die Entstehung von Singulett-Sauerstoff-Molekülen gebildet werden, welche die Tumorzellen zerstören. Diese Sauerstoffradikale existieren nur für wenige Sekunden, bevor sie wieder zu normalem Sauerstoff (Oxygenium) zerfallen. Weil diese für Krebszellen radikale Substanz in nur wenigen Sekunden genau das tut, was man von ihr erwartet, nämlich Krebszellen abzutöten, bevor sie wieder zu ungefährlichem Sauerstoff wird, bleiben deswegen keine Gifte im Körper zurück.

Eine Behandlung dauert nach Einbringen des Laser-Lichleiterkabels weniger als eine halbe Stunde und verursacht keine nennenswerten Nebenwirkungen oder Schmerzen.

Nach erfolgter Therapie dauert es mehrere Wochen, bis das Immunsystem die toten (Krebs-)Zellen abgeräumt hat und der Tumor sichtbar schrumpft. Eine sorgfältige Nachkontrolle ist nach diesen Wochen unentbehrlich.

5.2.3 Lokale oder regionale Tiefenhyperthermie

Bestrahlung des Tumors mit Radiowellen, um Überhitzung des Tumors auszulösen und dadurch Synergien in der Kombination mit anderen Verfahren zu erreichen.

Die therapeutische Anwendung von Wärme ist wahrscheinlich die älteste Therapieform bei Krebs in der Geschichte der Medizin überhaupt. Bereits die alten Ägypter brannten Tumorwunden vermutlich mit einem Brenneisen aus, wie es in einem Papyrus aus dem 16. Jh. vor Christus beschrieben wird, der von dem US-amerikanischen Ägyptologen Edwin Smith im Jahre 1862 in Luxor (Ägypten) gefunden wurde. Bei der sogenannten Kauterisation wird Gewebe durch Ätzmittel oder Hitze zerstört, und es können so auch Blutungen gestillt werden.

Hippokrates war davon überzeugt, dass Krebs unheilbar sei, wenn sich dieser auch nicht durch Wärme behandeln ließe. Über die heilsame Kraft des Fiebers (die ureigene Form des organismuseigenen „Feuers") ist in Hippokrates' „Aphorismen" zu lesen: „Was die Arzneien nicht heilen, heilt das Eisen (Skalpell). Was das Eisen nicht heilt, heilt das Feuer, was das Feuer nicht heilt, das muss für unheilbar gelten." Von seinem Lehrer Parmenides (um 520 bis 460 v. Chr.) ist der Ausspruch überliefert: „Gib mir die Macht, Fieber auszulösen, und ich heile dir jede Krankheit!"

Hyperthermie ist eine Art künstlich erzeugtes Fieber und die therapeutische Anwendung von Wärme. Sie wird entweder zur kontrollierten Überwärmung des gesamten Organismus (Ganzkörperhyperthermie) oder auch nur der eines Organs oder einer Region des Körpers (lokale Hyperthermie) eingesetzt. Durch diese Fiebertherapie werden entweder im gesamten Organismus, im Immunsystem oder speziell im Tumor bestimmte Reaktionen ausgelöst, die für die therapeutische Behandlung von Krebs sehr wertvoll sind. Zu diesen medizinischen Effekten gehört beispielsweise das Auslösen einer Immunmodulation im Sinne einer „inneren Tumor-Impfung": Dabei bilden Krebszellen durch die Wärme sogenannte *Hitze-Schock-Proteine* an ihrer Zelloberfläche, durch die sie (wieder) besser für das Immunsystem „sichtbar" werden und angegriffen werden können. Durch Hyperthermiebehandlungen wird außerdem ein deutlich messbarer Synergieeffekt im Zusammenhang mit einer Strahlentherapie erreicht: Die Krebszellen versuchen sich gegen die Bestrahlung zur Wehr zu setzten, indem sie während und nach der Behandlung mit ionisierender Strahlung oder Teilchenstrahlung Reparationsprozesse in Gang setzen, was bei der Strahlentherapie übrigens ein unerwünschter Nebeneffekt ist: Einige Krebszellen „erstarken" im ungünstigen Fall und schaffen es, aus einer Strahlentherapie stärker und aggressiver hervorzugehen.

Die Wärme durch Hyperthermie macht Krebszellen dagegen empfindlich gegenüber einer Strahlenbehandlung (zum Beispiel gegen die klassische Radiotherapie mit Gammastrahlen) und blockiert die Reparationsprozesse derselben, sodass die Zerstörung durch Bestrahlung weniger behindert wird. Die Wirksamkeit einer großen Anzahl von Krebs abtötenden Arzneimitteln während einer Chemotherapie kann durch Hyperthermie verstärkt werden, ohne dabei mehr oder stärkere Nebenwirkungen in gesunden Zellen auszulösen: Ihre Wärme erzeugt den sogenannten „Potenzierungs-Effekt", indem beispielsweise platinhaltige Chemotherapie-Mittel unter Hyperthermie vielfach stärker wirken als unter normaler Körpertemperatur. Auch die Wirkung von neuen Immuntherapie-Mitteln, wozu zum Beispiel die sogenannten „Checkpointinhibitoren" (beispielsweise Nivolumab, Pembrolizumab, Ipilimumab) gehören, wird durch Hyperthermie verstärkt: Immuncheckpoints sind bestimmte Rezeptoren auf der Membran von T-Lymphozyten, die die Immunantwort des Organismus regulieren; sie dienen demnach als „Handlungsanweisung" für das Immunsystem. Nun können Tumorzellen sich eben dieser Immuncheckpoints bedienen, um nicht vom Immunsystem erkannt zu werden und zu „entkommen". Checkpointinhibitoren unterbrechen eben diese Verbindung zu den Immuncheckpoints, und das Immunsystem kann die entartete Krebszelle wieder als solche erkennen und bekämpfen. Wärme steuert offensichtlich auch hier die Arzneimittel-Dynamik und damit die Effektivität der Behandlung. Die Durchblutung und die Fließeigenschaften des Blutes werden durch Hyperthermie verbessert, was einen ungehinderten Transport von Arzneimitteln in die Tumorregion (Tumorperfusion) zur Folge hat. Auch hier wird die Effektivität durch Hyperthermie gesteigert. Des Weiteren wird die Vitalität der Immunzellen durch Hyperthermie ganz allgemein angeregt, was der Sinn eines jeden Fiebers bei Krankheit ist, um Entzündungen/Krankheitserreger besser bekämpfen zu können.

5.2.4 Lokale Radiowellen-Hyperthermie

Die lokale Anwendung der Wärmetherapie

Seit 2005 verwenden wir verschiedene Formen von Hyperthermien in unserer Praxis.

Die lokale, auf ein Organ begrenzte, oder loko-regionale, auf eine Körperregion, wie zum Beispiel das Becken oder den Bauchraum begrenzte, Radiowellen-Hyperthermie wird über eine Stunde mit einem speziellen Gerät durchgeführt, das Radiowellen mit einer Frequenz von 13,54 MHz durch den Körper des Patienten sendet. Dafür werden zwei Applikatoren, auch Antennen genannt, auf jeweils eine Körperseite parallel zueinander angelegt, um dann über eine Stunde das Radiowellenfeld durch den Köper strömen zu lassen. Der Patient spürt davon ein ansteigendes Wärmegefühl, jedoch keinen Schmerz. Gesunde Gewebe lassen die Radiowellen dieser Frequenz weitestgehend ungebremst durchziehen und werden dadurch nur sehr schwach erwärmt. Tumorgewebe von Krebszellen nehmen mehr Energie in diesem Frequenzspektrum auf. Der Physiker sagt, sie haben in dieser Frequenz ein Energie-Aufnahme-Maximum. Dadurch werden sie stärker überhitzt, was ihnen nicht bekommt und die oben genannten Wirkungen zeigt.

In Laborversuchen konnte auch gezeigt werden, dass einige der diesen Frequenzen ausgesetzten Krebszellen ihr natürliches Absterbe-Programm, die Apoptose, wieder in Gang setzen. Um den gewünschten medizinischen Behandlungseffekt zu erreichen, werden in der Regel zehn bis 15 Behandlungen à eine Stunde durchgeführt. Am besten immer mit einer parallelen Infusions- oder Radiotherapie-Behandlung. In unserer Praxis geben wir zu jeder lokalen Hyperthermiebehandlung eine Infusion mit den in Kapitel 6: *Krebstherapien – out of the box* (→ Seite 231) besprochenen, meist biologischen Anti-Krebsstoffen.

5.2.5 Ganzkörperhyperthermie

Mit Wärme das Immunsystem anregen

Eine weitere Form von Wärmebehandlung ist die moderate Ganzkörperhyperthermie mit Temperaturen zwischen 39 und 45 °C. Sie hat ihre Wurzeln in der aktiven Fiebertherapie des New Yorker Chirurgen William B. Coley, der im Januar 1883 zum ersten Mal einen 19-jährigen Krebspatienten mit Injektionen von fieberauslösenden Bakterien (einem Gemisch aus Streptococcus pyogenes und Serratia marcescens) behandelte. Der bettlägerige junge Mann hatte eine 16 mal 13 Zentimeter große, inoperable Weichteilgeschwulst, ein Sarkom an der Bauchwand, das bereits die Harnblase penetriert und zu Inkontinenz geführt hatte. Die Bakterieninjektionen führten jedes Mal zu einer Fieberreaktion mit bis zu über 40 °C Körpertemperatur. Nach vier Monaten stellte William B. Coley einen kompletten Rückgang der Erkrankung fest. Der junge Mann bekam keinen Rückfall seiner Sarkomerkrankung mehr und starb 26 Jahre später an einem Herzinfarkt. Diese fast wie ein Wunder erscheinende Fallbeschreibung wurde ebenso wie die über 1.000 anderen Behandlungsfälle von der Nichte Coleys, Helen Coley Nauts, viele Jahre nach William B. Coleys Tod wissenschaftlich aufgearbeitet und in zahlreichen Publikationen schriftlich dokumentiert. Coley selbst arbeitete noch bis kurz vor seinem Tod im Jahre 1936 an einem Lehrbuch zur Fiebertherapie, das jedoch nie vollendet oder veröffentlicht wurde. Über 44 Jahre lang behandelte William B. Coley Krebspatienten mit Injektionen von Bakteriengemischen in einer Zeit, in der weder Antibiotika noch wirksame fiebersenkende Arzneimittel zu Verfügung standen. Von den über 1.000 Fällen erreichte er bei über 50 Prozent eine Stabilisierung oder sogar einen Rückgang der Krebserkrankung. Man kann sich zurecht fragen, was aus der Fiebertherapie gegen Krebs geworden ist. In den meisten Ländern der Welt ist die aktive Form schon lange verboten. Aber warum? Bereits wenige Jahre nach Coleys Tod wurde die Fiebertherapie als altmodisch und gefährlich diskreditiert und machte der „moderneren" Methode der Bestrahlung und schließlich der Chemotherapie Platz.

Die passive Form der Fiebertherapie lebte besonders in Deutschland nach dem Zweiten Weltkrieg wieder auf und ist vor allem das

Verdienst zweier Forscher: des Stuttgarter Radiologen Martin Heckel (1926 bis 2007) und des Dresdener Wissenschaftlers Manfred von Ardenne (1907 bis 1997), die beide als Pioniere auf diesem Gebiet gelten. Martin Heckel litt an den Folgen einer Poliomyelitis und begann in den 50er-Jahren, sich in Eigentherapie mit einem selbstgebauten Infrarot-Ganzkörper-Hyperthermie-Gerät zu behandeln. Seine Muskelschmerzen und Bewegungsbehinderung wurden während dieser Behandlung deutlich besser, sodass er sein Gerät 1960 in der Zeitschrift „Strahlentherapie" vorstellte. Ab 1971 baute er sein eigenes Hyperthermie-Behandlungszentrum auf, in dem er vor allem Patienten mit Erkrankungen des Bewegungsapparates, chronischen Entzündungen und Krebserkrankungen behandelte.

Manfred von Ardenne war ein genialer Wissenschaftler, der bereits mit 16 Jahren sein erstes Patent im Bereich Elektrotechnik zugeteilt bekam. 600 patentierte Erfindungen brachte er auf den Weg, darunter den ersten Fernsehseher (1930) und das Raster-Elektronenmikroskop (1937). Nach vielen Jahrzehnten in der Elektrotechnik- und Kernphysik-Forschung begann er sich 1959 – nach einem historischen Gespräch mit dem Gründer und Direktor des Berliner Kaiser-Wilhelm-Institutes für Zell-Physiologie Otto Warburg (Nobelpreis für Medizin 1931, siehe Kapitel 3.4: *Sauerstoff, Atmung und Krebstherapie*, → Seite 114 sowie Abschnitt 6.1.5: *Optimale Sauerstoffversorgung*, → Seite 245) – der Krebsforschung zu widmen.

Sein Ganzkörper-Hyperthermie-Gerät baut auf wassergefilterten Infrarot-A-Strahlern auf, mithilfe derer die tief in die Gewebe eindringenden, langwelligen Infrarot-A-Strahlen eine besonders wirkungsvolle Tiefenüberwärmung erreichen, wobei die Haut nicht geschädigt wird. Von Ardenne war der erste, der mit einem eigens entwickelten Gerät die passive Ganzkörperhyperthermie bei Krebs einsetzte und systematisch erforschte. Sein Behandlungsansatz fand in der DDR großes Interesse und wurde unter anderem in Dresden sowie an der Universitätsklinik Greifswald mit Erfolg klinisch angewandt und wissenschaftlich untersucht. In den frühen 1970er-Jahren wurde seine Ganzkörperhyperthermie auch in der BRD, in einem Krankenhaus in Friedrichshafen, mit Erfolg eingesetzt. Ein Hyperthermie-Forschungsinstitut wurde in

Friedrichshafen geplant, jedoch durch Interventionen des Chemotherapie favorisierenden Heidelberger Krebsforschungsinstituts blockiert.

Politik, Geld und Machtspiele vereitelten auf tragische Weise die weitere klinische Entwicklung der Ganzkörperhyperthermie in Deutschland. So kommt es, dass sie bis heute fast ausschließlich in Praxen komplementärmedizinisch ausgerichteter Ärzte zu finden ist.

Wir verwenden in unserer Praxis sowohl die Geräte Martin Heckels als auch jene von von Ardenne und verabreichen parallel zur moderaten Ganzkörperhyperthermie medizinischen Sauerstoff durch eine Nasenbrille, Infusionen mit biologischen Antikrebsstoffen und vor allem hochdosiertes Vitamin C über Infusionen (siehe dazu Kapitel 6: *Krebstherapien – out of the box*, → Seite 231). Das Sauerstoffatmen ist ebenfalls Bestandteil der systemischen Krebs-Mehrschritt-Therapie von Manfred von Ardenne gewesen, wodurch Krebszellen empfindlicher für die Arzneimittelwirkungen gemacht werden und zusätzlich der gesunde Organismus durch kurzzeitige Sauerstoff-Optimierung gestärkt wird.

Nicht zu unterschätzen, jedoch wenig wissenschaftlich untersucht ist der zusätzliche entgiftungsfördernde Effekt der Fiebertherapie: Während einer Ganzkörper-Hyperthermie-Behandlung schwitzt der Patient viele hundert Milliliter und bis zu einem Liter Schweiß aus und erhält entsprechende Mengen an gefiltertem, reinem Wasser zum Ausgleich. Somit findet ein therapeutischer Wasserwechsel statt, der sichtlich zum deutlich besseren Wohlbefinden nach der Fiebertherapie beiträgt. Fieber-Therapie wirkt somit auch entgiftend!

5.2.6 Fieber und Psyche

Das Entfachen seelischer Heilungsprozesse

Ein bisher wenig beachtetes Phänomen, das mir schon früh bei der Beobachtung von Patienten vor und nach Fiebertherapien aufgefallen war, ist eine positive Veränderung der Gemüts- und Stimmungslage. Seelische Blockaden sowie die in der Onkologie bekannte depressive Grundstimmung der Patientinnen bzw. Patienten als auch Ängstlichkeit und innere Anspannung werden durch moderate Fiebertherapie auf beeindruckende Weise positiv beeinflusst. Geschultes Personal ist für die Begleitung der Patientinnen während der zwei bis drei Stunden dauernden Ganzkörperhyperthermie dringend erforderlich. Nicht nur um die technisch-medizinische Durchführung zu überwachen, sondern auch, um die Patienten besonders in ihrem Fieber-Erleben zu unterstützen und im wahrsten Sinne des Wortes für sie da zu sein, wenn sie ins Erzählen ihrer Lebensgeschichte, ihres Kummers und sehr oft auch ins Weinen kommen. Psychotherapeuten wissen, wie heilsam es ist, in einem therapeutischen Prozess loszulassen, Gefühle zuzulassen und zu weinen. Wir lassen unsere Patientinnen und Patienten vor Beginn der Ganzkörperhyperthermie zur milden Einstimmung und Anhebung der Körpertemperatur ein warmes Fußbad nehmen und reichen dazu einen Zeichenblock und Wachsmalstifte, um ein Stimmungsbild zu malen. Am Ende der Fieber-Therapie bekommen sie dann wieder die gleiche Aufgabe, ihre Stimmung mit Farben auszudrücken.

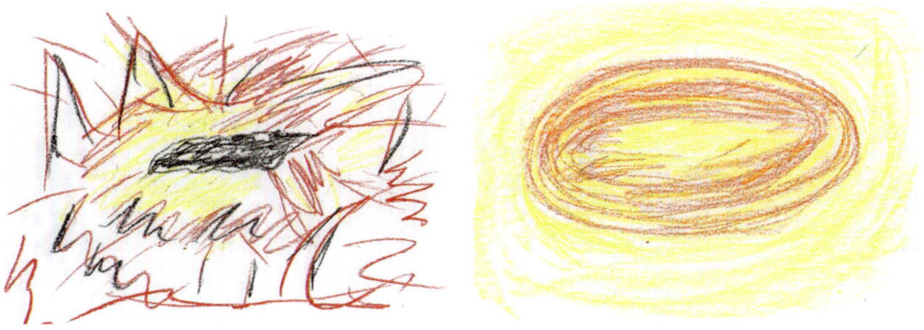

Die Abbildung zeigt ein typisches Beispiel zweier Bilder, die vor und nach der Fiebertherapie am selben Tag gemalt wurden. Bilder sagen mehr als Tausend Worte. Was drückt sich in den beiden Bildern aus? Wo ist das Chaos, wo die Harmonie? Welches Bild sieht bedrohlich aus, welches hoffnungsvoll? Die Bilder sind nur mit der Vorgabe, die eigene Stimmung intuitiv und unmittelbar mit Farben auszudrücken, spontan entstanden. Am Tag nach der Fiebertherapie berichten unsere Patientinnen und Patienten regelmäßig, dass sie sich nicht nur physisch, sondern auch seelisch erleichtert und vitalisiert fühlen. Wir nennen diesen Wirkbereich in unserer Klinik „Psycho-Thermo-Therapie“.

5.2.7 Die pulsierende Magnetfeldtherapie

Behandeln mit pulsierenden elektromagnetischen Frequenzen

Die heilende Wirkung von Magneten hat eine lange Geschichte. Seit dem Altertum ist es bekannt, dass unser Organismus auf Magnetismus reagiert. Angeblich besaß die ägyptische Königin Kleopatra VII. Philopator (69 bis 30 v. Chr.) ein magnetisches Stirnband, und über Hippokrates von Kos wird gesagt, er habe Patienten mit pulverisierten Magnetsteinen behandelt. Paracelsus empfahl die Anwendung von Magneten bei Hämorrhoiden oder Entzündungen, und der Wiener Hofarzt Franz Anton Messner (1734 bis 1815) sorgte mit seinen spektakulären Behandlungen mit Magneten für großes Aufsehen, bei denen er jedoch immer mehr von der Verwendung von Magneten absah und mit der Wirkung seiner „magnetischen Hände" arbeitete und dabei vermutlich eher als Hypnosetherapeut tätig wurde. Materielle und psychische Elemente der Behandlung gingen bei ihm, wie es in seiner Zeit noch üblich war, ganz ineinander über.

Die moderne Magnetfeldtherapie (kurz PEMF von *pulsierende elektromagnetische Felder*) hat mit diesen historischen Beispielen nur noch sehr wenig gemein bis auf die Tatsache, dass unser Leben, wie alles Leben auf unserem Planeten, für die Wirkung von Magnetfeldern empfänglich ist, weil es selbst von elektromagnetischer Natur ist. Ohne Elektromagnetismus gäbe es kein Leben.

Magnetismus und Elektrizität, die zwei Seiten des Elektromagnetismus, treten überall auf, wo sich geladene Teile um einen elektrischen Leiter bewegen. Das geschieht im Fahrraddynamo durch Kupferleitungen und der Bewegung eines Rades ebenso wie in einer lebendigen Zelle durch geladene Atome (Ionen genannt) und in elektrischen Leitern wie den kleinsten Proteinschläuchen, Mikrotubuli genannt, die unseren Zellen die innere Struktur, das Zellgerüst, geben. Elektromagnetismus gibt es auch in der unbelebten Natur, auf der Erde durch die Bewegungen des Erdkerns und auch im gesamten Universum; immer da, wo sich Energie und Materie bewegen. In den 1970er-Jahren entwickelten der Chirurg Fritz Lechner (1921 bis 2013) und der Münchner Physiker Werner Kraus eine Methode, wie man kranke oder geschädigte Zellen in unserem Körper mithilfe pulsierender Magnetfelder positiv beeinflussen kann. Behandelt wurden zunächst vor allem Patienten mit Knochenbrüchen und schwer heilenden Wunden, und das mit großem Erfolg.

Da jede lebende Zelle – von Pflanzen, Tieren und Menschen – ein eigenes elektromagnetisches Feld besitzt, kann sie durch elektromagnetische Felder, denen man sie aussetzt, verändert werden. Dass dies auch zu Schädigungen führen kann, ist das immer dringlicher werdende Thema Elektrosmog, wie er von hochfrequenten Geräten unserer Umgebung, am meisten durch Mobiltelefone und den dazugehörigen Sendemasten, ausgestrahlt wird. Die besonders „harten“ Strahlen, die ultra-hochfrequenten Gammastrahlen, die Zellen töten und deren Moleküle buchstäblich zum Explodieren bringen können, ist das eigentliche Wirkprinzip der Strahlentherapie.

Bei der pulsierenden Magnetfeldtherapie wird mithilfe eines elektronischen Gerätes ein pulsierendes Magnetfeld in der Größenordnung von 10 bis 800 μT (sprich: Mikro-Tesla; Tesla [T] ist die nach dem serbischen Physiker Nikola Tesla benannte Maßeinheit für magnetische Flussdichte), erzeugt. Zumeist mit einer Frequenz von circa 200 Hz Schwingungen pro Sekunde sind es relativ langsam schwingende Magnetfelder, die das elektrische Leitvermögen der Zellen positiv beeinflussen. Im Vergleich dazu sind Mikrowellenherde oder Mobiltelefone millionen- bis milliardenfach schneller in ihrer Frequenz, was die ganz unterschiedliche Wirkung auf biologische Systeme wie den Menschen erklärt.

Das bei der PEMF-Therapie pulsierende elektromagnetische Feld, das wegen seiner relativ hohen magnetischen Felddichte auch Magnettherapie genannt wird, wird durch ein Kabel in eine mit Leiterspulen versehene Therapiematte oder ein Therapiekissen gelenkt. Entweder legt man sich auf die Therapiematte oder man legt das Kissen auf die Körperstelle, die behandelt werden soll, und lässt die pulsierenden Magnetfelder über eine Zeit lang auf den Körper einwirken. Nach ein paar Minuten entsteht ein leichtes, angenehmes Wärmegefühl, das von der verbesserten Durchblutung herrührt und nicht etwa von der Wärme durch die Applikatoren (Kissen, Matte, Ring-Spulen oder punktuell ein Stab). Die Körperzellen nehmen dabei die PEMF Energie durch

Induktion auf, vergleichbar einer elektrischen Zahnbürste, die wir auf ein Ladegerät stellen. Die Therapiezeit beträgt zwischen zehn und 40 Minuten pro Sitzung und sollte mehrfach durchgeführt werden, von ein paarmal wöchentlich bis zweimal täglich, je nach Bedarf. Ein erster, wichtiger Effekt dabei ist die deutlich verbesserte Sauerstoffaufnahme der Zellen. Dies wiederum kommt dem gesamten Energiestoffwechsel des Organismus inklusive seiner Abwehrkräfte zugute.

Seit Jahrzehnten ist durch Hunderte wissenschaftlicher Studien belegt, dass die PEMF-Therapie einen messbar wirksamen und positiven Einfluss auf viele Krankheiten hat. Unter anderem ist bewiesen, dass sie Knochenbrüche schneller heilen lässt, positive Auswirkungen bei rheumatischen Gelenkerkrankungen hat, die Wundheilung verbessert, bei Osteoporose (Knochenschwund) wirksam eingesetzt wird, in der Nachsorge von Schlaganfällen hilfreich ist, schmerzreduzierend wirkt und die Nieren- und Leberfunktion verbessert. Nebenwirkungen sind bei dieser Therapie nicht bekannt.

In der Spezialliteratur zu PEMF werden zusammenfassend folgende wissenschaftlich dokumentierten Effekte beim Menschen beschrieben:

- Stärkung des Skelettes durch bessere Mineralisierung und Entgegenwirken von Alterungsprozessen (Anti-Osteoporose-Effekt)
- Vermehrte Bildung von Endorphinen, den Anti-Schmerz-Hormonen, die unser Gehirn bilden kann
- Verbesserung des Schlafes
- Steigerung der ATP-Produktion in unseren Mitochondrien
- Verbesserte Sauerstoff-Versorgung und Mikrozirkulation
- Muskelentspannung und Stressreduktion
- Verbesserte Wundheilung und Geweberegeneration

5.2.8 Hilft PEMF-Therapie auch bei Krebserkrankungen?

Aus dem bisher Dargestellten ergibt sich, dass die PEMF-Therapie viele wichtige Grundfunktionen unseres Organismus unterstützen kann: bessere Durchblutung, insbesondere der Mikrozirkulation, bessere Sauerstoffaufnahme und -sättigung in unseren Geweben und dadurch ein wesentliches Entgegenwirken der krebsfördernden Sauerstoff-Unterversorgung in krebsgefährdeten Geweben (Gewebe-Hypoxie), Optimierung der Membranladung unserer Körperzellen (was man eindrücklich durch Lebendblut-Mikroskopie im Dunkelfeld vor und nach einer einzigen Behandlung mit PEMF sehen kann), Anregung der Aktivität und Beweglichkeit der weißen Blutkörperchen (Immunsystem), Verbesserung der Entgiftungsfunktionen von Zellen und des gesamten Organismus. Diese Wirkungen sind sowohl in der Vorbeugung als auch beim In-Schach-Halten einer bereits vorhandenen Krebserkrankung äußert willkommen.

Gibt es darüber hinaus einen spezifischen Effekt, der sich direkt krebseindämmend auswirkt?

Auch wenn es nur wenige klinische Untersuchungen dazu gibt, so haben diese genauso wie zahlreiche Versuche an Krebszellen bereits sehr bemerkenswerte Ergebnisse gezeigt.

Krebszellen aus menschlichen Brust- und Dickdarm-Krebstumoren wurden intensiv in Laboren bezüglich der Wirkung von PEMF untersucht. Dabei konnte eindeutig nachgewiesen werden, dass PEMF eine direkte Krebswachstum hemmende Wirkung besitzt. Das Beste daran ist, dass der wachstumshemmende Effekt ausschließlich bei Krebszellen beobachtet wurde und normale Zellen keinen Schaden davontrugen. Im Mausmodell konnte an Mäusen, denen Brustkrebszellen implantiert oder injiziert wurden, eine beeindruckende 30- bis 70-prozentige Reduktion von Brustkrebswachstum gemessen werden, wenn sie bis zu sechs Stunden täglich und über vier Wochen mit PEMF behandelt wurden. Ähnlich positive Effekte zeigten sich auch bei Mäusen mit Leberkrebs oder sogar bei der schwer zu behandelnden Form des schwarzen Hautkrebses, dem malignen Melanom.

Wie bei allen präklinischen Studien stellt sich natürlich die Frage, unter welchen Umständen ein solcher Effekt nicht nur an Krebszellen in Petrischalen oder bei Mäusen in einem Labor, sondern auch bei Menschen eintritt und wie genau die PEMF-Behandlung von Krebserkrankten durchzuführen ist. Klinische Studien liegen vor, jedoch keine großen, systematischen oder gar randomisiert oder doppel-blind durchgeführten Untersuchungen, wie es der Standard der klinischen Onkologie fordert. Dafür gibt es leider trotz aller positiven Pilotstudien keine Lobby, keine Forschungsgelder und offensichtlich auch kein größeres Interesse daran.

In den vorliegenden klinischen Studien konnte jedoch eindeutig eine insgesamt positive Wirkung bei gleichzeitigem Ausbleiben von Nebenwirkungen nachgewiesen werden. Schmerzen, die durch Krebs verursacht sind, lassen sich sehr oft durch PEMF lindern.

Bei Patienten mit Leberkrebs, für die eine Chemotherapie nicht geeignet war, konnte in einer 2005 veröffentlichten Studie an einer Gruppe von 42 Patienten in fünf Fällen eine komplette und in zwei weiteren Fällen eine deutliche Schmerzreduktion unmittelbar nach Beginn der PEMF-Therapie, in vier Fällen ein partieller Rückgang der Tumorlast und in 16 weiteren Fällen eine über zwölf Wochen anhaltende Stabilität der Erkrankung dokumentiert werden. Dass solche Ergebnisse nicht Anlass für weitere größere klinische Studien sind, ist ein Skandal!

PEMF-Therapie gehört daher schon seit mehr als 20 Jahren zu den wichtigsten Empfehlungen, die ich meinen Patientinnen und Patienten gebe, um entweder das biologische Terrain dauerhaft zu verbessern oder eine Krebserkrankung, begleitend zu anderen Therapien, in Schach zu halten. Die Beobachtungen und guten Erfahrungen aus zwei Jahrzehnten sind mir Anlass, diese Empfehlung mit Nachdruck auszusprechen. Wie genau die Behandlungen erfolgen, die mit PEMF durchzuführen sind, wird im folgenden Kapitel beschrieben

6
Krebstherapien – out of the box

Wenn ein Problem unlösbar erscheint, erweitere den Rahmen

„Man kann die Probleme niemals mit derselben Denkweise lösen, durch die sie entstanden sind."

Albert Einstein

„Out-of-the-box-Denken" bedeutet, über den Tellerrand hinaus zu denken, unkonventionell und kreativ zu sein, die bekannten Begrenzungen zu hinterfragen und damit alle wesentlichen Kriterien zur Problemlösung einzubeziehen. Wer *out of the box* denken will, muss die Box gut kennen. Der bisherige Inhalt dieses Buches ist die Grundlage für die im folgenden Kapitel beschriebenen, praktisch umsetzbaren Therapien, aus denen Sie diejenigen auswählen können, die für Sie am besten geeignet und umsetzbar sind. Dieses Buches möchte Ihnen das Handwerkszeug vermitteln, einen Arzt oder Therapeuten zu finden, zu dem Sie Vertrauen haben und der Sie erfahren und kompetent bei Auswahl und Umsetzung der Therapien begleitet. Idealerweise ist es bereits ein bekannter oder Sie bereits betreuender Arzt. Falls dies noch nicht der Fall sein sollte, rate ich Ihnen: Scheuen Sie sich nicht, auf die Suche zu gehen, um den passenden Therapeuten zu finden!

Betrachten wir also die *Landkarte* des zwölfgliedrigen Vitalfeldes noch einmal unter dem Gesichtspunkt der Gesundheitsstärkung, der Genesung und des Heilens. Jedes dieser zwölf Felder kann uns dabei eine spezielle Nuance, ein Thema vor Augen führen, das wir für unsere Genesung oder die Pflege unserer Gesundheit beachten sollten.

Im Folgenden werden viele Nahrungsergänzungsmittel und Naturheilmittel erwähnt und empfohlen, die der Steigerung der

Selbstheilungskräfte dienen. Ich möchte Sie an dieser Stelle ausdrücklich darauf hinweisen, dass ich dringend empfehle, die Mittel und deren Dosierungen, die in diesem Buch nicht immer angegeben werden können, zusammen mit erfahrenen Ärzten auszuwählen. Experimentieren Sie auf keinen Fall selbst, sondern holen Sie sich Rat von einem erfahrenen Arzt bzw. einer Ärztin, wenn es sich um die Behandlung von Krankheiten handelt!

Das hier Vorgestellte soll eine Landkarte darstellen und Sie mit den Behandlungsmöglichkeiten bekannt machen, die Sie zusammen mit einem erfahrenen und ausgebildeten Arzt oder Therapeuten umsetzen können. Das Buch und speziell der Inhalt dieses Kapitels ersetzt weder ein Lehrbuch noch eine Ausbildung in Naturheilkunde. Es kann aber einen Überblick über mögliche Therapien verschaffen und Anregungen geben, mit deren Hilfe Sie das Gespräch mit ihrer Ärztin oder Therapeutin sowohl bewusster als auch mit den richtigen Fragen führen können. Wichtig dabei ist ebenfalls, eventuelle Wechselwirkungen mit Arzneimitteln zu beachten, die Sie bereits einnehmen. Die Beratung und Überwachung der Einnahme aller Arzneimittel und Naturheilmittel gehört in die Hand eines erfahrenen Arztes und sollte nie im Alleingang durchgeführt werden!

6.1 Die Out-of-the-box-Therapien nach den zwölf Vitalfeldern

6.1.1 Entzündungskontrolle und Entzündungstherapie

Nicht jede Entzündung wird durch Mikroorganismen ausgelöst. Oftmals sind es auch autoimmune Reaktionen oder eine Mischung von beidem, die zu Entzündungen führen können. Um eine stille Entzündung (Silent-Inflammation) aufzuspüren, können Blut- und Stuhluntersuchungen hilfreich sein.

Blutuntersuchung auf Entzündungswerte

Die Messung von hochsensitivem C-reaktivem Protein (hsCRP) ist zehnmal sensitiver als die des „normalen" Entzündungsparameters CRP. Sie weist bei Werten von über 0,56 bereits auf eine stille Entzündung hin. Weitere Blutwerte, die Rückschlüsse auf eine stille Entzündung liefern können, sind Tryptophan, Kynurenin und Antikörper von Lipopolysacchariden, die von Speziallabors gemessen werden.

Entzündungskontrolle

Nach der Ursachenbehandlung einer oder mehrerer Entzündungen ist die Entzündungskontrolle die wichtigste therapeutische Maßnahme. Die wichtigsten Mittel hierfür sind:

Curcumin

Gelbwurzel-Extrakt (Curcumin), das bei oraler Aufnahme jedoch fast ausschließlich im Darm wirkt, da die Aufnahme durch die Darmschleimhaut sehr gering ist. Deswegen werden verschiedene Produkte mit Zusätzen versehen, um die Bioverfügbarkeit wenigstens etwas anzuheben. Dies ist zum Beispiel bei Piperin aus schwarzem Pfeffer der Fall, bei Curcumin-Ölen durch Einhüllen des Curcumin in Fett (liposomales Curcumin) oder durch einen Kohlenhydratüberzug. Für die direkte Verwendung zur Behandlung von Krebs verspricht die Verabreichung durch Injektion den höchsten Erfolg.

Eiweißspaltende Enzyme

Eiweißspaltende Enzyme unterstützen die Entzündungskontrolle und wirken antientzündlich. Zu den sogenannten proteolytischen Enzymen zählen beispielsweise Bromelain aus der Ananas, Papain aus der Papaya, Trypsin, Chymotrypsin und Pankreatin aus tierischen Produkten oder Proteasen aus speziell gezüchteten Pilzen. In Kapselform erhältlich, sollten sie 30 bis 60 Minuten vor den Mahlzeiten eingenommen werden, um ihre antientzündliche Funktion im Blut entfalten zu können, ohne zuvor mit Speisen im Magen in Kontakt gekommen zu sein. Ansonsten wirken sie lediglich verdauungsfördernd.

Omega-3-Fette

Omega-3-Fette schützen unsere Zellen und wirken darüber hinaus antientzündlich. Am effektivsten wirken sie in Form von EPA und DHA aus marinen Quellen, wie zum Beispiel Krill oder Seefisch. Für Veganer gibt es entsprechende Produkte, die aus Algen hergestellt sind. Des Weiteren sollte zur Entzündungskontrolle grundsätzlich auf eine antientzündliche Ernährung geachtet werden. Auch die PEMF-Therapie wirkt hier bei der Entzündungskontrolle positiv unterstützend auf den Organismus.

6.1.2 Entgiftung

Unser Organismus verfügt über vier Ausleitungswege, mit denen wir aufgenommene oder in uns entstandene Gifte ausscheiden können. Sie zu unterstützen, ist die Basis einer gesunden Entgiftungsfunktion.

Entgiftung über den Darm

Im Normalfall hat der Mensch ein- bis zweimal am Tag, mindestens jeden zweiten Tag Stuhlgang. Optimal ist ein- bis zweimal am Tag, in geformter Konsistenz und ohne Schmerzen beim Toilettenbesuch. Sollte dies nicht der Fall sein, besteht Bedarf für eine Behandlung. Verstopfung sollte in jedem Fall durch eine entsprechende Umstellung der Ernährung, durch mehr Ballaststoffe und ausreichendes Trinken verbessert werden. In besonderen Fällen ist die Verabreichung eines Abführmittels notwendig. Im höchsten Maße entgiftungsfördernd sind Einläufe. Dazu verwendet man am besten einen sogenannten Irrigator, ein Einlaufgefäß mit Gummischlauch und Endstück mit Regulationshahn, den es in jeder Apotheke zu kaufen gibt. Der Kaffee-Einlauf nach Max Gerson stellt immer noch einen Klassiker in der naturheilkundlichen Onkologie dar, mit dem man auch die Leber zur Entgiftung anregen kann. Das über den Enddarm aufgenommene Koffein aus circa 200 bis 600 ml normal starkem Kaffee (am besten Espresso-Röstung in Bioqualität) gelangt dabei über die Blutgefäße des enterohepatischen Kreislaufs (also des zwischen Enddarm und Leber verlaufenden Venensystems) direkt in die Leber, wo es die Aktivität der Entgiftungsenzyme der Cytochrom-P450 Familie anregt, mit denen wiederum Gifte in der Leber effektiv abgebaut und mit der Gallenflüssigkeit ausgeschieden werden können. Zusätzlich wirken die im Kaffee enthaltenen Theophylline und Theobromine entzündungshemmend und erweitern die Blutgefäße des Darms, regen den Gallenfluss und das Zusammenziehen der Gallenblase an. Dies führt zur Befreiung der Leber von Schlackenstoffen und zur Reinigung und Entzündungsreduktion der Schleimhaut des Enddarms. Der Kaffee-Einlauf wird am besten morgens durchgeführt und kann täglich über Wochen oder sogar Monate zur Entgiftungsförderung eingesetzt werden.

Um die Leber zur Entgiftung und Selbstregulation anzuregen, eignen sich folgende Naturheilmittel: Mariendistel-Extrakt mit dem Wirkstoff Silymarin, am besten abends, bei schwerer Gift- und oder Leberbelastung auch morgens und abends einnehmen.

MSM (Methyl-Sulfonyl-Methan), Selen, das anthroposophische Pflanzenheilmittel Choleodorn (eine Mischung aus Schöllkrautextrakt und Gelbwurz) sowie Löwenzahn-Extrakt und Schafgarbe vor allem als Tee.

Entgiftung über die Haut

Körperliche Aktivitäten und Anwendungen, die zum Schwitzen führen wie Sauna-Anwendungen – als klassisch finnische Sauna oder auch als mildere Infra-Rot-Sauna, die man auch mit entsprechenden Geräten zu Hause durchführen kann. Ein- bis mehrmals pro Woche richtig schwitzen, fördert nicht nur das Herz-Kreislauf-System, sondern auch die körpereigene Entgiftung über die Haut. Bürstenmassagen der Haut regen die Durchblutung und den Lymphfluss an und damit auch die Entgiftung. Am besten morgens nach dem Aufstehen mit einer entsprechenden Naturbürste von der Peripherie der Arme und Beine Richtung Herz massieren.

Moderate-Ganzkörper-Hyperthermie (→ Seite 219f.) ist die intensivste Form der Entgiftungstherapie, die wir in unserer Praxis durchführen. Sie kann einmal pro Woche auch über einen längeren Zeitraum durchgeführt werden.

Entgiftung über die Nieren

Entgiftungsfördernde Maßnahmen über die Nieren sollten mit der richtigen Flüssigkeitszufuhr beginnen. Der Urin sollte mindestens einmal am Tag hellgelb und immer klar sein. Tees, die die ableitenden Harnwege unterstützen, sind zum Beispiel Schachtelhalm-Tee (auch Zinnkraut oder botanisch Equisetum arvense genannt) mit seinem hohen Kieselgehalt. Dieser muss über 15 Minuten sieden, damit der Kiesel aus den harten Stängeln des Zinnkrauts gelöst wird. Die PEMF-Therapie, besonders über die Nieren, regt zusätzlich die Nierendurchblutung und damit deren Ausscheidungsfunktion an.

Entgiftung über den Atem

Entspanntes, langsames und tiefes Atmen fördert den Sauerstoff-Kohlendioxid-Austausch und wirkt auf diese Weise entsäuernd und entgiftend, besonders förderlich an frischer Luft.

Entgiftungsförderung durch Medikamente

Spezielle orale Mittel und Infusionen

Die Basen-Procain-Infusion

Die sogenannte Basen-Procain-Infusion wirkt über die Verbesserung des Säure-Base-Puffers entgiftend und antientzündlich. Das darin wirksame Procain wurde von der rumänischen Kardiologin und Alterswissenschaftlerin Ana Aslan (1897–1988) intensiv studiert und zur Behandlung zahlreicher chronisch entzündlicher Erkrankungen sowie als Anti-Aging-Mittel in der „Aslan-Therapie“ angewendet. Procain wurde lange Zeit auch als Lokalanästhetikum benutzt. Es hat darüber hinaus vielfältige Effekte auf Nerven, Gefäße und das Gewebe.

Die Wirkungen von Procain im Einzelnen:

- Entzündungshemmung (vorteilhaft bei vielen chronischen Erkrankungen)
- Senkung des Sympathikotonus durch Reduktion der Adrenalinproduktion (Anti-Stress-Effekt)
- Antiallergisch durch Senkung der Histaminfreisetzung

Procain wird mit der wichtigsten körpereigenen Base, dem Natriumhydrogencarbonat, gemischt und entwickelt in dieser Kombination eine ausgezeichnete Wirkung auf die Regulations- und Entgiftungsprozesse des menschlichen Organismus.

Zubereitung einer Infusion
Man mischt 100 ml Natriumhydrogencarbonat 8,4 Prozent in 250 bis 500 ml NaCl 0,9 Prozent (physiologische Kochsalzlösung) mit – je nach Beschwerdebild und Zustand – 2 ml bis 10 ml Procain 2 Prozent.

Diese Infusion kann mehrmals pro Woche verabreicht werden. Ein Therapiezyklus besteht aus zehn Infusionen. Infusionszeit circa 45 bis 60 Minuten.

Schwefel als entgiftungsförderndes Mittel
Methyl-Sulfonyl-Methan (MSM) und Alpha-Lipon-Säure (ALA) stehen als entgiftungsfördernde Naturstoffe sowohl in oraler Form in Kapseln oder auch als Infusionslösungen zur Verfügung, die bei schwererer Belastung der Leber oder des Nervensystems (Taubheitsgefühle oder Nervenschmerzen) zum Beispiel nach Chemotherapien eingesetzt werden.

Auffinden und Entgiftung von Schwermetallen
Eine Untersuchung des Blutes auf Schwermetalle durch eine Vollblutanalyse kann wichtige Aufschlüsse geben, ob eine spezielle Entgiftungstherapie mit sogenannten Chelatoren durchgeführt werden sollte. Diese gehört in die Hand einer Ärztin oder eines Arztes mit Erfahrung im Bereich Toxikologie und Chelattherapie. Ein Chelator wie DMSA oder DMPS ist eine organisch-chemische Substanz, die ein giftiges Metall, zum Beispiel Quecksilber oder Blei, bindet und unschädlich macht.

Das komplexe Thema Amalgam-Sanierung und Toxikologie im Kiefer-Mund-Bereich kann hier nur kurz umrissen werden. Amalgamfüllungen bestehen aus bis zu 50 Prozent Quecksilber, einem starken Gift, das nach und nach in kleinen Mengen aus den Füllungen freigesetzt wird und so in den Körper gelangt. Dabei blockiert es hauptsächlich schwefelhaltige körpereigene Enzyme, die dann nicht mehr ihre Aufgabe im Stoffwechselgeschehen ausführen können. Meist sind es diffuse und unspezifische Symptome, über die Patientinnen bzw. Patienten klagen, die eine Quecksilberbelastung durch Zahnamalgam haben: chronische Müdigkeit, Abgeschlagenheit und diffuse neurologische Symptome, die mitunter schwer und nicht eindeutig zuzuordnen sind. Durch Messung von Quecksilber im Vollblut und Ausschluss anderer Ursachen für die Krankheitssymptome kann eine Verdachtsdiagnose gestellt werden: chronische Schwermetallbelastung oder gar Vergiftung durch Zahnamalgam.

Meiner Erfahrung nach führen Sanierungen von amalgamgefüllten Zähnen, wenn sie vorsichtig und professionell ausgeführt werden, zu einer Steigerung der Gesamtvitalität. Sie sollten auf jeden Fall nur von Zahnärzten in Zusammenarbeit mit Ärztinnen durchgeführt werden, die im Fachgebiet biologische Zahnheilkunde und Entgiftungs-Therapien erfahren sind.

Entgiftung durch Adsorption an Mineralien

Das Zeolith-Klinoptilolith

Zeolith-Klinoptilolith (ZK) ist ein mikroporöses, überall auf der Welt natürlich vorkommendes Mineral mit circa 100 verschiedenen Variationen vulkanischen Ursprungs und gehört zu den Aluminium-Silikaten, also den kieselhaltigen Mineralien. Durch die pharmakologische Verarbeitung in ein ultrafeines Pulver erhält es eine riesige Oberfläche, an die sich Schadstoffe anlagern können. Man nennt dies Adsorption (von lateinisch *adsorptio* und *adsorbere* „(an)saugen“): das Anlagern und Unschädlichmachen von Giften wie zum Beispiel Schwermetallen. Einfach ausgedrückt, verhält sich dieses Mineral gegenüber Schwermetallen in unserem Verdauungstrakt wie ein Schwamm, der die Giftstoffe in seine inneren Kanäle aufnimmt und dabei Natrium, Kalium oder Magnesium abgibt (Ionen-Austauscher). Insgesamt geht man nach neuesten Untersuchungen auch von einer entgiftungsfördernden, antientzündlichen und antioxidativen Wirkung von ZK aus.

Der Darm nimmt weder ZK selbst noch die an ihn gebundenen Schadstoffe auf, sondern entlässt diese vollständig mit dem Stuhlgang.

Dies hat unter anderem positive Auswirkungen auf den undichten Sickerdarm (Leaky Gut, siehe hierzu Abschnitt 3.5: *Darmgesundheit pflegen*, → Seite 123), was 2015 in einer placebokontrollierten Doppelblindstudie an 52 Probanden durchgeführt und bestätigt wurde.

Als Marker für das Sickerdarm-Syndrom wurde Zonulin im Stuhl gemessen. Nach dreimonatiger Einnahme von täglich 1,85 g Zeolith sanken die eingangs erhöhten Zonulin-Werte um 30 Prozent in den Normalbereich. Um Wechselwirkungen mit anderen Arzneimitteln zu vermeiden, sollten diese mindestens zwei Stunden vor der Zeolitheinnahme zu sich genommen werden, die am besten abends erfolgt. Während der Zeolitheinnahme ist auf ausreichende Flüssigkeitszufuhr zu achten! Achten Sie außerdem bei der Wahl eines entsprechenden Produktes wie auch bei allen anderen auf die Qualität. Es gibt Berichte über entsprechende Produkte die mit Verunreinigungen behaftet sind und daher ihre entgiftungsfördernde Aufgabe völlig verfehlen.

6.1.3 Nahrungsmangelzustände und Nahrungsergänzungsmittel

Grundsätzlich sollte eine Untersuchung des Vitamin-, Mineral- und Mikronährstoffbedarfs – soweit das möglich und im Aufwand vertretbar ist – vor der Behandlung mit Nahrungsergänzungsmitteln (NEM) durchgeführt werden. Für die in großen Teilen der Welt bekannten Mangelnährstoffe wie Vitamin D3 und Selen, aber auch für Eisen (besonders für Frauen im menstruationsfähigen Alter) und Zink ist dies problemlos und mit geringen Kosten durchführbar. Mangelzustände sollten durch eine gezielte Behandlung mithilfe entsprechender Stoffe ausgeglichen werden. Dieser Empfehlung folgen je nach Geschlecht und Tumorform etwa 30 bis 90 Prozent der Betroffenen, häufig ohne dass der behandelnde Onkologe es weiß. Für die meisten essenziellen Stoffe gibt es jedoch immer noch keine klar definierten Höchst- oder Referenzwerte. Stattdessen gibt es Werte für die absolute Mindestmenge, für die empfohlene Versorgung (RDI = recommeded daily intake), die täglich erlaubte Dosis (RDA = recommended daily allowence) und – vor allem in ernährungsmedizinischen Kreisen – Werte für die optimale Versorgung (ODI = optimal daily intake).

Vitamin D3

Nehmen wir das Vitamin D3 als bekanntes Beispiel dafür, dass ein Vitamin-D3-Mangel ein 30 bis 50 Prozent höheres Risiko mit sich bringt, an zum Beispiel Dickdarm-, Brust- oder Prostatakrebs zu erkranken.

Die folgende Tabelle zeigt die Interpretationen von verschiedenen Konzentrationen der biologisch aktiven Form von Vitamin D3 in Mikrogramm (µg) pro Liter Blut:

Vitamin-D3-Wert in µg/l im Blut	Interpretation
< 5	Schwerster Vitamin-D-Mangel
5–10	Schwerer Vitamin-D-Mangel
1–20	Vitamin-D-Mangel
20–30	Unterer Normbereich
30–50	Guter Vitamin-D-Spiegel
50–100	Oberer Normbereich, nur durch Substitution erreichbar
100–50	Überdosierte Substitution
> 150	Vitamin-D-Intoxikation

Ähnliche Tabellen gibt es für sehr viele der circa 90 Stoffe, die wir zum Leben benötigen. Die Orthomolekularmedizin beschäftigt sich mit denjenigen Stoffen, die natürlicherweise im Körper vorhanden sind und auf die er angewiesen ist. Dazu gehören Vitamine, Mineralstoffe, Spurenelemente, Aminosäuren und essenzielle Fettsäuren, die zur

Gesunderhaltung des Organismus in ausreichender Menge vorhanden sein sollten. Machen Sie aber bitte keine Experimente, sondern lassen Sie sich von einem Experten beraten!

Nur eine erfahrene Ärztin, eine Therapeutin oder eine Ernährungsberaterin kann anhand ihres Wissens und ihrer Literatursammlung eine optimale Versorgung von essenziellen Nahrungsbausteinen gewährleisten und gegebenenfalls auch therapeutische Dosen eines Nahrungsstoffes im Sinne der orthomolekularen Medizin verordnen. Nur sie können die im Labor gemessenen Werte ihrer Patientinnen bzw. Patienten im Hinblick auf ihre jeweilige Krankheitssituation und die übrigen Behandlungen einschätzen und treffend bewerten, damit die jeweiligen Substanzen in entsprechend hoher Dosierung eine gewünschte therapeutische Wirkung entfalten. Beispiele hierfür sind Selen oder Vitamin C, Vitamin D oder Iod, die in höheren Dosen spezifische Wirkungen haben, die über die eines Nahrungsbestandteils hinausgehen. Zur Grundversorgung solcher Stoffe, an denen es den Menschen der westlichen Industrieländer regelmäßig fehlt und deren Konzentration durch die Einnahme von Nahrungsergänzungsmitteln optimiert werden könnte oder sollte, gehören meiner Erfahrung nach Omega-3-Fettsäuren, Vitamin D3 (vor allem in der dunklen Jahreszeit!), Vitamin C, Selen, Zink, Iod, Magnesium und Bor. Ihr Gehalt hat in unserer Nahrung unter anderem durch die Folgen der modernen Landwirtschaft und daher auch in unserem Organismus stark abgenommen.

Für Frauen ab dem Beginn der Regelblutung ist Eisen ein sehr häufig auftretender Mangelstoff, der unbedingt überprüft und bei Bedarf substituiert werden sollte. Blutarmut durch Eisenmangel gilt als ein möglicher Risikofaktor für Brustkrebs!

Auf der anderen Seite ist ein Überschuss an Eisen ein Risikofaktor für Dickdarmkrebs, weshalb der Konsum von rotem Fleisch nur in Maßen zur Gesundheit beiträgt, während regelmäßiger Konsum von rotem Fleisch das Risiko an Darmkrebs zu erkranken, steigert. Blutarmut durch Eisenmangel sollte also behandelt und rotes Fleisch nur in Maßen, höchstens ein- bis zweimal in der Woche (circa 150 g/Tag) verzehrt werden.

Die offiziell empfohlenen Mengen oder Dosen von Nahrungsergänzungsmitteln sind für gesunde Erwachsene berechnet. Sobald eine Person ein oder mehrere Arzneimittel einnimmt, verändert sich der Bedarf an Vitaminen, Mineralstoffen und essenziellen Fett- und Aminosäuren wesentlich. Dies ist von besonderer Bedeutung für Krebspatientinnen und -patienten: Sie werden zuweilen mit sehr starken Medikamenten und nebenwirkungsreichen Arzneimitteln behandelt, meist über einen längeren Zeitraum.

Iod – Ein wichtiges Spurenelement

Iod ist nicht nur für die Schilddrüse, sondern für den gesamten Organismus ein lebenswichtiges Spurenelement und muss über die Nahrung in ausreichender Menge aufgenommen werden. Der Name Iod kommt aus dem Altgriechischen und bedeutet „violett", da der dunkelgrau glänzende Feststoff Iod beim Erhitzen als violettes Gas verdampft. Iod, das für alle Körperzellen und in besonderem Maß auch für die Brustdrüse von Bedeutung ist, kann nur in Urinproben auf sichere Weise gemessen werden. Dies ist keine Routineuntersuchung und stellt einen besonderen Aufwand dar, der nur selten umgesetzt wird. Dennoch ist Iodmangel vor allem in küstenfernen Gebieten recht verbreitet.

Das etwa fünffach niedrigere Vorkommen von Brustkrebs in Japan wird mit der dort ausreichenden Iodversorgung durch die traditionelle Fisch- und Meeresfrüchte reiche Ernährung der Japanerinnen erklärt. Für große Teile der Welt liegt Iodmangel im Boden vor, da die Gletscher der Urzeit das natürlich vorkommende Iod ausgeschwemmt haben. Iod kommt auf natürliche Weise hauptsächlich in marinen Lebensformen wie Fischen, Algen und Meeresfrüchten vor, die wir im Durchschnitt zu wenig mit der Nahrung aufnehmen. Die Folge davon ist ein epidemischer Iodmangel, der nach aktueller Studienlage mit dem rasanten Anstieg vor allem von Brustkrebserkrankungen in Zusammenhang gebracht wird. Für all diejenigen, die nicht regelmäßig marine Nahrung zu sich nehmen, gilt meine Empfehlung für Erwachsene, auf die tägliche Iodversorgung von mindestens 200 µg pro Tag zu achten. Schwangere und stillende Mütter benötigen etwas mehr (etwa

260 µg/Tag). Die Verwendung von iodiertem Salz sollte für alle ein Standard sein. Es enthält 15 bis 25 mg Iod pro Kilogramm Salz, d. h. die durchschnittlichen 5 g Salz, die wir pro Tag essen, enthalten etwa 75 bis 125 µg Iod. Frauen mit Brusterkrankungen, von Mastopathien mit Zysten bis hin zu Brustkrebs, können von einer Iod-Supplementierung oder -Behandlung profitieren, die weit höhere Tagesdosen an Iod beinhalten. Ob und wie viel Iod substituiert wird, sollte immer mit einem erfahrenen Arzt abgestimmt werden. Eine einfache und überaus kostengünstige Quelle für Iod stellt die *Lugolsche Lösung* dar, die ein Gemisch aus elementarem Iod, Kaliumiodid und Wasser ist. Ein Tropfen der 5- bis 9-prozentigen Lösung in einem Glas Wasser verdünnt, deckt den täglichen Jodbedarf auf jeden Fall. Dies sollte jedoch nur durchgeführt werden, wenn eine autoimmune Schilddrüsenerkrankung mit Überfunktion ausgeschlossen ist.

Die physiologische Bedeutung von Iod

Es ist bekannt, dass Iod den entscheidenden Baustein für die lebensnotwendigen Schilddrüsenhormone T3 und T4 darstellt. Unser Körper speichert das mit der Nahrung aufgenommene Iod deshalb zum Teil in der Schilddrüse, um es dann in das hormonwirksame Molekül einzubauen. Unser gesamter Stoffwechsel wird von diesen iodhaltigen Schilddrüsenhormonen reguliert. Dazu gehören neben dem Sauerstoffverbrauch und Energiehaushalt der Zellen auch die Funktion unseres Herz-Kreislauf-Systems und des Verdauungstraktes bis hin zur Entwicklung des Gehirns und der kognitiven Entwicklung bei Ungeborenen und Kindern.

Für das Thema „Krebs-Vorsorge“ und „Behandlung“ ist es von besonderer Bedeutung, dass der weibliche Körper Iod auch in der Brustdrüse aufnimmt und speichert als Depot zur Versorgung des Kindes beim Stillen.

Eine gute Iodversorgung ist daher besonders wichtig, weil die Schilddrüsenhormone zahlreiche Funktionen in unserem Organismus steuern und beeinflussen. Dazu gehört nach neuesten Erkenntnissen auch die Steuerung der Apoptose vor allem in Drüsenzellen: Durch die Bindung von Iod an spezielle Fette (Lipide) in der Brustdrüse entstehen die sogenannten Iodlaktone, die Zellwachstums- und Differenzierungsvorgänge beeinflussen und den natürlichen Zelltod einleiten.

Schon seit 50 Jahren wird in medizinischen Fachkreisen der Einfluss von Iod auf das Brustdrüsenwachstum untersucht. Iodlaktone können krankhaftes Brustgewebe, wie zum Beispiel zystisches und krebsartiges Drüsenwachstum (teilweise) hemmen und die Apoptose krankhafter Zellen herbeiführen. Iod wird dadurch zu einem wichtigen Spurenelement für die Brustgesundheit. Außerdem besitzt Iod noch ein hohes antioxidatives Potenzial, denn die Neutralisierung von Sauerstoffradikalen, zum Beispiel in Drüsengeweben, macht Iod auch hinsichtlich anderer zivilisationsbedingter Krankheiten, wie Arteriosklerose oder grauer Star (Linsentrübung), zu einem Nahrungsstoff mit großer präventiver Bedeutung. Weitere Anwendungsgebiete für den Einsatz von Iod sind der Schutz vor Autoimmunerkrankungen und vor Fatigue (Erschöpfungssyndrom) oder deren Behandlung.

6.1.4 Trinken und Aufbereiten von frischem Wasser

Wie unter anderem in Kapitel 3.3: *Wasser – ein Lebenselixier* (→ Seite 108) beschrieben, stellt das Trinken von frischem, reinem Wasser die Basis für unser Leben dar. Zur Qualitätssteigerung von Trinkwasser steht uns heute eine Anzahl Apparate zur Verfügung. Da kaum ein Mensch noch direkten Zugang zu frischem, unbelastetem Quellwasser hat, ist die Anschaffung eines Wasserfilters oder Wasser-Verwirblers durchaus sinnvoll. In unserer Praxis verwenden wir beides und bieten unseren Patientinnen und Patienten sowohl Reinstwasser aus einer Umkehrosmose-Anlage als auch gewirbeltes Wasser an.

Unter den Stichworten „Tinkwasser-Wirbler" oder „Umkehr-Osmose" für den Heimbereich findet man heute viele Informationen, aus denen man seine Auswahl treffen kann. Wer in einem Haus oder einer Wohnung mit belasteter Trinkwasser-Qualität lebt (die örtlichen Wasserwerke erstellen auf Anfrage eine Trinkwasseranalyse), kann den Einbau einer Filter- oder Umkehrosmoseanlage erwägen. Das Ergebnis ist in der Regel spürbar: Reines Wasser trinkt sich „leichter", indem es unmittelbar das Gefühl erzeugt, noch etwas mehr und gern trinken zu wollen. Auch das unmittelbare Gefühl im Mund ist sehr viel leichter und geschmackvoller als bei anderen Wassern. Reines, von Schadstoffen befreites Wasser transportiert die darin gelösten Stoffe besser in die Zellen und löst die auszuscheidenden Stoffe besser für die anstehende Entgiftung.

In meinem Haushalt verwende ich seit 30 Jahren Trinkwasser-Wirbler und beginne jeden Tag mit einem großen Glas (circa 300 ml) frischem, gewirbelten Wasser. Damit wird nicht nur der Flüssigkeitsverlust der Nacht ausgeglichen, sondern gleichzeitig die Ausscheidung angeregt und der gesamte Organismus belebt. Ich kenne keine andere gesundheitsfördernde Maßnahme, die so günstig ist und eine so große und unmittelbare Steigerung des Wohlbefindens mit sich bringt. Probieren Sie es aus!

6.1.5 Optimale Sauerstoffversorgung

Verbringen Sie mehr Zeit in der Natur, gehen Sie spazieren, und lernen Sie, tiefer und ruhiger zu Atmen. Erstellen Sie sich einen Bewegungsplan, je nach Lebensalter und Leistungsniveau. Meine eigene Erfahrung ist, dass lange, ein- bis mehrstündige Waldspaziergänge eine enorme Wohltat sind, die Stress abbauen, den Schlaf fördern, die Gewichtskontrolle unterstützen, die Verdauung und den Fluss der Gedanken verbessern und vieles mehr. Sportliche Aktivität ist bewiesenermaßen gesundheitsfördernd, insbesondere auch bei Krebserkrankungen, wenn sie, mit Pausen und an die eigene Leistungsfähigkeit angepasst, regelmäßig praktiziert wird. In Kelly Turners Buch „Radical Hope“ wird sportliche Aktivität als der zehnte Faktor für „radikale Remissionen“ mit zahlreichen Beispielen ausführlich dargestellt.

Die PEMF-Therapie (siehe Kapitel 3.4: *Sauerstoff, Atem und Krebswachstum*, → Seite 114) und das Infrarot-Saunieren steigern die Durchblutung und dadurch auch die Sauerstoffversorgung unserer Organe. Beide Therapieformen können auf einfache Weise mit entsprechenden Geräten auch zu Hause regelmäßig durchgeführt werden. Bei Krebs in chronischem Stadium rate ich meinen Patientinnen und Patienten zu beidem: zur täglichen Behandlung mit PEMF und mehrfach pro Woche zur Heimbehandlung mit Infrarotgeräten.

6.1.6 Darmgesundheit pflegen

Die beste Grundlage für die Planung und Durchführung einer Darmsanierung ist eine gründliche Untersuchung des Mikrobioms. Bis vor wenigen Jahren noch gingen die Untersuchungen vom Anzüchten der Darmbakterien und nachträglicher Analyse der Menge und Zusammensetzung der angewachsenen Bakterienstämme unter Laborverhältnissen aus. Heute ist es die auf einer Genanalyse aufbauende Mikrobiom-Untersuchung, die den Goldstandard darstellt. Damit wird das Problem beseitigt, dass unter Laborverhältnissen nicht alle Bakterien, die in unserem Darm leben, im Labor auch anwachsen und nachweisbar sind. Die für diese Untersuchung eingeschickte Stuhlprobe wird für die neue, auf Genanalyse beruhende Diagnostik vollständig homogenisiert und dann auf sämtliche Gene untersucht, die darin enthalten sind. Damit lassen sich nicht nur eine viel größere Anzahl von Bakterienarten, deren Menge und Zusammensetzung nachweisen, sondern auch Pilze, Hefen und Parasiten.

Das mehrseitige Analyseergebnis liefert dem Arzt oder Therapeuten eine ausführliche Darstellung des gesamten Mikrobioms, von der aus die Therapie geplant werden kann. Zusätzlich lassen sich durch eine Stuhluntersuchung wichtige Erkenntnisse über eventuelle Entzündungen im Darm, in den Schleimhautschäden oder das Vorliegen eines Sickerdarms über die Bestimmung von Calprotectin und Zonulin in Erfahrung bringen.

Neben den Behandlungsmöglichkeiten mit spezifischen Medikamenten bei Darmentzündungen, zum Beispiel mit einem Kombinationspräparat aus Stoffen der Myrrhe, Kamille und Kaffeekohle, mit Ballaststoffen aus zum Beispiel Akazienfasern und mit Buttersäure aus Butterschmalz (gekochte Butter, auch Ghee genannt), gelangen vor allem Prä- und Probiotika, also Nahrungsstoffe für gute Darmbakterien, in den Organismus. Auch Bakteriengemische mit reichlich physiologisch wichtigen, gesundheitsfördernden Darmbakterien (im Bereich von 109 bis 1.010 Bakterien pro Kapsel) sind ein gutes therapeutisches Mittel. Ebenso Aloe-Vera-Extrakte oder der Saft der Pflanze haben antientzündliche und Darmschleimhaut schützende Wirkung.

Diese Mittel sollten in der Regel drei Monate lang eingenommen und das Ergebnis am besten anhand eines zweiten Mikrobiomtests ausgewertet werden.

6.1.7 Stressreduktion – die psycho-emotionale Schwingungsfähigkeit wiedererlangen

Von allen Methoden zur Stressreduktion, von denen wir heute lesen können, scheint mir das *Achtsamkeitstraining* oder auch die *achtsamkeitsbasierte kognitive Therapie* (auch MBCT, von mindfulness-based cognitive therapy), oft auch *mindfulness based stress reduction* nach Jon Kabat-Zinn genannt, eine der besten zu sein. Die Methode ist wissenschaftlich untersucht und als wirksam befunden worden bei Depressionen, Angstzuständen und einer Reihe psychischer Belastungsstörungen, wie wir sie zeitweise alle einmal mehr oder weniger haben. Sie vereinigt Atem- und Körperübungen mit sieben Prinzipien des Bewusstseins, die da sind:

- Nicht-urteilendes Denken
- Nicht-Streben
- Annehmen, was ist
- Loslassen
- Unvoreingenommen sein
- Geduld
- Vertrauen

Zum besseren Verständnis gebe ich hier eine kurze Zusammenfassung dieser sieben Prinzipien aus dem Buch „Gesund durch Meditation", von Jon Kabat Zinn:

- **Nicht-urteilendes Denken**

Sei ein unparteiischer Zeuge deiner Erlebnisse. Beobachten, ohne zu beurteilen, hilft dir, zu sehen, was in deinem Bewusstsein ist, ohne deine Wahrnehmung intellektuell zu beeinflussen oder dich in voreingenommenen Gedanken zu verlieren.

• **Nicht-Streben**
Es gibt kein anders Ziel als das, du selbst zu sein. Es geht nicht darum, etwas anderes zu erreichen, weder Entspannung noch Erleuchtung oder irgendetwas. Sei du selbst.

• **Akzeptanz/Annehmen**
Sei bereit, die Dinge so zu sehen, wie sie sind. Durch Annehmen dessen, was jeder Moment in deinem Leben bringt, wirst du fähig, dein Leben *vollständiger* zu leben.

• **Loslassen**
Lerne Gedanken, Ideen, Dinge, Ereignisse, Wünsche, Ansichten, Hoffnungen und Erfahrungen loszulassen, sowohl angenehme wie unangenehme. Erlaube den Dingen, genau so zu sein, wie sie sind, ohne verstrickt zu werden im Anhaften oder Abwehren. Den Atem zu beobachten, zu fühlen, wie du ein- und ausatmest, ist ein guter *Anker*, dein Bewusstsein ins Jetzt zu bringen.

• **Unvoreingenommen und neugierig sein wie ein Kind**
Mach dich frei von Erwartungen, die sich auf Erinnerungen aus der Vergangenheit stützen. Beobachte, wie sich der Augenblick entfaltet, ohne vorgefasstes Programm, einzig in der Präsenz der Gegenwart. Benutze deinen Atem, um deine Aufmerksamkeit ins Jetzt zu führen.

• **Geduld**
Erinnere dich daran, dass alle Dinge ihre Zeit brauchen. Dies ist die alternative Haltung zur Rastlosigkeit unserer inneren Ungeduld. Lass deine Ängste oder Wünsche für ein bestimmtes Resultat die Qualität des Augenblicks nicht beeinträchtigen.

• **Vertrauen**
Vertrau dir selbst und deinen Gefühlen. Übe ein Gefühl von innerer Sicherheit, dass sich die Dinge auf eine zuverlässige Weise, ihrem Wesen nach, richtig entfalten werden.

Eine weitere Methode zur Wiedererlangung der inneren Balance, die ich sehr empfehlen möchte, ist das Erlernen und Praktizieren von tief empfundener Vergebung. Wir alle tragen Erinnerungen von Situationen mit uns herum, in denen wir uns ungerecht behandelt gefühlt haben, vielleicht sogar betrogen oder missbraucht wurden. Der Wunsch, einerseits deswegen nicht bitter zu werden und den Ballast irgendwann einmal loszuwerden, und andererseits das Geschehene in der Erinnerung als Zeuge der tiefen Verletzung wach zu halten, baut eine innere Spannung auf, die das Vergeben meist für lange Zeit unmöglich macht.

2007 wurde ich auf ein Buch mit dem Titel „Ich vergebe – der radikale Abschied vom Opferdasein" aufmerksam. Nach der intensiven Lektüre suchte ich das Therapie- und Ausbildungszentrum auf, in dem der Autor Colin Tipping, ein englischer Hypnosetherapeut, seine Vergebungs-Methode lehrt und weitergibt. In den Jahren 2007 bis 2008 wurde ich zum Coach dieser Methode ausgebildet. Seither lasse ich in meine Gespräche mit unseren Patientinnen bzw. Patienten einfließen oder empfehle ihnen, sich mit der Vergebungs-Methode auseinanderzusetzen.

Dabei geht es um ein anderes, ein vollständiges Vergeben, aus der inneren Einsicht heraus, dass alles, was geschieht, auf einer höheren Ebene eine Wirkung dessen ist, was vorher war und zu einem Ausgleich strebt. Sich dagegen zu wehren, scheint innerhalb dieser Betrachtungsweise sinnlos. Wenn man sich dem „großen Bild" der Ereignisse hingibt und sich der Bedeutung für die eigene Biografie bewusst wird, kann sich ein tiefes Verständnis entwickeln und sich eine wirkliche Akzeptanz einstellen. Über diese Akzeptanz ist es sogar möglich, Dankbarkeit zu spüren. Demut und Glück sind nicht selten Teil dieses Gefühls. Dieses vollständige Vergeben aus innerer Einsicht ist gepaart mit der unverstellten Annahme, die nach dem Erkennen und Zulassen eine gelassene Ruhe ausstrahlt, die die inneren Räume weitet und neue Wege mit neuer Kraft aufzeigen kann.

Es klingt banal, diese Vergebung in wenigen Sätzen zusammenfassen zu wollen, und dennoch kann sie eine Biographie oder den Verlauf des eigenen Lebens ändern, wenn man diese innere Bewusstseinshaltung erwirbt. Wie das genau geht, kann man in Tippings Buch, im

Coaching mit darin ausgebildeten Coaches oder in Workshops und Seminaren lernen. Es ist eigentlich ganz einfach, aber es braucht dennoch oft einen Anstoß von außen und/oder etwas Hilfe, um den Perspektivenwechsel vollziehen zu können. Aus eigener Erfahrung und durch die Arbeit mit vielen Patientinnen und Patienten in den letzten 13 Jahren kann ich bestätigen, dass die Tipping-Methode eine erstaunlich heilende Wirkung auf Gesundheit und Krankheitsverläufe haben kann. Vergebung heilt.

Nicht nur zur Stressreduktion, sondern auch zu einem erfüllten Leben gehören meiner Erfahrung nach Aktivitäten, in denen ich mich so ausdrücken kann, wie ich bin, und die mir unmittelbar das Gefühl geben, dass ich lebe. Das kann zum Beispiel in Aktivitäten wie Malen, Tanzen, Musizieren, Singen (im Chor oder allein), Töpfern (und anderen kunsthandwerklichen Tätigkeiten wie Weben, Spinnen, Nähen, Schnitzen, Drechseln, Bildhauen, Schmieden und vielem mehr), Dichten, Schreiben und Spielen erlebt oder geübt werden. Der Kreativität sind diesbezüglich keine Grenzen gesetzt.

Sinn schaffen, so wie ich ihn erlebe, einfach, weil ich es will und tue, weil ich es kann. Die Gefahr, die manche davor zurückschrecken lässt, dass einen diese Aktivitäten zum Egoisten machen könnten, ist bei den Menschen, die ich in meinem Leben als Arzt mit einer Krebsdiagnose getroffen habe, verschwindend gering. Die Angst davor besteht jedoch bei vielen, weil Sich-frei-Fühlen und Frei-Sein oftmals ungewohnt sind. Wir können es üben, jeden Tag ein bisschen, und jeden Tag wachsen.

6.1.8 Ungesunde Glaubenssätze entdecken und verwandeln

Eine weitere Methode, Stress zu reduzieren, ist das Auffinden und verändern von ungesunden Glaubenssätzen. Sie stammt aus der kognitiven Verhaltenstherapie und wurde von verschiedenen Psychotherapeuten in den 1960er- bis 1980er-Jahren entwickelt. Sie baut auf philosophischen Ideen auf, die bis in die Zeit der antiken Philosophen reichen (Cicero, Seneca, Epiktet und andere Stoiker).

Oscar Carl Simonton (US-amerikanischer Facharzt für Radiologie und Onkologie) legte in seinen Kursen großen Wert auf eine Übung in sechs Schritten:

• Schritt eins

Nehmen Sie ein Blatt Papier und schreiben Sie einen Gedanken oder eine bestimmte Aussage auf, der Ihnen Unwohlsein oder Stress bereitet.

- Fragen Sie sich, welche Annahme zu der Bedeutung oder dem Hintergrund dieses Gedankens/dieser Aussage führt, und schreiben Sie diese wiederum unter dem stressauslösenden Gedanken auf.
- Wiederholen Sie diesen Vorgang, bis Sie zu einer letzten Grundannahme vorgedrungen sind, die Sie wiederum aufschreiben.
- Folgen Sie währenddessen ihrem Gefühl und nicht ihrem intellektuellen Verstand.

Meistens kommt man so auf vier bis sechs Sätze, deren Essenz eine Überzeugung darstellt, von der man selbst instinktiv und unbewusst ausgeht. Dieser Glaubenssatz ist sozusagen „des Pudels Kern“ und erzeugt Unwohlsein und Stress, was sich von der unbewussten, psychischen Ebene bis hin zur physischen Ebene auswirken kann.

Beispiel

1. Immer, wenn mir etwas wehtut, denke ich, es könnte eine neue Krebsmetastase sein.
2. Die neue Krebsmetastase wird mir immer mehr Schmerzen bereiten und mir meinen Schlaf rauben.
3. Da alle bisherigen Behandlungen sie nicht verhinderten, war wohl alles umsonst, und ich werde bald sterben.
4. Ich habe alles falsch gemacht und schäme mich dafür, dass ich meine Familie bald im Stich lasse, wenn ich sterbe.
5. Es ist alles meine Schuld.

Diese (oder eine andere) Reihe ungesunder Glaubenssätze aufzuspüren und den Mut zu haben, sie aufzuschreiben, ist der schwierigste Teil der Übung. Die meisten Menschen brauchen dazu die Hilfe eines Therapeuten oder Coaches.

• Schritt zwei

Im zweiten Teil dieser Übung geht es darum, sich für jeden der aufgeschriebenen Sätze folgende Fragen zu stellen:

1 Fühle ich mich gut, wenn ich diesen Satz denke oder lese?
2 Unterstützt dieser Satz meine Gesundheit, meine Heilung, meine Behandlungen?
3 Wird mein Stress geringer, wenn ich diesen Satz lese und denke?
4 Wenn ich diesen Satz lang genug denke und ihn immer wieder wiederhole, wird dadurch etwas besser in meinem Leben?
5 Ist dieser Satz wahr? Würde mir meine beste Freundin/mein bester Freund bestätigen, dass dieser Satz wahr ist?

Wenn Sie drei oder mehr als drei dieser fünf Fragen mit *Nein* beantworten können, können Sie sicher sein, dass der Satz oder die Sätze ungesunde Glaubenshaltungen darstellen. Ungesunde Glaubenshaltungen oder -sätze sind deshalb ungesund, weil sie nicht „wahr" sind und mein inneres, seelisches Kohärenzerleben und damit auch die Kohärenz meines Organismus bewusst oder unbewusst stören.

• Schritt drei

Im nun folgenden Schritt stellen Sie sich bitte die Frage: Will ich weiter mit diesem ungesunden Glaubenssatz/mit diesen ungesunden Glaubenshaltungen leben?

Wenn Sie darauf mit einem *Nein* antworten können, gehen Sie zu Schritt vier über: der Veränderung der ungesunden Glaubenshaltungen.

• Schritt vier

Zum Beispiel könnten Sie die oben genannten Sätze wie folgt auflösen und verändern, tun Sie dies ebenfalls schriftlich:

Wenn mir etwas wehtut, besinne ich mich auf das, was mir schon einmal geholfen hat. Ich mache mir eine Wärmflasche, mache eine kleine Gymnastikübung, eine Atemübung, eine Meditation und spüre, wie dadurch der Schmerz abklingt. Sollte es eine neue Metastase sein, dann spreche ich mit meinem Arzt darüber und lasse mich untersuchen.

Ich vertraue darauf, dass ich eine wirksame Behandlung bekomme, die ich von Zeit zu Zeit anpassen oder verändern kann. Ich vertraue darauf, dass ich im Schlaf meine „Batterien" wieder aufladen kann und sich mein Energiehaushalt wieder verbessert, egal wie lang ich schlafe.

1 Ich entscheide mich, *die* Behandlungen weiterzuführen, von denen ich glaube, dass sie mir helfen, gut und lange mein Leben zu leben. Ich weiß, dass mein Leben auf der Erde, wie alles andere Leben auch, endlich ist, und damit bin ich im Frieden.
2 Ich erkenne meine enormen Anstrengungen und Leistungen an, die ich mit dieser Herausforderung durch Krebs schon aufgebracht habe. Und ich bin mir der Anerkennung und der Liebe meiner Familie und meiner Freunde bewusst. Ich heiße sie in meinem Leben willkommen.
3 Ich lasse alle Gedanken von Schuld, die ich manchmal in Verbindung mit meiner Krankheit spüre, fallen. Ich erkenne, dass mein Leben, so wie es ist, lebenswert und meines ist. Ich liebe mein Leben, und ich spüre, mein Leben liebt mich, so wie ich bin.

• Schritt fünf

Lassen Sie diese neuen Gedanken ganz in Ruhe durch ihre Seele ziehen. Dann stellen Sie sich die fünf Testfragen aus Schritt zwei noch einmal: Wie fühlen Sie sich, wenn sie die neuen Gedanken zulassen? Besser? Dann wählen Sie diese, und tauschen Sie die alten gegen die neuen aus!

• Schritt sechs

Der sechste Teil beinhaltet das regelmäßige Üben der neuen gesunden Glaubenshaltungen. Tragen sie das negative Blatt (Schritt eins) zusammengefaltet mit sich, und lesen Sie die alten, ungesunden Glaubenssätze immer dann, wenn Sie bemerken, dass Sie wieder in sie zurückgefallen sind. Sagen Sie zu sich selbst: „Ah, da seid Ihr ja wieder, Euch kenne ich gut, Ihr seid ungesunde Glaubenssätze. Euch lasse ich jetzt los."

Dann lesen Sie sich die neuen, positiven und gesunden Sätze von Schritt vier vor, nach Möglichkeit laut. Diese neuen Sätze werden dann zu Affirmationen, die Ihnen helfen, das zu denken, was sich gut anfühlt. Sie reduzieren Ihren Stress, unterstützen Ihre Genesung und/oder Ihr Leben mit Krebs und sind außerdem auch noch wahr.

Ich habe diese Übung Hunderte Male mit meinen Patientinnen und Patienten durchgeführt und dabei immer wieder erlebt, wie viel psychische Kraft und Lebensfreude sie freisetzt. Die Schwierigkeit dabei ist allerdings, dass diese Übung nur wirkt, wenn man sie wirklich regelmäßig, d.h. täglich und über mindestens ein bis zwei Wochen lang macht.

6.1.9 Insulin- und Blutzuckerregulation

Neben den Ernährungsratschlägen, die in Kapitel 3.2: *Gesunde Ernährung und gesundheitsfördernde Nahrungsergänzungsmittel am Beispiel der zwölf Vitalfelder* (→ Seite 57) und in Kapitel 3.7: Zucker – Krebstreiber erster Güte (→ Seite 146) vorgestellt wurden, eigenen sich folgende Mittel, den Blutzucker und die damit verbundenen Stoffwechselfolgen zu optimieren:

- Berberin (ein Pflanzeninhaltsstoff aus Berberis sargentiana) wirkt entzündungshemmend und kann zur Senkung des Blutzucker- und Cholesterinspiegels hilfreich eingesetzt werden.
- Zimt als Gewürz oder wässriger Zimtrindenextrakt in Kapselform senkt den Blutzuckerspiegel und wirkt sich ebenfalls positiv auf die Regulierung der Blutfette aus.

Das beispielsweise im Chrompicolinat, einer organisch bioverfügbaren Chromverbindung, vorkommende essenzielle Spurenelement Chrom ist ein Co-Faktor des Hormons Insulin und regt die Aufnahme von Zucker in die Körperzellen an. So kann es zur Regulierung des Blutzuckers eingesetzt werden. Die täglich empfohlene einzunehmende Menge an Chrom beträgt 30 bis 100 µg. Chrom bildet zusammen mit anderen Stoffen (Aminosäuren und einem B-Vitamin) den sogenannten Glucose-Toleranz-Faktor GFT. Durch eine Vollblutanalyse kann der Chromgehalt im Blut bestimmt und bei Bedarf durch zusätzliche Einnahme ausgeglichen werden.

Ballaststoffe (zum Beispiel eine Mischung aus Akazien-Fasern, Leinsamen, Chiasamen, Flohsamen, Inulin und Heilerde) verlangsamen unter anderem den Anstieg des Blutzuckers und verhindern dadurch die schnellen Blutzuckerschwankungen und die danach folgende vermehrte Insulinausscheidung.

Intervallfasten (die Nahrungsaufnahme innerhalb von acht Stunden durchführen, zum Beispiel von 12 bis 20 Uhr), gefolgt von 16 Stunden Fasten (20 bis 12 Uhr); eine Hauptmahlzeit ausfallen lassen, wirkt sich ebenfalls positiv auf die gesunde Blutzucker- und Insulinregulation aus.

6.1.10 Immunsystem optimieren – die Injektionstherapie mit Mistelextrakten

Zusätzlich zu den bereits erwähnten Methoden, die das Immunsystem entlasten und es in seiner Krebs kontrollierenden und Gleichgewicht schaffenden Funktion stärken, gibt es eine naturheilkundliche Therapieform, die auf hundert Jahre praktische Anwendung zurückschauen und damit zu den Klassikern der naturheilkundlichen Onkologie gezählt werden kann. Nach neueren Untersuchungen wenden Patientinnen in Deutschland, Österreich und der Schweiz in 40 bis 80 Prozent zusätzlich zu den etablierten schulmedizinischen Methoden bei gynäkologischen Krebserkrankungen auch komplementärmedizinische Therapieformen an.

Die Injektionstherapie mit Mistelextrakten ist dabei die am weitesten verbreitete, sowohl in der adjuvanten Therapie (ergänzende oder unterstützende Therapiemaßnahmen, zum Beispiel nach einer Operation als Nachbehandlung und als sekundär-präventive Therapie) als auch im palliativen Krankheitsstadium.

Sie geht auf die holländische Ärztin Ita Wegman und den österreichischen Philosophen und Universalgelehrten Rudolf Steiner zurück, die sie in den 1920er-Jahren innerhalb der von ihnen entwickelten anthroposophischen Medizin angewandt und gelehrt haben. Die Mistel-Injektionstherapie gehört heute zu den in den deutschsprachigen Ländern am häufigsten angewandten Zusatzbehandlungen bei Krebsleiden. Sie wird seit Jahrzehnten auch bei der Behandlung anderer chronischer Erkrankungen zur Immunmodulation eingesetzt.

Als pharmakologisch relevante Inhaltsstoffe finden sich in der Mistel unter mehr als 1.000 verschiedenen Komponenten vor allem die sogenannten Mistellektine und Viscotoxine. Diese wirken auf Krebszellen in Zellkulturen bereits in niedriger Dosierung wachstumshemmend und regen die Apoptose an, wirken also redifferenzierend und den natürlichen Zelltod wieder aktivierend. Die Inhaltsstoffe der Mistel wirken zudem in synergistischer Weise mit anderen konventionellen Zytostatika zusammen.

Ebenso klar ist durch Studien belegt, dass Mistelextrakte das Immunsystem stimulieren oder modulieren. In zahlreichen randomisierten und nicht-randomisierten, kontrollierten, klinischen Studien wurde bei Patientinnen mit gynäkologischen Tumoren ein positiver Einfluss sowohl auf die Überlebenszeit als auch auf die Lebensqualität belegt. Die Durchführung gehört in die Hand eines mit den Therapien erfahrenen Arztes und wird durch Injektionen unter die Haut (gewöhnlich dreimal pro Woche) über mehrere Monate mit darin enthaltenen Pausen verabreicht. Je nach Krankheitsstadium kann diese Behandlung auch über Jahre erfolgen. Um eine optimale Immunmodulation zu erhalten, wird die verabreichte Menge mit einschleichend niedrigen Dosen langsam erhöht. Befinden sich zum Beispiel im Bereich der Bauchhöhle oder des Rippenfells Metastasen, ist die Injektion von hohen Dosen Mistelextrakt in Körperhöhlen wie der Bauchhöhle oder dem Rippfellspalt eine besondere Anwendungsform. Hochdosiert kann Mistelextrakt auch direkt Krebs abtötend, d.h. zytostatisch oder zytotoxisch, wirken. Parallel zu einer Chemotherapie kann die Misteltherapie deren Nebenwirkungen deutlich reduzieren.

Vitalpilzextrakte und Adaptogene in der komplementären Onkologie

Zu den sogenannten Vitalpilzen, deren zusammenfassende Bezeichnung von den Inhaltsstoffen herrührt, gehören verschiedene Sorten und Arten, deren Einnahme von Extrakten sich seit einigen Jahren wachsender Beliebtheit unter Krebspatientinnen und -patienten erfreut. Die Gesellschaft für Vitalpilzkunde e.V. bietet zu diesem Thema umfangreiche und seriöse Informationen an.

Vitalpilze enthalten eine Fülle von Vitalstoffen und werden vor allem wegen ihrer regulativen Wirkungen auf das Immunsystem seit vielen Jahren in der komplementären Behandlung von Krebserkrankungen eingesetzt. Vor allem bei solchen Erkrankungen, bei denen das Immunsystem nicht mehr zielgerichtet reagiert (wie es bei Krebs ja der Fall ist), bietet sich eine Immunsystem regulierende Behandlung mit Vitalpilzen an.

Die in diesen Pilzen vorkommenden Polysaccharide (zum Beispiel Beta-Glucane) haben unter anderem folgende Wirkungen: Sie regen den Fettstoffwechsel an und wirken damit positiv auf Herz- und Gefäßkrankheiten ein, sie sind verdauungsfördend, sie besitzen immunmodulatorische Wirkung durch Aktivierung und Stimulierung der Reifung von Abwehrzellen, sie wirken aktivierend auf Makrophagen (Fresszellen) und NK-Zellen (natürliche Killerzellen) sowie auf die Bildung von Antikörpern. Besonders in Kombination mit Enzympräparaten (vor allem Proteasen) erweisen sich Vitalpilze und darunter besonders der Shitake- und der Maitake-Pilz, als gute Begleiter, vor allem auch vor und während einer Chemotherapie.

Adaptogene Stoffe

Als Adaptogene werden solche Stoffe bezeichnet, welche die Stressreaktion unseres Nervensystems und unseres Immunsystems positiv regulierend beeinflussen.

Eines der bekanntesten Adaptogene, nicht nur in der Krebsmedizin, ist das Cannabidiol (CBD) aus Cannabis sativa. Es wirkt über die Regulierung des natürlichen endocannabinoiden Systems (ECS), also der körpereigenen Produktion und Regulierung von Cannabis ähnlichen natürlichen Stoffen in unserem Organismus, den Cannabinoiden. Das ECS ist ein primäres Regulationssystem unseres Organismus mit Botenstoffen und entsprechenden Rezeptoren in fast allen Organen. Es reguliert unter anderem Schlaf, Appetit, Schmerz, Entzündung, Gedächtnis, Stimmung und Sexualverhalten. Der erste Cannabis-Rezeptor unserer Körperzellen, CB-1, wurde 1988 entdeckt. Man findet ihn vor allem im zentralen Nervensystem. Der zweite, CB-2, der im Immunsystem wirkt, wurde 1993 entdeckt. Unser Organismus produziert ständig diese Cannabis ähnlichen Cannabinoide, mit denen er versucht, sich an die Bedürfnisse unseres Lebens anzupassen und das

Stressniveau in Balance zu halten. Leider gelingt es diesem körpereigenen System immer weniger, mit den steigenden Bedürfnissen unseres von Stress gezeichneten Lebens Schritt zu halten. Zudem produzieren wir oftmals zu viele Enzyme, die die positive Wirkung der Endocannabinoide verringern. Die Cannabispflanze beinhaltet bis zu 100 verschiedene Formen von Cannabinoiden, von denen das CBD und THC die bekanntesten sind. Mit ihnen kann das aus der Balance geratene ECS positiv beeinflusst werden.

Einige Studien, vor allem vorklinische Studien an Geweben und Zellen, weisen seit mindestens zehn Jahren auch auf einen möglicherweise Krebswachstum hemmenden Effekt von CBD hin. Wünschenswert sind hier größere Studien, die diesen Effekt noch besser verständlich machen und offene Fragen dazu klären könnten. CBD macht nicht abhängig und hat keine berauschende Wirkung wie der bekannte Cannabis-Stoff Tetrahydrocannabinol (THC).

THC kann auf Betäubungsmittelrezept vom Arzt verordnet werden und ist heute gut in der wissenschaftsbasierten Onkologie beschrieben. Die Behandlung mit diesem Wirkstoff gehört jedoch in die Hand eines Arztes, der mit dieser Behandlungsform Erfahrung hat. THC hat viele Wirkungen, die vor allem bei fortgeschrittenen Formen von Krebs genutzt werden können: Es wirkt schmerzlindernd, angstlösend, appetitfördernd und krampflösend. Bei Erwachsenen, die damit keine Erfahrungen im jugendlichen Alter gemacht haben, geht man davon aus, das THC nicht abhängig macht, das heißt, dass es jederzeit auch wieder, ohne Abstinenzsymptome zu erzeugen, abgesetzt werden kann. Eine Mischung aus THC, CBD und Cannabis-Terpenen, also ein pharmazeutisch kontrollierter Cannabis-Vollextrakt, gibt dem Patienten, der an den Spätfolgen von Krebs leidet, ein wirksames Mittel an die Hand, die vielfältigen Symptome besser in den Griff zu bekommen, auch in Kombination mit synthetischen Schmerzmitteln. Das Thema Interaktionen mit anderen Arzneimitteln ist auch hier mit einem Arzt bzw. einer Ärztin zu besprechen, damit individuell Vor- und Nachteile abgewägt werden können, um die richtige Dosis und Kombination für die Erkrankten zu finden.

Als weiteren adaptogenen Pflanzenstoff möchte ich neben sibirischem Ginseng und Rhodiola rosea vor allem den Extrakt aus der indischen Schlafbeere (botanisch Withania somnifera) hervorheben, die unter dem Sanskritwort Ashwagandha bekannt geworden ist. Die Pflanze wird als die Königin der Ayurveda-Kräuter bezeichnet. Ihre Extrakte wirken den Alterungsprozessen in unserem Organismus entgegen (Anti-Aging-Effekt), reduzieren unerwünschte Stressreaktionen und innere Unruhe und steigern die körperliche und die mentale Leistungsfäigkeit. Bei Bewegung kann sie den Aufbau der Muskelkraft verbessern.

6.1.11 Mitochondrien-Medizin

Die zentrale Rolle der Mitochondrien für unsere Gesundheit, ihre Bedeutung für unser Leben und die Entstehung oder Vorbeugung von Krebs ist bereits dargestellt worden. Hier nun einige praktische Tipps, um die Mitochondrien „fit" zu halten:

Sport und körperliche Bewegung
Förderlich sind alle körperlichen Aktivitäten, die dem Herzen guttun, darunter Spazierengehen und Joggen.

Kältetraining
Kältereize machen Mitochondrien nicht nur stark, sondern können auch ihre Vermehrung unterstützen: Abwechselnd warm-kaltes Duschen, Saunieren mit nachfolgenden kalten Wassergüssen oder Kneipp-Anwendungen mit kaltem Wasser wirken sich sehr günstig aus.

Höhentraining
Höhentraining mit der Inhalationstherapie und wechselnden Sauerstoffkonzentrationen stärkt die Zellkraftwerke. Die sogenannte IHHT (Intermittierende Hypoxie-Hyperoxie-Therapie) mit speziellen Geräten sollte mindestens an zehn verschiedenen Tagen, entweder täglich oder mindestens zwei- bis dreimal pro Woche, je eine Stunde lang angewendet werden, um einen spürbaren Effekt zu erzielen. Solche Behandlungszyklen können mehrmals pro Jahr durchgeführt werden.

Orthomolekulare Medizin

Die Mitochondrienfunktion kann durch die Verwendung von hochdosierten Vitaminen, Mineralstoffen und Spurenelementen unterstützt werden. Folgende natürlich vorkommende Stoffe, die auch in Kapselform angeboten werden, sind besonders für ihre Mitochondrien aktivierenden Eigenschaften bekannt geworden:

- Coenzym Q10. Es fördert auf komplexe Weise die Bereitstellung der mitochondrialen Energie für unsere aktiven Körperzellen. Seine positive Wirkung, insbesondere auf den Herzmuskel, ist wissenschaftlich gut dokumentiert.
- PQQ (Pyrrolochinolinchinon), ein Stoff, den wir zu circa 0,1-1 mg pro Tag mit der Nahrung zu uns nehmen. Besonders reich an PQQ ist Petersilie, grüner Tee, Obst – vor allem Kiwis und Papayas –, Spinat und fermentierte Sojabohnen wie Natto oder Miso. Säuglinge erhalten PQQ mit der Muttermilch. Es unterstützt ebenfalls die komplexen Vorgänge der Mitochondrien bei der Produktion von Energie.
- L-Carnitin. Es verbessert vor allem die Fettverbrennung in den Mitochondrien und damit deren Energieproduktion.
- Auch die pulsierende Elektro-Magnetfeld-Therapie PEMF (siehe Kapitel 5: *Strategien der biologischen komplementären Onkologie*, → Seite 207) wirkt anregend und ebenso alles andere, was chronische („silent") Entzündungen reduziert, das Mikrobiom stärkt, Nahrungsmängel beseitigt und Giftbelastungen mindert, stärkt auch die Grundfunktion unserer Billionen von Mitochondrien.

6.1.12 Den Säure-Basen-Haushalt optimieren...

... naturheilkundliche Entsäuerungstherapie

Zusätzlich zu den in den Ausführungen in den Kapiteln *Ernährung* und *Wasser* verwenden wir folgende Therapiemethoden, um den Säure-Basen-Haushalt (SBH) zu balancieren oder zu optimieren.

Durchblutung und Sauerstoffversorgung: Auch hier wirken die Kneipp-Anwendungen (abwechselnd warm-kalte Wassergüsse oder abwechselndes warm-kaltes Duschen), die PEMF-Therapie und die Sauerstoff- und Ozontherapien.

Sport und körperliche Bewegung

Auch für den Säure-Basen-Haushalt sind Bewegung und Sport sehr wichtig. Je nach Leistungsfähigkeit ist bereits regelmäßiges Spazierengehen, wenn möglich auch ein leichtes Joggen bei einem Puls bis maximal 120/Minute sehr förderlich.

Desgleichen kann Kardiotraining als eine Variante des Ausdauertrainings zu Hause oder im Sportstudio mithilfe spezieller Geräte durchgeführt werden. Zur Verbesserung des Sauerstoff-Kohlendioxid-Austauschs und durch Ausschwitzen saurer Stoffwechselprodukte wird die Säure-Basen-Balance unterstützt und die Funktion des Herz-Lungen-Systems zusätzlich verbessert.

Basen-Procain-Infusionen

100 ml 8,4-prozentiges Natriumbicarbonat werden mit zwei bis sechs ml 2-prozentigem Procain vermischt und als Infusion über 30 Minuten verabreicht.

Mikronährstoffe

Ausgleichend wirken Magnesium (300 bis 400 mg pro Tag), Basenpulver (Gemische aus Kaliumcitrat und Natriumcarbonat), Zink, Mangan, Coenzym Q10, Vitamin-B-Komplexe und Folsäure, Eisen bei Vorliegen von Eisenmangel.

Leber-Entlastung und Leber-Heilmittel

Zur äußeren und inneren Anwendung eignen sich Mariendistel-Extrakte, Löwenzahn-Extrakte (auch als Tee), Alpha-Liponsäure sowie Leberwickel mit Schafgarben-Tee.

In der Ernährung sollte der Schwerpunkt auf pflanzliche Nahrungsmittel gelegt, Alkohol stark eingeschränkt, Nikotin vermieden sowie reichlich frisches Wasser getrunken werden!

6.1.13 Chronische Infektionen finden und ausheilen

Zu Beginn einer Behandlung sollten alle offensichtlichen Infektionen, die Symptome zeigen, behandelt werden. Die Folgen einer stillen Entzündung dagegen sind weitaus weniger deutlich zu spüren. Sie müssen durch eine Untersuchung festgestellt und daraufhin gezielt behandelt werden. Besonders wichtige und heikle Orte, an denen sich entzündungsfördernde Mikroorganismen auch längere Zeit (unentdeckt) aufhalten können, sind:

Wurzelbehandelte Zähne und Zahnfleisch

Eine regelmäßige Kontrolle des Zahnhalteapparates mit Röntgenbildern ist hier dringend zu empfehlen. Ein etwa alle sechs Monate stattfindender Besuch beim Zahnarzt und einem guten Zahnhygieniker gehören neben der selbstverständlichen täglichen Zahnhygiene zu den wichtigen Vorsorgemaßnahmen, auch für Krebs. Das Zahnfleisch sollte regelmäßig kontrolliert und insbesondere auf Zahnfleisch-Taschen und Zahnstein (mit Parodontitis, der Zahnfleischentzündung, als der häufigsten Form der Parodontopathie) untersucht werden.

Darm und Mikrobiom

Die Mikrobiomuntersuchung des Darms kann Aufschlüsse geben über Darmentzündungen, das Sickerdarm-Syndrom und Endoparasiten (Amöben, Würmer, Protozoen) sowie die Zusammensetzung der Darmflora. Auf Grundlage des Mikrobiomergebnisses kann eine gezielte Symbioselenkungstherapie mit Pro- und Präbiotika geplant werden. Diese sollte in der Regel über drei bis vier Monate strikt durchgeführt werden. Liegt ein Parasitenbefall vor, sollte er mit den entsprechenden Antibiotika beseitigt werden. Für die Behandlung von Darmentzündungen stehen viele antientzündliche Arzneimittel zur Verfügung, besonders hervorheben möchte ich eine Kombination aus Kaffeekohle, Kamillenextrakt und Myrrhe.

Vorsorge und regelmäßige Untersuchungen

Frauen sollten die Geschlechtsorgane, insbesondere die Vagina und den Muttermund, während der Vorsorgeuntersuchungen bei der Gynäkologin bzw. dem Gynäkologen untersuchen lassen.

Männer sollten die Prostata (auf chronische Prostatitis mittels PSA und manueller Untersuchung der Prostata) bei der Hausärztin bzw. dem Urologen untersuchen lassen.

Stirn- und Nasen-Nebenhöhlen

Die Stirn- und Nasen-Nebenhöhlen können ebenfalls Orte sein, in denen sich entzündungsfördernde Mikroorganismen einnisten und chronische Beschwerden auslösen können. Bestehen (chronische) Beschwerden, die über eine Untersuchung der Entzündungswerte im Blut nicht näher bestimmt werden können, gibt es auch die Möglichkeit, durch einen Nasenabstrich gezielt nach möglichen Bakterien oder Pilzen zu suchen. Gegebenenfalls kann dann von der Hals-Nasen-Ohren-Ärztin oder dem HNO-Arzt sehr gezielt ein Antibiotikum ausgewählt werden.

6.2 Diagnose Krebs – die richtigen Entscheidungen treffen

Nach einer Krebsdiagnose ist es wichtig, die richtigen Entscheidungen zu treffen: Welchen Weg soll ich gehen? Denjenigen, der mir von der klassischen Onkologie angeraten wird, oder gibt es auch andere Wege, Alternativen?

Mein Rat ist, sich aufzumachen, um den eigenen Weg zu finden, und sich dafür nicht nur einen, sondern mehrere Spezialisten für das Team der Behandelnden, Ärztinnen, Ärzte oder Therapeutinnen und Therapeuten zu suchen. Dabei sollte den Patientinnen und Patienten immer vor Augen sein: Es geht um mein Leben. Ich bin der Souverän. Ich stehe im Mittelpunkt und mache von nun an nur noch das, worauf ich vertraue und was sich gut anfühlt: „Ich gehe meinen Weg durch diese Krise und mache das, wovon ich glaube, dass es mir hilft, wieder gesund zu werden."

In den Seminaren für Erkrankte mit Carl Simonton war dieser Satz zentral, und alle Teilnehmerinnen und Teilnehmer waren dazu aufgerufen, ihn vor allen Beteiligten des Seminars laut auszusprechen. Ich erinnere mich noch sehr gut daran, wie schwer das für viele war, da sie es nicht wagten, diesen Satz für sich in Anspruch zu nehmen. Die Skepsis war groß, da er auch ihre Wahrheit widerspiegeln könnte. Zwei grundlegende Glaubenshaltungen standen ihnen dabei häufig im Weg:

1 Ich kann oder darf nicht für mich entscheiden, das müssen andere tun.
2 Ich kann gar nicht mehr gesund werden.

Erst wenn diese beiden ungesunden Glaubenssätze losgelassen und durch gesunde Grundannahmen ersetzt werden konnten, konnten die Teilnehmerinnen und Teilnehmer sie aussprechen:

> „Ich entscheide mich, von nun an das zu tun, von dem ich glaube, dass es mir hilft, wieder gesund zu werden!"

Mein Rat ist, sich diesen Satz aufzuschreiben und ihn immer wieder laut zu lesen. Es liegt eine enorme Kraft in ihm. Egal, ob es eine schwierige Operation, eine Chemotherapie oder Bestrahlung oder eine komplementärmedizinische Behandlung ist: Keine der Therapien kann ihre volle heilsame Wirkung entfalten, wenn sie im Grunde angezweifelt wird, wenn sie mit Angst und Pessimismus begonnen und letztendlich nur *ertragen* wird, weil andere, seien es Ärzte oder Familienmitglieder, sie von mir erwarten.

Lassen Sie sich Zeit, die für Sie stimmigen Entscheidung zu treffen, und suchen Sie sich so viel Rat und Informationen wie Sie benötigen, um ganz sicher zu sein, was Sie wollen.

Die einzige Ausnahme für diesen Rat stellen Notfälle dar, in denen man blitzschnell handeln muss. Das können zum Beispiel eine Notoperation sein, um die unmittelbare Lebensbedrohung abzuwenden, eine Bluttransfusion, wenn die Blutwerte auf lebensbedrohliche Werte abgefallen sind, eine schwere Blutvergiftung, die mit Antibiotika behandelt werden muss oder Ähnliches. In den meisten Fällen aber hat man nach dem Erhalt einer Krebsdiagnose Tage, oft auch Wochen Zeit, sich gut und umfassend zu informieren, um dann die richtige Wahl zu treffen. Ihre Wahl!

Natürlich sollten diese Tage oder Wochen nicht verbummelt und die Notwendigkeit verdrängt werden, einen für sich stimmigen Weg oder Ansatz zu finden. Der Wunsch, den Kopf – wie der sprichwörtliche Vogel Strauß – in den Sand zu stecken, ist sicherlich nach einer schockierenden Diagnose mehr als verständlich, doch von dem Tag an, an dem eine Krebsdiagnose gestellt wurde, rate ich Ihnen, es als Ihre Hauptaufgabe anzusehen, sich umgehend und umfassend – soweit dies möglich ist, aber besonnen und mit innerer Ruhe – beraten zu lassen und dann erst eine Entscheidung zu treffen. Vor einer überhasteten Entscheidung, vor allem aus der Haltung heraus: „Ich muss das tun, was andere sagen", oder: „Ich muss etwas für andere tun", möchte ich, wie gesagt, dringend warnen.

Unter meinen Patientinnen und Patienten gibt es viele, die berichteten, wie ihnen mitunter sogar gedroht wurde: „Wenn Sie nicht sofort mit der Chemotherapie beginnen, sind Sie in drei Monaten tot." So eine Art von „Beratung" halte ich für unärztlich! Lassen Sie sich nicht bedrohen. Im Jargon der modernen Psychotherapie (zum Beispiel der Schule von Milton Erickson) wird dies übrigens als „medizinischer Fluch" bezeichnet, der oft katastrophale Auswirkungen auf die Gesundheit des „Verfluchten" haben kann, wenn sie oder er daran glauben. Beispiele dazu finden sich im Abschnitt 6.1.7: *Stressreduktion – die psycho-emotionale Schwingungsfähigkeit wiedererlangen* (→ Seite 247).

Vor- und Nachteile einer onkologischen Behandlung abwägen

Alle onkologischen Behandlungen zielen darauf ab, entweder zu heilen oder – wenn das eher unwahrscheinlich sein sollte – das Leben zu verlängern, das Leiden zu mindern und die Lebensqualität zu verbessern. Die meisten klassischen Behandlungen moderner Onkologie haben zum Teil starke Nebenwirkungen oder ziehen einschneidende Veränderungen im Leben nach sich.

Für die Chance, durch eine Behandlung länger leben zu können, ist es daher sowohl für die behandelnde Ärztin bzw. den Arzt als auch die Erkrankten von größter Wichtigkeit, eine persönliche Abwägung zu treffen: Wie hoch ist die Bereitschaft der Patientin bzw. des Patienten, welche Art von Nebenwirkungen in welchem Umfang oder Ausmaß zu akzeptieren? Diese Überlegungen zusammen mit den Behandelten anzustellen, um dann gemeinsam eine Entscheidung zu treffen, ist ein zentraler Teil meiner täglichen Arbeit.

Suchen Sie sich darum eine Ärztin oder einen Arzt, die bzw. der bereit ist, genau das mit Ihnen zu tun. Nach meiner Erfahrung wissen viele Patientinnen und Patienten zu wenig darüber, welche Erwartungen bezüglich des Vorteils einer spezifisch onkologischen Behandlung realistisch sind, und viele Ärztinnen und Ärzte kommunizieren das nicht genügend offen.

Das Argument, es gäbe für diese Art Aufklärung und Beschäftigung mit den bestehenden Behandlungsmöglichkeiten keine Zeit, zeigt nur, wie überzogen das Verhältnis zwischen den Kosten für die Arzneimittel und den Mitteln ist, die bereit gestellt werden, um die Patientinnen und Patienten ausreichend aufzuklären. Da werden zum Beispiel in einem dreiminütigen Gespräch Therapien empfohlen, die für einige Monate fünf- bis sechsstellige Beträge kosten, während die Patientinnen keine Chance bekommen, zu verstehen, dass im schlimmsten Fall gar keine oder nur eine durchschnittliche Lebensverlängerung von 2,7 Monaten (wie in Kapitel 1: *Wer an Krebs leidet und wer am Leiden verdient*, → Seite 29 ausgeführt) erwartet werden kann, bei mitunter schweren Nebenwirkungen.

Eine mir häufig gestellte Frage betrifft die Wirkung von Strahlenbehandlungen bei Krebs. Ich kann Ihnen daher an dieser Stelle nur raten, sich gerade auf diesem Feld genau zu informieren, um herauszufinden, ob eine Strahlentherapie sinnvoll erscheint oder nicht. Die Bestrahlung einer Knochenmetastase, eines Hirntumors oder einer Hirn-Metastase kann in einigen Fällen das Einzige sein, was den schweren Symptomen oder der Bedrohung, die davon ausgeht, schnell entgegenwirken kann. Bei einer zusätzlich empfohlenen Bestrahlung einer bestimmten Körperregion, in der momentan jedoch kein sichtbarer Krebstumor zu finden ist, um das Risiko eines Rückfalls zu vermindern, sollten hingegen die Vor- und Nachteile sehr abgewogen werden.

Wie kann ich aus statistischen Werten medizinischer Studien Schlussfolgerungen ziehen?

Statistik ist eine komplexe Wissenschaft. Sie wurde als mathematische Disziplin entwickelt, um Vorhersagen auf der Basis von Beobachtungen machen zu können, von denen man glaubt, dass sie für das Zustandekommen der Ereignisse, die man untersucht, relevant sind. Wenn eine statistische Wahrscheinlichkeit für das Eintreten eines Ereignisses größer als 95 Prozent ist und die Wahrscheinlichkeit, sich zu irren, kleiner als fünf Prozent, spricht man von einer signifikanten Korrelation zwischen Ursache und Wirkung.

Von einer signifikanten Wirkung einer bestimmten Behandlung spricht man dann, wenn innerhalb einer entsprechend großen Untersuchungsgruppe gezeigt werden kann, ob der gewünschte positive Effekt eingetreten ist. Wenn also beispielsweise eine bestimme Form der Chemo- oder Immuntherapie das Fortschreiten einer Krebserkrankung zwischen zwei Computertomografie-Untersuchungen messbar hinauszögern kann und der erwünschte Effekt zu 95 Prozent eintritt, spricht man von einer statistisch signifikanten Wirkung dieser Behandlung. Diese *statistisch signifikante Wirkung* beschreibt aber noch nicht, wie groß der Vorteil durch diese Behandlung ist.

Es gab Studien, die mit statistischer Signifikanz eine Lebensverlängerung durch eine neue Art von Chemotherapie, zum Beispiel beim Pankreaskarzinom, bescheinigten, wobei die tatsächliche Lebensverlängerung jedoch bei etwa zwei Wochen lag. In welchem Verhältnis die Belastungen oder Strapazen dieser Therapie zu den durchschnittlich gewonnenen knappen zwei Wochen längerer Lebensdauer stehen, wird allein durch die Aussage „statistisch signifikant längeres Überleben“ nicht deutlich.

Man muss schon geübt sein und solche Studien genau lesen können, um die Aussage einordnen und den tatsächlichen „Vorteil“, der dort beschrieben wird, verstehen zu können.

Wenn Sie also irgendwo auf der Suche im weltweiten Netz bei „Dr. Google“ lesen, dass für Ihre Erkrankung eine statistisch erwartete, durchschnittliche Lebenserwartung von drei Jahren vorliegt, heißt das für Sie und Ihr Leben nicht, dass Sie in drei Jahren tot sind. Seien Sie also sehr vorsichtig in der Beurteilung der Literatur, die Sie über ihre Erkrankung lesen, und prüfen Sie Ihre Quellen. Was der statistisch errechnete Durchschnitt ist, muss nicht Ihre Realität werden. Im Durchschnitt sind Sie und der Chef eines internationalen Konzerns sicher Milliardäre. Das liegt aber meistens nicht an Ihnen. Eine Statistik kann verdeutlichen, was im Allgemeinen durch eine große Zahl von Untersuchungen zu erwarten sein wird. Eine sichere Prognose oder gar eine Garantie für eintreffende Ereignisse oder Verläufe kann sie nicht sein.

Erfahren Sie also von einer statistischen Prognose etwas über Ihre Erkrankung, das Sie beunruhigt, dann wünsche ich Ihnen, dass Sie diese „Vorhersage“ dahin gehend motiviert, mehr und vielleicht auch anderes zu tun, als das, was durchschnittlich ist.

In meiner Arbeit als Arzt habe ich unzählige Patientinnen und Patienten kennengelernt und betreut, die aller Statistik zum Trotz noch viele Jahre bis Jahrzehnte mit ihrer Erkrankung gelebt haben und noch heute leben. Sie haben ihren Weg gefunden, dem sie vertrauen und der sie im Leben hielt und hält. Diese Patientinnen haben in der Regel sehr viele Therapien erhalten und Veränderungen ihres Lebensstils vorgenommen, wie in diesem Buch beschrieben.

Yin und Yang...

... zwei unterschiedliche Therapieprinzipien, die sich ergänzen

In der chinesischen Philosophie und insbesondere im Daoismus bezeichnen Yin und Yang zwei polare, einander ergänzende Kräfte, die sich nicht bekämpfen. Ich möchte sie an dieser Stelle als Beispiel für die beiden Therapieprinzipien der Zerstörung von Krebs und des Aufbaus von Gesundheit bzw. Vitalität heranziehen. Der Schwerpunkt der heute anerkannten Onkologie liegt ganz eindeutig auf dem Prinzip der Krebszerstörung, das ist daoistisch gesprochen das Yang-Prinzip.

Die klassische Naturheilkunde bis hin zur orthomolekularen Medizin legt den Schwerpunkt auf den Aufbau der Vitalität und insbesondere auf das gut funktionierende Immunsystem, die Versorgung der Mitochondrien und deren Stärkung, die Entgiftung des Organismus und vieles mehr. Dieses Prinzip ist die Yin-Seite der Polarität.

Das Leben benötigt beide Seiten, um vollständig zu sein, und vollzieht sich im Wechselspiel von Yin und Yang. Eine yanglastige Chemotherapie sollte also von einer yinaktiven Aufbau- und Entgiftungstherapie begleitet und ergänzt werden, um die bestmöglichen, lebensfördernden Eigenschaften zu stärken. Genauso wie eine antibiotische Therapie von einer probiotischen Therapie begleitet und ergänzt werden sollte. Eine zu yanglastige Therapie bringt ansonsten die bekannten Probleme von Immunschwäche, Vergiftung und Auszehrung mit sich. Eine nur auf Yin-Energie gestützte Therapie kann oftmals das aggressive Krebswachstum nicht schnell genug zum Stillstand bringen. Die dem Leben gemäße Behandlung umfasst beides. Das ist die integrative oder holistische Medizin. Die auf das Yin-Prinzip der Vitalisierung ausgerichteten Therapien sind in diesem Buch bereits ausführlich behandelt worden.

Im Folgenden werden diejenigen Krebs abtötenden, eher dem Yang-Prinzip untergeordneten Therapien vorgestellt, die gezielt und relativ schonend Krebstumore abtöten können.

6.3 Spezielle tumorzerstörende Behandlungsmethoden

Krebs reduzierende oder lokal Tumor abtötende Therapiemethoden, die wenig oder keine nennenswerten Nebenwirkungen im Bereich der Allgemeinvitalität haben, werden von uns besonders favorisiert, da sie sich bestens in unser Gesamtkonzept einfügen und wenig oder kaum Schaden im übrigen Organismus anrichten.

6.3.1 IPT – die Insulin potenzierte Therapie

Wir führen an unseren Patienten eine Serie von IPT-Behandlungen (siehe Kapitel 5: *Strategien der biologischen komplementären Onkologie*, → Seite 207) durch, die am wirkungsvollsten vormittags auf nüchternen

Magen erfolgen. Eine Sitzung dauert zwischen zwei bis drei Stunden. Nach Abschluss der IPT-Behandlung wird eine kleine Mahlzeit gereicht, um den Blutzucker wieder zu normalisieren. Je nach Schwere des Krankheitsbildes werden bis zu drei IPT-Behandlungen pro Woche über mehrere Wochen durchgeführt. Nach vier bis sechs IPT-Behandlungen und anschließend circa zwei Wochen Wartezeit, um die Therapie zu ihrer vollen Wirkung gelangen zu lassen, wird eine Kontrolle durchgeführt. Je nach Krankheitsbild geschieht das mithilfe von Ultraschall, CT-, MRT- oder PET-CT-Untersuchungen oder der Bestimmung von Tumormarkern im Blut. So kann beurteilt werden, ob und wenn ja, wie gut die Patientinnen bzw. Patienten auf die Behandlung angesprochen haben. Darauf aufbauend wird dann die Fortführung der Behandlungen geplant.

6.3.2 LHT – lokale Radiowellen-Hyperthermie

Wir behandeln unsere Patientinnen mit Serien von lokaler Tiefenhyperthermie bis zu viermal pro Woche, je eine Stunde. Parallel dazu verabreichen wir Infusionen mit meist biologischen Antikrebsstoffen. Nach etwa zwölf solcher Behandlungen werten wir die Auswirkung anhand der Bestimmung von Tumormarkern, Ultraschall oder CT-, MRT- oder PET-CT Untersuchung je nach Krankheitsbild aus.

6.3.3 PDT – photodynamische Therapie

Für die Behandlung mit der photodynamischen Therapie (siehe Kapitel 5: *Strategien der biologischen komplementären Onkologie*, → Seite 207) gibt es in Deutschland einige Spezialkliniken mit jeweiligem Fachgebiet. Die PDT kann mehrfach, in der Regel einmal alle ein bis zwei Monate, angewendet werden und ist in der der Regel nicht durch Nebenwirkungen begrenzt. Wichtig ist, dass die Laserquelle ausreichend stark ist und die lichtsensible Substanz (Photosensitizer) bezüglich seines Absorptionsverhaltens gut untersucht ist. Wir arbeiten ausschließlich mit dem Photosensitizer Chlorin E6, der in GMP-Qualität von einer deutschen Apotheke hergestellt wird. Mit dieser *Good Manufacturing Practice* ist die *gute Herstellungspraxis für Arzneimittel* gemeint, für die es ein festgesetztes Regelwerk gibt.

Für die PDT von oberflächlichen Hauttumoren, die nicht tiefer als drei Millimeter in die Haut eindringen, aber auch für chronische Entzündungen der Haut kann 5-Aminolävulinsäure – ein Wirkstoff aus der Gruppe der Photosensibilatoren, auch 5ALA genannt – als Creme verwendet werden. Sie führt nur in den kranken Zellen zur Produktion eines photoaktiven Stoffs (Protoporphyrin IX), der unter Einfluss des Laserlichtes für Sekunden aggressiven Sauerstoff bildet, der seinerseits den Zelltod bewirkt.

6.3.4 Interventionelle radiologische Behandlungen

Interventionelle Radiologie ist ein neues Fachgebiet von Radiologen, die nicht nur bildgebende Diagnostik, sondern auch spezielle Behandlungen durchführen: Während sogenannter minimal-invasiver Eingriffe werden spezielle Behandlungskatheder eingeführt und mit Röntgen- oder CT-/ MRT-Kontrollen kombiniert.

Metastasen in Leber oder Lunge können auf diese Weise an speziellen Kliniken mit lokaler Chemotherapie, die von einer Verödung der zuleitenden Blutgefäße begleitet wird, der „Transarteriellen Chemoembolisation", kurz TACE genannt, erfolgreich behandelt werden. Seit über 15 Jahren arbeite ich mit interventionellen Radiologen zusammen, die bei unseren Patienten eine lokale, minimal-invasive Behandlung durchführen. Dabei wird ein spezieller Katheder unter Röntgenkontrolle durch die Leistenarterie bis in oder möglichst nahe an den Tumor geschoben. Für Tumoren von einer Größe von drei bis hin zu zehn Zentimeter Durchmesser steht die TACE zur Verfügung. Für kleinere Tumoren bis zu einer Größe von etwa drei Zentimeter, zum Beispiel in der Leber, steht ein weiteres hochpräzises Behandlungsverfahren zur Verfügung: die Verödung mit Radiowellen, auch „Radiowellen-Ablation" genannt. Beide Verfahren sind schonend für alle nicht behandelten Organe und werden in der Regel sehr gut vertragen. Meine Erfahrungen mit beiden Methoden in den letzten 15 Jahren sind sehr gut. Wir integrieren sie in unser Gesamt-Therapiekonzept nach individueller Abwägung in denjenigen Fällen, in denen sie sinnvoll erscheinen.

6.3.5 Radio-Liganden-Therapie

In besonderen Situationen ist eine spezielle Therapie wie die Radio-Liganden-Therapie, die das Krebsgewebe von innen bestrahlt, eine wertvolle Behandlungsmethode. Sie kann gezielt und mit relativ geringen Nebenwirkungen den Tumor verkleinern oder in manchen Fällen sogar ganz zerstören. Angeboten wird sie an Universitätskliniken oder Instituten für Nuklearmedizin. Beispiele, bei denen die Radio-Liganden-Therapie erfolgreich angewendet wird, sind zum Beispiel das metastasierte Prostata-Karzinom und neuroendokrine Tumoren (NET) oder NET-Karzinome.

Zu Beginn der Behandlung erfolgt eine Untersuchung mit einem speziellen PET-CT, mit der überprüft wird, ob ein bestimmter Oberflächenrezeptor an den Krebszellen der jeweiligen Patientin vorliegt, damit das radioaktive Arzneimittel dort binden kann. Liegen diese Rezeptoren vor, kann die Therapie durchgeführt werden: Ein an ein Protein gebundenes, radioaktiv strahlendes Medikament wird in die Vene injiziert und dockt mithilfe des Proteins an die Krebszelle an. Nach Andocken des radioaktiven Medikamentes (zum Beispiel Lutetium, Ytterium oder Radon) führt die nur wenige Zentimeter weit reichende Strahlung zur Schädigung und zum allmählichen Absterben der Tumorzellen. Nach wenigen Tagen kommt die Radioaktivität auf natürliche Weise durch Zerfall des radioaktiven Medikamentes zum Stillstand. Die Behandlung erfordert in der Regel drei Tage stationäre klinische Betreuung und wird subjektiv meist sehr gut vertragen. Nebenwirkungen sind vor allem eine Reduktion der blutbildenden Zellen im Knochenmark, was auch die Grenzen der Methode darstellt. In schwierigen Situationen ist sie jedoch eine erfolgversprechende Option, die wir für unsere Patienten in unser Gesamtkonzept einbinden.

6.4 Bewertungskriterien, Krebstherapien und der Umgang mit Krebserkrankung

6.4.1 Bewertungskriterien in der Diagnostik onkologischer Erkrankungen

Nach erfolgter bildgebender Untersuchung beschreibt der Radiologe bzw. die Radiologin zunächst, was die Bilder darstellen, um danach eine Bewertung abzugeben. Diese wird seit 2000 nach den internationalen RECIST-Kriterien durchgeführt (*Response Evaluation Criteria In Solid Tumors*, die „Kriterien für die Bewertung des Ansprechens solider Tumore"). Vereinfacht bedeutet dies, dass das radiologische Untersuchungsergebnis in vier Kategorien eingeteilt wird:

- Komplette Remission (complete response, CR): alle Krebsläsionen (Veränderungen durch Krebs) sind verschwunden.
- Partielle Remission (partial response, PR): die Tumorbildung ist zurückgegangen; die Längen aller Krebsläsionen sind um mindestens 30 Prozent zurückgegangen.
- Stabile Erkrankung (static disease, SD): weder PR noch PD.
- Progression (progressive disease, PD): Voranschreiten der Erkrankung. Die Summe der Längsachsen der Krebsläsionen sind um mindestens 20 Prozent gestiegen, oder es haben sich neue Krebsläsionen gebildet.

Die ersten drei Kriterien sprechen dafür, dass die bisher verabreichte Therapie einen Vorteil gebracht hat, da davon auszugehen ist, dass die Erkrankung ohne Therapie vorangeschritten wäre. Misst man eine Krankheits-Progression nach erfolgter Therapie, bedeutet das, dass die Therapie nicht angesprochen hat und eine neue und bessere, d.h. wirksamere Therapie gefunden und durchgeführt werden sollte.

Wie wertet man eine Krebs-Therapie aus?

Gibt es eine „Heilung" von Krebs?

Die kürzeste Definition von Heilung ist, ein langes Leben zu leben. Eine wichtige Frage dabei ist, mit wie viel oder wie wenig aktivem Krebsgewebe? Zum Leben mit Krebs gehört auch, sich regelmäßig untersuchen zu lassen. Wie oft untersucht wird und welche Art von Untersuchung hängt von vielen Faktoren ab und ist unter anderem Gegenstand der „Leitlinien", die für die unterschiedlichen Formen und Stadien von Krebserkrankungen geschrieben und ständig verbessert werden. Die derzeit gültige Leitlinie zum Mammakarzinom umfasst 390 Seiten. Sie und alle weiteren Leitlinien zusammenzufassen würde den Rahmen dieses Buches sprengen. Im Folgenden möchte ich einen kurzen Überblick der gängigsten Untersuchungsmethoden geben und die Begriffe der Therapie-Auswertungen erklären. Dies hilft allen Betroffenen, zusammen mit ihrem Arzt oder ihrer Ärztin eine Bewertung der Therapie durchzuführen, von der aus sie weitere Entscheidungen über das Fortsetzen oder die Notwendigkeit einer Therapie-Änderung treffen können. Die zurzeit möglichen onkologischen Untersuchungsmethoden sind folgende:

- Das manuelle Abtasten einzelner Körperregionen und Organe, auch Palpation genannt.
- Die Untersuchung mit Ultraschall, die vor allem in Bereichen des Körpers mit hohem Flüssigkeitsgehalt gute Bilder liefert, die luftgefüllten Organe (zum Beispiel Lunge und Magen-Darm-Trakt) aber nicht abbilden kann.
- Die radiologischen Untersuchungsmethoden, auch bildgebende Untersuchungsverfahren genannt, wie Röntgenuntersuchung oder Computer-Tomographie (CT).
- Magnet-Resonanz-Tomographie (MRT oder auch Kernspin genannt, die ein sehr gut aufgelöstes Bild der Organe auch in Nähe von Knochen liefert).
- Szintigrafie (für zum Beispiel Knochen oder Schilddrüse) und schließlich die
- PET-CT Untersuchung.

Letztere kombiniert eine Stoffwechselanalyse anhand eines radioaktiven Zuckermoleküls (PET) mit einer rotierenden Röntgenkamera (CT). Das Resultat ist ein Bild des gesamten Körpers und seiner Organe, das in unterschiedlichen Farben den Grad der Zuckeraufnahme darstellt. Krebsgewebe und entzündete Regionen nehmen zehn- bis 15-mal mehr Zucker auf als gesunde Gewebe. Die PET-CT eignet sich daher sehr gut zum Auffinden von Metastasen im gesamten Körper.

Keine dieser Methoden kann jedoch mit Sicherheit Krebs ausschließen oder feststellen.

Wenn mit einer entsprechenden Test- oder Untersuchungsmethode keine Anzeichen einer Krebserkrankung zu finden sind, spricht man von *no evidence of disease* (NED), „kein Hinweis auf Krankheit".

Da aber alle diagnostischen Methoden eine Schwelle haben, unterhalb derer sie kleinste Mengen von Krebszellen, Tumorproteine im Blut oder Tumorgewebe in einer bildgebenden Diagnostik nicht auffinden können, bedeutet dies nicht, dass unser Organismus ganz frei von Krebszellen ist oder – im Fall einer Vorerkrankung – jemals „geheilt" ist. Wie schon erwähnt, ist der menschliche Organismus auch im Normalfall ohnehin nicht völlig frei von Krebszellen.

6.4.2 Die Biopsie und die Bedeutung der Gewebeuntersuchung

Ist das Ergebnis einer Untersuchung ein „krankhafter Befund", spricht man zunächst von einem „Verdacht" auf eine Tumorerkrankung, hinter der sich eine gutartige Zellwucherung oder eine Krebserkrankung verbergen kann. Einzig die pathologische Untersuchung einer Gewebeprobe (Biopsie), egal ob fest oder flüssig, kann eine Krebserkrankung sicher ausschließen oder feststellen. Kein seriöser Arzt würde auf eine solche Gewebeuntersuchung der Pathologin verzichten, bevor eine speziell für diese Art der Erkrankung gewählte Behandlungsmethode begonnen wird.

Immer wieder fragen mich Patientinnen bzw. Patienten, wie hoch das Risiko sei, Krebszellen durch eine solche Gewebeentnahme in die Blutbahn zu verschleppen und damit eventuell auch gefährlichen Metastasen den Weg zu bereiten. In den meisten Fällen rate ich den Betroffenen dringend, eine Gewebeuntersuchung durchführen zu lassen. Die Ausnahmen von dieser Regel, stets eine Biopsie durchführen zu lassen, sind sehr selten und im Einzelfall und im Hinblick auf besondere Umstände zu entscheiden. Wie so oft in der Medizin, sollte auch in solchen Fällen ein sorgfältiges Abwägung der Vor- und der eventuellen Nachteile mit dem Patienten bzw. der Patientin besprochen werden. Wie hoch ist das Risiko einer Biopsie und wie hoch dasjenige, keine Biopsie machen zu lassen, dadurch aber keine eindeutige Diagnose zu erhalten und eventuell nicht die geeignete Therapie wählen zu können, weil man den Gewebetyp des Tumors nicht kennt? Die moderne Onkologie verwendet immer mehr und öfter spezifische Arzneimittel, deren Erfolg nur bei einer bestimmen Form von Krebs mit bestimmten biologischen Merkmalen (Vorhandensein von Hormonrezeptoren, Zuordnung einer genetischen Variation einer Krebsform) erwartet werden kann. Ohne eine Laboruntersuchung der spezifischen zellbiologischen Eigenschaften eines Tumorgewebes können diese Mittel gar nicht ausgewählt oder eingesetzt werden.

Erst die pathologische Untersuchung liefert eine sichere Diagnose und weitere wichtige Details, die bei der Therapiewahl helfen können. Ziel sollte sein, eine vollständige Genanalyse des Tumorgewebes erstellen zu können (mancherorts bereits ansatzweise angeboten), um aufgrund der genetischen Eigenschaften der untersuchten Gewebeprobe die wirksamsten Arzneimittel auswählen zu können, die darauf spezifisch einwirken können.

Ein weiteres Problem stellt allerdings die Heterogenität (die sehr oft nicht einheitlichen Zelltypen, die einen einzigen Tumorknoten ausmachen) eines Tumorgewebes dar, das – je länger es im Organismus gelebt und auch schon Antikrebsmittel überlebt hat – aus verschiedenen Zellklonen besteht und daher auch nicht von einem einzigen Arzneimittel abgetötet werden kann. Im Blut können für viele Arten von Krebs sogenannte Tumormarker gemessen werden. Das sind unter anderem Proteine, die auch in gesunden Organismen gefunden werden, jedoch nur in einer geringen Menge. Beherbergt ein Organismus eine Krebskolonie, die diese speziellen Proteine in größerer Menge bilden als gesunde Zellen es tun, findet man einen erhöhten Wert von Tumormarkern im Blut.

Krebsformen, die zuverlässige Tumormarker haben, sind beispielsweise Prostata-, Eierstock-, Hoden-, Darm-, Gallenblasen-, Bauchspeicheldrüsen- und Leberkrebs.

Krebsformen mit teilweise zuverlässigem Tumormarker sind Brust-, Lungen-, Gebärmutter- und Gebärmutterhalskrebs sowie neuroendokrine Tumore. Seit mindestens 15 Jahren spricht man zudem von zirkulierenden Krebszellen, auch CTCs genannt (von „circulating tumor cells"), im Blut. Da aber noch keine verlässlichen Standards bezüglich der Messart und Definition von Normwerten bestehen, rate ich in der Regel davon ab, sich auf die rein quantitative Messung von CTCs zu stützen, solange die Messmethoden nicht ausgereifter sind.

CTCs werden auch für sogenannte Chemosensitivitätstests herangezogen, bei denen man die Wirkung eines Medikamentes auf Tumorzellen im Labor misst, um eine Vorhersage zu treffen, inwiefern dieses Medikament im Patienten erfolgreich eingesetzt werden könnte. Alternativ zu CTCs kann ein solcher Test auch an einer Gewebeprobe durchgeführt werden. In Gesprächen mit den Krebsspezialisten Hans Bojar und Martin Luzbetak konnte ich verstehen, dass sich CTCs sehr gut für diese Laboruntersuchungen eignen. Die Interpretation eines solchen Chemosensitivitätstests ist sehr komplex und gehört in die Hand von Ärzten, die sich damit gut auskennen. Unsere Erfahrungen mit Chemosensitivitätstests sind sehr gut. Sie helfen uns, die Auswahl der Medikamente für unsere Behandlungen wesentlich zu optimieren.

Wie eingangs bereits erwähnt, lässt sich der Zustand der Gesundheit nicht allein durch das Fehlen von Krankheitszeichen definieren. Jede medizinische Untersuchung liefert daher im besten Fall Hinweise zur Beurteilung des Gesundheitszustandes. Zunächst nicht mehr und nicht weniger. Die Interpretation der Untersuchungsergebnisse gehört in die Hand eines Spezialisten, mit dem die Patienten die Schritte der Therapie besprechen sollten, um sich dann für das zu entscheiden, was ihnen sinnvoll erscheint und woran sie glauben. Gesund und krank sind zwei (End-)Punkte auf einer Skala, innerhalb derer noch einiges andere liegen kann. Ich kenne Menschen, die sich ständig krank fühlen und sehr viel leiden, obwohl sie keine messbaren, objektiven Befunde haben, und ich kenne Krebspatienten, die eine große Tumorlast tragen und sich gesund fühlen. Wer von ihnen ist nun wirklich gesund?

Was kann ich tun, wenn bei mir zum ersten Mal Krebs festgestellt wurde?

Eine Krebsdiagnose zu bekommen führt in den meisten Fällen zu einem Schock. Die Menschen, bei denen (zum ersten Mal) Krebs festgestellt wird, haben das Gefühl, als werde ihnen der Boden unter den

Füßen weggezogen. Alles dreht sich wie in einem Karussell; sie möchten wegrennen oder fühlen sich, als würden sie in ein tiefes Loch fallen. Manche Menschen fühlten sich daraufhin kaum angesprochen, als würde sie die Diagnose gar nichts angehen, als wären sie „im falschen Film" gelandet.

Viele Patientinnen und Patienten berichteten, sie hätten gar nicht mehr gehört, was ihnen der Arzt sonst noch sagte, als er ihnen die Krebsdiagnose mitteilte.

Das, was sie im Nachhinein beschrieben, war ein Schock und eine Art Trance. Manche von ihnen hatten einen sogenannten *Blackout* oder verloren in extremen Fällen sogar für kurze Zeit das Bewusstsein, Symptome, die der Psychologe „Dissoziation" nennt. Das Bewusstsein, die Seele, trennt sich für einen Moment vom Körper. Was häufig in diesen ersten Sekunden abläuft, ist der uns eigene und Millionen Jahre alte Kampf- oder Fluchtreflex (auch „fight or flight reaction" genannt), der neurologisch im limbischen System unseres Gehirns angelegt ist. Er drückt das tiefe Bedürfnis des Menschen aus, zu reagieren, etwas „tun" zu können, um diese Situation zu verändern oder zu verbessern, und wenn möglich, sie zu beenden.

Entgegen dieser natürlichen Flucht- oder Vermeidungsreaktion ist es aber nach dieser ersten Schockphase besonders wichtig, zur Ruhe zu kommen und sich Zeit zu geben. Gespräche mit den nächsten Angehörigen, dem Partner oder der Partnerin, der besten Freundin und dem besten Freund und Zeit mit nahestehenden Menschen zu verbringen, ist jetzt das Wichtigste, was zu tun ist, um die Nachricht einer solch lebenseinschneidenden Veränderung verarbeiten und eine Neuorientierung entwickeln zu können.

Dies kann Tage oder auch Wochen dauern. Die besten Mittel, die bedrohliche Nachricht sacken zu lassen, sind diejenigen, die Wärme, Geborgenheit und eine tiefe Verbundenheit vermitteln und die einem persönlich vielleicht schon vorher geholfen haben, zur Ruhe zu kommen und sich Gutes zu tun. Sich wärmen, in Decken einhüllen, sich – vielleicht auch durch Angehörige – mit einem Lavendel-Öl massieren lassen oder warme Wannenbäder nehmen, langes Laufen oder Spazierengehen und die innere Einkehr in Gebet oder Meditation zu suchen sowie die eigenen Gefühle durch Schreiben, Malen oder andere kreative Tätigkeiten auszudrücken, sind gute Mittel, um die bedrohliche Nachricht verarbeiten zu können, den Status quo anzunehmen, bevor Visionen entwickelt werden können.

Der nächste Schritt besteht dann darin, sich umfassend zu informieren: Welche Behandlungen gibt es für diese spezielle Krebsart? Welche weiteren Untersuchungen sind wichtig und sinnvoll? Holen Sie sich Rat von Spezialisten, denen sie vertrauen. Und wenn Ihr Vertrauen noch nicht da ist oder sich nicht einstellt, suchen Sie weiter. Suchen Sie auf jeden Fall auch Rat und Unterstützung durch Therapeuten oder Coaches, die mit Psycho-Onkologie, also der Gesprächs-Beratung und Begleitung Krebskranker, Erfahrung haben. Suchen Sie sich weiteren Rat durch Ärztinnen oder Therapeuten, die sich mit komplementärer Medizin gut auskennen und Sie in der Optimierung Ihrer Lebenskräfte im Sinne der zwölf Vitalfelder begleiten können. Erwarten Sie jedoch nicht, dass Ihre Onkologin bzw. Ihr Onkologe allzu viel Zeit und Interesse dafür aufbringt. Die wenigsten Onkologen, denen ich begegnet bin, haben für Psycho-Onkologie, Entgiftungs- oder Ernährungsmedizin kaum Zeit oder Interesse. Informieren Sie Ihren Onkologen über die zusätzlichen Maßnahmen, die Sie durchführen, aber lassen Sie sich nicht mit pauschalen Warnungen abschrecken, wie zum Beispiel, dass Nahrungsergänzungsmittel unnötig seien und die Chemotherapie schwächer machen würden. Leider habe ich diese pauschalen Aussagen sehr oft gehört, ohne je einen fundierten Beweis gesehen zu haben, dass die Aussage richtig sei.

Seien sie aber vorsichtig mit zusätzlichen Behandlungen während der intensiven Phasen der onkologischen Behandlungen: Ziehen Sie auf jeden Fall eine erfahrene Ärztin oder einen Arzt zu Rate, die bzw. der Ihnen mögliche Interaktionen oder ungünstige Effekte von komplementärmedizinischen Methoden während onkologischer Behandlungen aufzeigen und Sie dabei begleiten kann. Spätestens nach erfolgter Operation, Chemotherapie oder einer Bestrahlung haben Sie allen Grund, etwas Aufbauendes für Ihre Darmflora oder Leberentgiftung zu tun.

Ich möchte Ihnen wärmstens ans Herzen legen, sich ein Team von Beraterinnen und Beratern zusammenzustellen, mit dem Sie diese Krise guten Gewissens meistern können. Neben der klassisch onkologischen Beratung und/oder Behandlung, die Sie (und niemand anderes!) teilweise oder ganz annehmen, empfehle ich Ihnen zusätzlich eine erfahrene Ärztin oder einen Therapeuten für die Bereiche der emotionalen und seelisch-geistigen Unterstützung sowie für den Bereich der Vitalfeldtherapie. Im Idealfall ist die komplementärmedizinische Ärztin oder der Arzt das Bindeglied zwischen den Teammitgliedern. Sie sollten Ihnen so viele Information geben, dass Sie sich sicher fühlen und den Eindruck haben, den richtigen Weg einzuschlagen und diesen immer wieder zusammen prüfen und auswerten zu können.

Vorbeugende Untersuchungen, die auch ohne Verdacht auf eine Krebserkrankung sinnvoll sind

Für Frauen gilt, dass die Selbstuntersuchung der Brüste von größter Wichtigkeit ist. Brustkrebs ist die häufigste Krebsart bei Frauen mit über 70.000 Neuerkrankungen in Deutschland pro Jahr. Männer werden davon nur sehr selten betroffen (nur circa ein Prozent aller Brustkrebspatientinnen und -patienten sind Männer, meist in höherem Alter).

Einmal im Monat, am besten eine Woche nach der Regelblutung, sollte jede Frau ihre Brüste selbst untersuchen. Es empfiehlt sich, dies zum Beispiel mit etwas Duschgel und Wasser zu tun, da sich damit kleinere Veränderungen wie Knoten oder Verhärtungen am besten ertasten lassen. Jede Frau sollte darum etwaige zyklusabhängige Veränderungen ihrer Brüste gut kennen, um sie frühzeitig selbst feststellen zu können und sie von einer Ärztin oder einem Arzt untersuchen zu lassen, sofern ein Verdacht auf einen Knoten oder eine Verhärtung der Brust besteht, sich die Brustwarze verändert hat oder die Haut der Brust dauerhaft gerötet ist.

Bei Männern in jüngerem Alter ist Hodenkrebs die häufigste Krebsart, und etwa ab dem 50. Lebensjahr sind es Prostata-, Lungen- und Darmkrebs.

Für fünf Krebsarten stehen in Deutschland zur Zeit Programme für Vorsorgeuntersuchungen zur Verfügung, die auf Eigeninitiative genutzt werden können und die von den gesetzlichen Krankenkassen ab einem bestimmen Alter, je nach Krebsart, erstattet werden. Die sogenannte

Krebsvorsorge besteht aus Untersuchungen zur Früherkennung von Brustkrebs (ab 30 Jahren), von Darmkrebs (ab 50 Jahren), von Gebärmutterhalskrebs (ab 35 Jahren), von Hautkrebs (ab 35 Jahren) und Prostatakrebs (ab 45 Jahren). Sie können bei Hausärztinnen bzw. Hausärzten oder Spezialisten erfolgen.

Darüber hinaus gibt es als ergänzende Diagnosemethode die „Thermographie" der weiblichen Brust, bei der völlig nebenwirkungsfrei ein Wärmebild der Körperoberfläche erstellt wird. Dazu werden zuerst vor und ein zweites Mal nach fünfzehnminütiger Abkühlung bei circa 21 °C Raumtemperatur und entkleidetem Oberkörper Wärmebilder der Brüste aufgenommen. Regionen der Brust, in denen entweder Entzündungen oder Tumorwachstum ablaufen, sind in der Regel überwärmt und kühlen weniger schnell ab als gesunde Gebiete. Obwohl es zur Brustthermographie bereits viele Erkenntnisse gibt, wird diese Methode leider immer noch zu wenig durch größere klinische Studien vorangebracht oder in onkologischen Zentren für Patientinnen angeboten; es fehlt die Lobby. In meiner Praxistätigkeit stellt sie seit gut zehn Jahren eine wichtige und im Vergleich zur klassischen Röntgen-Mammografie eine völlig nebenwirkungsfreie Zusatzmethode zur Überwachung der weiblichen Brustgesundheit dar.

Grundsätzlich gilt, dass Blutungen aus dem Darm unbedingt ärztlich abgeklärt werden sollten. Sie können harmloser Natur (zum Beispiel durch Risse in der Analschleimhaut oder durch Hämorrhoiden), aber auch ein Zeichen für Darmkrebs sein. Generell nimmt das Krebsrisiko mit steigendem Lebensalter zu. Ältere Menschen, und das gilt bereits für „junggebliebene" Menschen in den Sechzigern, sollten daher ihre Gesundheit regelmäßig untersuchen lassen.

6.5 Die Behandlung von Leukämie – eine „flüssige" Krebsart

Bis vor rund 70 Jahren kam die Diagnose der akuten Leukämie einem Todesurteil gleich. Keine Behandlung konnte ihren schnellen und stets tödlichen Verlauf stoppen, bis 1947 der U.S.-amerikanische Pathologe Sindey Farber zum ersten Mal ein Zellgift einsetzte, das Folsäure entgegenwirkt und die unreifen Leukämiezellen abtötete. Obwohl der Erfolg der Behandlung anfangs nur zu einer Lebensverlängerung von einigen Monaten führte, war damit das Zeitalter der Chemotherapie eingeleitet, die seither weiter verfeinert und intensiv erforscht wurde.

Heute haben Leukämiepatientinnen und -patienten je nach Art und Stadium eine vergleichsweise gute Prognose. Sie sollten sich deswegen unbedingt an ein Behandlungszentrum wenden, das damit große Erfahrung hat. In der Regel sind dies Universitätskliniken. Ich habe in meiner gesamten Berufszeit keine wirksame Alternative zu ihnen kennengelernt. Die Aufgabe der Komplementärmedizin besteht im Fall von Leukämie in der Begleitung durch die „Terrain-Therapien", wie sie in diesem Buch am Beispiel der zwölf Vitalfelder dargestellt sind, als Unterstützung vor und nach der speziellen hämatoonkologischen Behandlung in einer Universitätsklinik.

6.6 Die Behandlung mit nicht-onkologischen Arzneimitteln

Zum Off-Label-Use von Arzneimitteln mit Anti-Krebs-Effekt

In der Geschichte der Pharmakologie – vor allem der des vergangenen Jahrhunderts – findet man viele Beispiele von erst allmählich entdeckten und/oder zusätzlichen Effekten von Arzneimitteln, die ursprünglich für ein anderes Krankheitsbild entwickelt wurden.

Das fiebersenkende Schmerzmittel Acetylsalicylsäure (ASS) beispielsweise, auch als Aspirin bekannt, erlangte erst viele Jahrzehnte nach seiner Einführung seine zusätzliche Bedeutung als blutverdünnendes Medikament in der Prophylaxe von Schlaganfall oder Herzinfarkt.

Ähnlich war die Entwicklung des Blutzucker senkenden Typ-2-Diabetiker-Mittels Metformin, von dem seit einigen Jahren bekannt ist, dass es das Krebsrisiko senken oder das Wachstum von Krebs verlangsamen kann. In der renommierten Fachzeitschrift *Nature* wurde im Januar 2020 eine Studie veröffentlicht, in der beschrieben wurde, wie im Laborversuch 4518 Arzneimittel an 518 unterschiedlichen humanen Krebszelllinien von insgesamt 24 verschiedenen Krebsarten auf ihre Wachstum hemmenden Eigenschaften untersucht wurden. Dabei wurden 49 nicht-onkologische Arzneistoffe gefunden, die jeweils in schwächerer oder stärkerer Form eine abtötende Wirkung von Krebszellen zeigten. Die Publikation kommt zu dem Schluss, dass diese Arzneimittel, die sich in der klinischen Anwendung als wirksam erweisen, in weiteren klinischen Studien untersucht werden sollten, um eine sichere Anwendung zu gewährleisten. Problematisch bei der Finanzierung solcher Studien ist allerdings, dass die Patente für viele dieser Mittel bereits abgelaufen sind und dadurch die wirtschaftliche Motivation fehlt, da sich kein (zusätzliches) Geld mit ihnen verdienen lässt. Das ist aber keine befriedigende Perspektive für diejenigen, die heute an Krebs erkrankt sind und nach Mitteln suchen, die ihr Leben verlängern und dabei die Lebensqualität erhalten könnten. Immerhin gibt es eine wachsende Anzahl von Patientinnen, die diese Mittel für sich nutzen, und Ärzte, die Ihnen dabei helfen wollen.

Die englische Physiotherapeutin, Buchautorin und Krebsüberlebende Jane McLelland stellt in ihrer Biographie dar, wie sie von ihrem metastasierten Gebärmutterhalskrebs im vierten Stadium wieder genesen konnte. Am Ende des Buches beschreibt sie eingehend, was sie über Jahre studiert und schließlich bei sich selbst angewandt hat: die nicht-onkologischen Arzneimittel (auch *re-purposed drugs* oder *off-label drugs*), die ihr Krebswachstum stoppten und dadurch wieder das innere Gleichgewicht zwischen gesunden und erkrankten Zellen ermöglichten. McLelland beschreibt vor allem drei Stoffwechselwege von Krebs, die mit ursprünglich für andere Krankheiten entwickelten Arzneimitteln blockiert werden können. Damit wird die für die Krebszellen lebensnotwendige Energiezufuhr verhindert, wodurch sie im besten Falle ausgehungert werden. Die von ihr erwähnten Arzneimittel sind das oben bereits erwähnte Typ-2-Diabetes-Mittel Metformin sowie Dipyridamol (ein antientzündliches, Thrombose verhinderndes Mittel, das hauptsächlich zur Vorbeugung von Schlaganfällen eingesetzt wird), Mebendazol (ein Arzneimittel gegen Wurmbefall), Atorvastatin (ein Mittel zur Senkung der Blutfettwerte) und Doxycyclin, ein klassisches Antibiotikum.

Während zwei persönlicher Begegnungen mit Jane McLelland auf Tagungen in England 2018 und in den USA 2019 konnte ich mir ein eigenes Bild von ihrer Vitalität und der Begeisterung für ihre Entdeckungen machen, als sie Teile ihres Buches vortrug. Für Ärzte und Betroffene kann es zwar viele Anregungen geben, doch auch hier ist kein alleiniges Patentrezept für eine erfolgreiche Behandlung von Krebs zu finden. Seit meiner ersten Bekanntschaft ist dieses Buch immer wieder Anregung für mich gewesen, nach weiteren nicht oder wenig belastenden Methoden und Mitteln zu suchen, mit denen meine Patientinnen und Patienten ihre Krebserkrankungen weiter unter Kontrolle bringen können.

Allen nicht gegen Krebs zugelassenen Arzneimitteln gemeinsam ist, dass sie relativ geringe oder weniger aggressive Nebenwirkungen im Vergleich zu den klassischen Chemotherapie-Mitteln haben. Sie können alle in der von einem Arzt individuell festgelegten Dosis auch langfristig eingenommen werden und kosten vergleichsweise wenig. Ein weiteres gemeinsames Charakteristikum ist, dass sie vor allem jeweils einen der drei wichtigsten Stoffwechselwege von Krebszellen hemmen: Sie beeinträchtigen entweder die Zufuhr von Glucose, wirken auf Aminosäuren/Glutamin oder reduzieren den Fettstoffwechsel von Krebszellen. Eine praktische Anlaufstelle zur Verschreibung von Off-label-Arzneimitteln bei Krebs war in den letzten Jahren die Londoner „Care Oncology Clinic". Einige unserer Patienten konnten sich dort Rezepte ausstellen lassen, hauptsächlich für die vier oben genannten Arzneimittel, um durch sie ihre Krebserkrankung zu bremsen: Das Medikament gegen Typ-2-Diabetes Metformin, das Blutfett senkende Atorvastatin, das Antiparasiten-Medikament Mebendazol und das Antibiotikum Doxycyclin. In der Anwendung dieser Medikamente erfahrene Ärzte entscheiden je nach Tumorart, welche Mittel in welchem Einnahmeschema eingenommen werden können. Nach regelmäßiger Auswertung des Krankheitsverlaufs wird das Einnahmeprotokoll – je nach Erfolg – entweder beibehalten oder gegebenenfalls verändert.

Weitere Beispiele für eine Off-label-Anwendung bei Krebs sind Sildenafil, besser bekannt als Viagra, für das es Hinweise gibt, bei Darmkrebs positive Wirkungen zu entfalten, Betablocker (vor allem bei Eierstockkrebs), das Mittel Disulfiram, das eigentlich zur Rückfallprophylaxe bei Alkoholismus eingesetzt wird, das antientzündlich wirkende Celecoxib, das zum Beispiel bei Gelenkentzündungen eingesetzt wird und das altbewährte Schmerz- und Suchtersatzmittel Methadon.

Die an der Universitätsklinik Ulm forschende Chemikerin Claudia Friesen entdeckte bereits 2008, dass Methadon (vor allem eine Mischung aus zwei verschiedenen Formen Methadon, das sogenannte D,L-Methadon) im Laborversuch eine spezifische Wirkung auf Krebszellen hatte, die unter anderem deren zelluläre Entgiftung hemmte. Sie löste mit ihren Veröffentlichungen aus den Jahren 2008 bis 2014, die später auch in Medien wie Tageszeitungen, Radio- und Fernsehsendungen besprochen wurden, nicht nur große Hoffnung, sondern auch einen wahren Sturm an Kritik aus. Ärzte, die ihren schmerzgeplagten Tumorpatienten D,L-Methadon als Schmerzmittel verschreiben, können seit Jahren die Erfahrung machen, dass damit nicht nur die durch den Tumor ausgelösten Schmerzen gut und mit geringen Nebenwirkungen in den Griff zu bekommen sind, sondern auch ein Synergieeffekt mit anderen Krebs abtötenden Therapien eintritt. Natürlich wären weitere klinische Studien dazu mehr als wünschenswert. Das gleiche Problem wie eben beschrieben ist aber auch hier, dass mit den Gewinnen dieses vorhandenen, sehr preiswerten Mittels (es wurde bereits im Zweiten Weltkrieg als Schmerzmittel mit stimmungsaufhellender Wirkung entwickelt und eingesetzt) weitere Studien niemals zu finanzieren sind: „Leben hat seinen Preis: Methadon könnte womöglich Tausenden Krebspatienten helfen. Dennoch wird der Wirkstoff nicht erforscht, weil er zu wenig Profit verspricht.“

Ich möchte ausdrücklich davor warnen und dringend davon abraten, mit diesen Mitteln selbst zu experimentieren, ohne eine erfahrene

Ärztin einzubeziehen. Die hier erwähnten Arzneimittel sind alle rezeptpflichtig und besitzen Nebenwirkungen, die mit den Risiken einer weiter fortschreitenden Krebserkrankung von einem erfahrenen Arzt oder einer Therapeutin abgewogen werden müssen. Sie können Interaktionen mit anderen Mitteln haben und sollten in jedem Fall über die Dauer der Einnahme ärztlich überwacht werden.

6.7 Vom „Point of no Return" und der Palliativmedizin

Was tun, wenn die Krankheit voranschreitet und unkontrollierbar ist?

Krebserkrankungen führen in vielen Fällen und nach oftmals vielen Jahren intensiver Therapien zu einem Punkt, ab dem ein Voranschreiten der Erkrankung nicht mehr aufzuhalten ist. Abgesehen von an Wunder grenzenden Verläufen, von denen es einige dokumentierte Fälle gibt, müssen sich immer wieder viele Menschen mit dieser Tatsache abfinden. Auch für Ärztinnen und Therapeuten ist dies eine schwierige Situation. Wenn die Tumorlast einerseits und die Schwächung des Vitalfeldes andererseits zu groß ist, können ab einem gewissen Punkt medizinische Behandlungen häufig nichts mehr gegen das Voranschreiten der Tumorausbreitung bewirken. Gewisse Behandlungsmethoden sind vielleicht noch vorhanden, aber ab einem gewissen Punkt eben nicht mehr schnell und effektiv genug. Das Verhältnis von Nebenwirkungen und gewünschtem krebshemmenden Effekt verschiebt sich ab einem gewissen Punkt immer mehr in Richtung Nebenwirkungen. Es erscheint dann manchmal, als wolle man versuchen, das Meer mit einem Löffel auszulöffeln. Dieses Eingeständnis ist eine unwahrscheinlich schwierige, aber auch wichtige Einsicht, die es gilt, mit den Patientinnen bzw. Patienten und ihren Angehörigen zu besprechen.

Ich habe in meinem Leben als Arzt mehrmals Patienten getroffen, die mir noch wenige Tage vor oder sogar am Tag ihres Todes mitteilten, niemals aufgeben zu wollen, und jetzt spürten, dass ihre Heilung nahe sei. Nur mit einem spirituellen Verständnis von Leben und Tod kann man hier erahnen, was diese Menschen fühlten oder erkannten und was der Dichter Novalis in einem Gedicht beschrieb:

„Im Tode ward das ew'ge Leben kund,
Du bist der Tod und machst uns erst gesund."

Diese Bedingtheit zu verstehen, zu akzeptieren und die Patienten auf das Sterben vorzubereiten, ist eine wichtige Aufgabe des Arztes, die oft mit sehr ambivalenten Gefühlen von Ohnmacht einhergeht. Den Tod als unausweichlich anzusprechen und auch die Angehörigen darauf vorzubereiten, mit dem Sterbenden über den Tod und seine Ängste, Glaubenshaltungen oder Wünsche im Todesfall zu sprechen, ist eine wichtige Therapiemaßnahme im letzten Abschnitt der Krebsbehandlung.

Auf jeden Fall kann und sollte bis zuletzt eine unterstützende medizinische Behandlung bereitstehen, um die Schmerzen, die Übelkeit und Ängste zu mildern und die Lebensqualität so weit wie möglich zu erhalten. Von ärztlicher Seite wird dies auch als *best supportlive care* bezeichnet, wobei die unterstützenden Therapien auch in palliativmedizinische Betreuung übergehen können.

Das Wort Palliativ (vom Lateinischen *palliare*) bedeutet eigentlich „mit einem Mantel umhüllen" und ist eine Behandlung, die Beschwerden einer Krankheit lindert, aber ihre Ursachen nicht mehr bekämpfen kann. Palliativ denken heißt, das Leben weiter zu unterstützen und den Tod als natürlichen Prozess zu akzeptieren. Unter Palliativmedizin im engeren Sinne versteht man, die höchstmögliche Lebensqualität in einer Lebenssituation zu erhalten, in der es keine wirkungsvolle Behandlung von Krebs, also keine Tumorreduktion, mehr geben kann. Ab diesem Punkt geht es nicht mehr darum, dem Leben mehr Tage zu geben, sondern den Tagen mehr Leben. Oft wird das Wort Palliativ aber auch ganz anders verwendet, zum Beispiel wenn Onkologen davon ausgehen, dass keine komplette Heilung (CR) mehr in Aussicht steht. Palliativmedizin und palliative Behandlungen können aber manchmal über viele Jahre andauern.

Es ist ein Segen, dass uns die moderne Arzneimitteltherapie wirksame und sichere Mittel an die Hand gibt, die es auch mit den schweren Symptomen und Schmerzen der letzten Tage aufnehmen und ein würdiges Lebensende ermöglichen können. Das Gespräch und die menschliche Nähe sind dabei nicht nur wichtig, sondern unverzichtbar.

6.8 Inner-Life-Training

6.8.1 Körper, Geist und Seele neu ausrichten mit der Kraft der positiven Affirmationen

Anpassungsfähigkeit ist die höchst erfolgreiche Überlebensstrategie, die in der gesamten Natur genutzt wird. Angefangen beim Leben der Bakterien bis hin zu Zellen oder dem hochkomplexen Menschen findet Leben durch Anpassungsfähigkeit einen Weg, Herausforderungen zu meistern, zu überleben und ausdauernd und erfolgreich zu leben. Anpassungsfähigkeit bedeutet, dass man sein Verhalten den Umständen entsprechend anpasst. „Wenn das Leben dir Zitronen gibt, mach Limonade“, drückt es auf humorvolle Weise in einfachen Worten aus. Wie *Heilung* zu verstehen ist und welchen dynamischen Prozess dieses Wort eigentlich beschreiben sollte, wurde bereits in verschiedenen Zusammenhängen erläutert. Unser Organismus ist niemals ganz frei von Krankheit erzeugenden Faktoren. Wie wir aber mit dieser Tatsache umgehen und welche Anteile wir in uns stärken wollen, ist der entscheidende Schlüssel zu einem gesünderen, zufriedeneren Leben. Hier kann darum das Wissen helfen, dass wir aufgrund unserer evolutionären Entwicklung nicht nur ein Gehirn in Form eines einzigen „Wesens“ haben, das unser Verhalten beeinflusst und lenkt. Wir besitzen mindestens drei Areale im Gehirn, die mehr oder weniger effizient zusammenarbeiten. Daneben gibt es noch weitere *Unterpersönlichkeiten* oder *Ich-Zustände*, die zu dem beitragen, was wir unsere „Persönlichkeit“ nennen. Abhängig von der Qualität dessen, was wir erfahren, wird der eine oder andere Teil unseres Gehirns aktiviert und beherrscht unser Verhalten. Wie bereits über die limbische Stressreaktion angesprochen (→ Seite 141; 259), gibt es unterschiedliche Teile unseres Gehirns, die die Evolution gebildet hat:

- Der bewusste Teil, der sich hauptsächlich im Frontallappen befindet
- Das Mittelhirn, welches das limbische System und die Amygdala umfasst und
- Der Hirnstamm, in dem die archaischen und grundlegenden Instinkte oder Verhaltensmuster angesiedelt sind.

Veränderungen sollten demnach nicht nur in unserem alltäglichen Leben (zum Beispiel durch Verhaltensänderungen und/oder Ernährungsumstellung usw.), sondern auch in unserem Kopf stattfinden, damit wir uns optimal anpassen, d.h. adäquat reagieren können, wenn Krebs zu einer Tatsache in unserem Leben wird. Sind wir direkt betroffen, löst der Krebszustand oder eine andere, lebensbedrohende Krankheit, mit der wir leben, ein hohes Maß an Unsicherheit und Angst und den beschriebenen Flucht- oder Kampfreflex in unserem Gehirn aus. Hier kommt also unser urzeitliches Erbe ins Spiel, und es soll blitzschnell entschieden werden, ob es sinnvoll ist zu fliehen oder zu kämpfen. Dieser „Schalter" bzw. das Zentrum dieser Stressreaktion ist die *Amygdala* (aus dem Altgriechischen und aufgrund ihres Aussehens auch „Mandelkern" genannt). Sie liegt im Mittelhirn und ist Teil des limbischen Systems, das auch wegen der entwicklungsgeschichtlich frühen Entstehung als „Reptiliengehirn" bezeichnet wird. Dieses *Alarmzentrum* verursacht eine Menge emotionales Unbehagen, wenn es um lebensbedrohliche Nachrichten geht. Emotionen von milder Angst bis hin zu großer Panik werden unter anderem durch die Ausschüttung von Stresshormonen verursacht, und es sind eben diese Stress- und Angstreaktionen, die das Immunsystem und viele wichtige Funktionen der Selbstheilungskräfte blockieren, die jedoch eingeschaltet werden, sobald wir verstehen, dass unser Leben auf dem Spiel steht. Es sind Notfallreaktionen, die uns innerhalb von Sekunden oder Minuten aus einer gefährlichen Situation bringen sollen. Die Amygdala ist also nicht dafür geschaffen, sich mit einem Feind „anzufreunden" oder einen Weg zu finden, mit Krebs zurechtzukommen. Auch deshalb trifft es die Bezeichnung *Reptiliengehirn* recht gut. Die Ausschüttung von Stresshormonen wie Cortisol, Adrenalin und Noradrenalin setzt unmittelbare Energie für die Flucht oder den Kampf frei, als wäre Krebs der Räuber, der unser Leben in dieser Sekunde mit Angriff bedroht. Wenn die lebensbedrohende Herausforderung aber kein wildes Tier oder ein aggressiver Krieger, sondern eine Erkrankung ist, ist diese uralte Kampf- und Fluchtreaktion die falsche Antwort auf Stress.

Eine weitere, dritte Stressreaktion, die die evolutionäre Entwicklung überdauert hat, ist das *Einfrieren*. Wenn unsere Vorfahren dem Säbelzahntiger (dem archetypischen Aggressor früherer Zeiten) nicht entkommen konnten, weil er bereits zu nah war und sowohl Flucht als auch Kampf aussichtslos schienen, stellten sie sich tot, sie erstarrten. Dies waren gute Strategien vor einigen Tausend Jahren, als die Gefahr im Leben von wilden Tieren, Krieg oder aggressiven Nachbarn ausging. Es sind tatsächlich schlechte Strategien, wenn die Gefahr eine chronische Krankheit ist. So können wir aber verstehen, warum wir uns als Reaktion in manchen Situationen ohnmächtig, betäubt, gelähmt oder deprimiert fühlen und „einfrieren"; aber auch, warum wir schreien, rennen, uns für schädliche Therapien entscheiden und etwas tun *müssen*, jetzt, hier und sofort (Kampf), oder warum wir bestimmte Dinge wie eine Krebsdiagnose leugnen und nicht wahrhaben wollen (Flucht).

Die alte Vernunft, auf die unsere Amygdala programmiert ist, um sich sicher zu fühlen, besteht darin, den Räuber zu eliminieren. Im Fall von metastasiertem Krebs hilft dieses Programm aber nicht weiter. Es macht uns ängstlich und auf lange Sicht schwach. Es tut uns keinen Gefallen. Tatsächlich kann es sogar unser Leben ruinieren.

So weit entwickelt sich die Menschheit auch teilweise empfinden mag: Die Evolution hat uns in diesem Fall – ausgestattet mit den Genen und Verhaltensmustern unserer Vorfahren – nicht gut genug darauf vorbereitet, mit langfristig lebensbedrohenden Herausforderungen optimal umgehen zu können. Deshalb müssen wir jetzt eine neue Strategie lernen! Das intelligente Gehirn, das sich im Stirnlappen hinter der Stirn befindet, kann lernen, einen besseren Weg zu gehen: die Kontrolle von Krebszellen durch Ihr Immunsystem und Ihre Selbstheilungskräfte. Wenn die Amygdala also wie ein „Rauchmelder" funktioniert, der uns vor möglichen „Brandgefahren" schützt und uns warnt, sobald „Rauch" in der Luft liegt, müssen wir ihn neu kalibrieren, falls wir in der Nähe von „offenem Feuer" oder einem „verrauchten" Bereich wohnen – mit anderen Worten: wenn Krebs ein Teil des Körpers und des Lebens ist.

Wir müssen eine *neue Normalität* finden und die Tatsache akzeptieren, dass Krebszellen vorhanden sind. Die damit verbundene Ungewissheit muss von unserem *Gefahrenmelder* akzeptiert werden und ein Teil des „neuen" normalen Lebens werden, das nie wieder sein wird wie zuvor. Je eher wir es akzeptieren, desto besser werden wir mit unserem Zustand, der Prognose und unserem Leben zurechtkommen.

Diese Rekalibrierung wird Zeit benötigen und erfordert Übung in Gehirn und Psyche. Wir müssen die Sprache lernen, die die Amygdala spricht und versteht. Klinische Hypnose verwendet Kommunikationstechniken, die den Weg vom Bewusstsein zum unterbewussten limbischen System, in dem die Amygdala operiert, überbrücken. Eine dieser Techniken ist zum Beispiel das „Inner-Life-Training" (ILT), wie im Folgenden vorgestellt. Nach dem gleichen Prinzip wirken auch die unten aufgeführten Heilmeditationen.

Nach mehr als 25 Jahren praktischer Erfahrung kann ich Ihnen versichern, dass dies ein wesentlicher Teil der Veränderungen ist, um länger und besser zu leben, egal in welchem Stadium Ihres Krebszustandes Sie sich gerade befinden: Das Wissen über die Funktionsweise der Stressmuster zu nutzen, um eine optimale Strategie zur Bewältigung von Krebs zu erlernen, wird Ihr Leben angenehmer machen, Angst und Stress reduzieren und Ihnen eine längere und bessere Lebensqualität verleihen. Ihr Unterbewusstsein wird die neue Normalität langsam und sicher zulassen und die Stresssignale jedes Mal reduzieren, wenn Sie ILT üben. Nach einer Periode des Einübens wird die *neue Normalität* zu einer neuen und gesunden Einstellung und gibt Ihnen die beste mentale Voraussetzung für eine Verbesserung Ihrer Gesundheit.

6.8.2 Wie Sie ILT praktizieren können

Setzen Sie sich bequem auf einen Stuhl. Ihr Oberkörper ist aufgerichtet. Beine und Arme sind nicht gekreuzt, sondern parallel ausgerichtet und – wenn Sie wollen – sind Ihre Handflächen nach oben gerichtet und ruhen auf Ihren Schenkeln. Falls es sich für Sie besser und *geerdeter* im Stehen anfühlt, sollten Ihre Füße hüftbreit auseinander stehen, Ihre Knie sind dabei möglichst nicht durchgestreckt, die Arme hängen locker an der Seite.

Fühlen Sie den Boden unter Ihren Füßen, fühlen Sie das Gewicht Ihres Körpers auf dem Stuhl ruhen. Fühlen Sie Ihren Atem. Atmen Sie etwas tiefer und langsamer.

Benutzen Sie Ihre Bauchmuskeln zum Atmen. Fühlen Sie, wie Ihr Bauch während des Einatmens hervortritt und wie er sich beim Ausatmen zusammenzieht. Versuchen Sie, Ihre Schultern entspannt zu halten. Atmen Sie nur mit Ihrem Bauch. Atmen Sie langsam.

Sie können Ihren Atem verlangsamen, indem Sie mit leichtem Widerstand, den Sie mit Ihren Lippen bilden, ausatmen oder indem Sie nur durch ein Nasenloch ausatmen und das andere Nasenloch mit Ihrem Zeigefinger zuhalten (eine Technik, die im Yoga angewendet wird).

Langsames Atmen ist eine sehr effektive Möglichkeit, die Produktion von Stresshormonen innerhalb weniger Minuten abzuschalten und Ihr parasympathisches Nervensystem zu stimulieren, jenen Teil Ihres vegetativen Nervensystems, der für Selbstheilung, Regeneration, gute Verdauung, Muskelentspannung und gute Gefühle steht. Nach einigen Minuten bewusster, langsamer Atmung können Sie sich auf eine Affirmation konzentrieren, die Sie gern einüben. Affirmationen sind innere Worte oder Gedanken, die gute Gefühle schaffen, Hoffnung geben und auf Wahrheit und Mitgefühl basieren. Affirmationen wirken am stärksten, wenn wir uns auf sie konzentrieren und sie uns langsam immer wieder vorsagen, den Worten eine spezielle Farbe oder gedachte Lichtenergie geben und sie mit einer körperlichen (somatischen) Empfindung, wie etwa einer sanften Berührung, kombinieren. Sie können auch die folgenden Formulierungen benutzen, um ILT zu praktizieren oder sich auf die Heilmeditationen einzustimmen. Fühlen Sie sich auch hier frei, zu sitzen oder zu stehen, wie es für Sie am besten funktioniert:

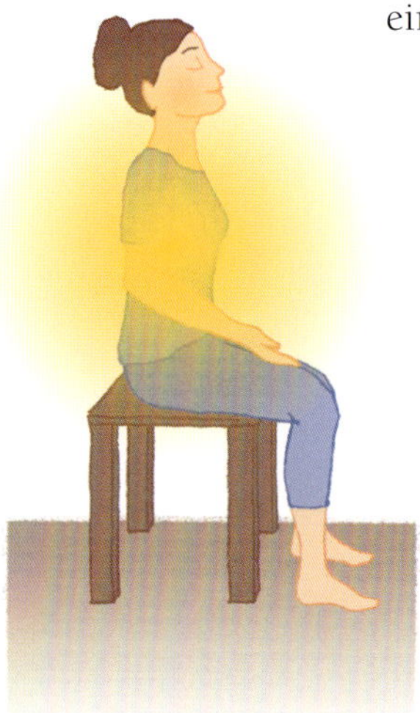

- Ich fühle meinen Körper, der sicher auf diesem Stuhl ruht (der sicher steht).
- Ich fühle meinen Atem und genieße es, tief und langsam zu atmen. Ich spüre, wie es meinem Körper hilft, zu heilen.
- Ich erlaube mir, mich jetzt gut zu fühlen, und lasse alle Spannungen los. Die Angst, die Sorgen, die ich in der Vergangenheit hatte. Ich atme die Vergangenheit aus und atme das jetzt ein!
- Ich fühle die Kraft des Lebens in meinem Herzen.
- Ich bin dankbar für das Geschenk des Lebens, das mein Herz in diesem Moment bewegt.
- Ich beschließe nun, mich auf die Kraft des Lebens zu konzentrieren, die ich in meinem Herzen spüre und die von meinem Herzen aus in meinen ganzen Körper fließt.

Legen Sie sanft die Hand auf Ihr Herz und fühlen Sie:

- Ich fühle die Wärme meiner Handfläche und die Bewegungen meines Herzens, das ist das Zentrum des Lebens in meinem Körper.
- Ich konzentriere mich auf diese Kraft, die ich tief in mir selbst fühle, gebe ihr meine Lieblings-Heilfarbe und lasse sie durch meinen ganzen Körper fließen.
- Zusammen mit meinem Atem fühle ich die Kraft der Selbstheilung, die Kraft in meinem Immunsystem im Blut, die ich wieder stark werden lasse und die mir hilft, gut auf meine Gesundheit, meinen Körper und mich selbst zu achten.
- Ich habe starke Gründe, mein Leben zu leben.

6.8.3 ILT-Affirmationen bei sowohl physischem als auch emotionalem Schmerz

Führen Sie folgende Schritte durch:

- Fühlen Sie den Schmerz, und finden Sie heraus, worum es geht. Wo in Ihrem Körper fühlen Sie ihn? Welche Emotionen sind mit dem Schmerz verbunden? Beschreiben Sie diese.
- Konzentrieren Sie sich auf diesen Punkt in Ihrem Körper, an dem Sie den Schmerz am stärksten spüren. Wagen Sie, ihn wirklich intensiv zu fühlen. Gehen Sie zu diesem Ort in Ihrem Körper, wo Sie ihn intensiv spüren, und machen Sie dann die ILT-Bestätigungsübung von Seite 293. Atmen Sie durch die Stelle in Ihrem Körper, wo Sie den Schmerz am stärksten spüren. Fühlen und sehen Sie mit Ihrem inneren Auge, wie dieser Fleck weicher und weicher wird, leichter und leichter, je mehr Sie durch ihn atmen.
- Verwandeln Sie diesen Punkt in Ihrer inneren Vorstellung, und geben Sie ihm einen Sinn oder einen Namen. Sie können ihn Ihren Heilpunkt nennen, der Sie daran erinnert, von Zeit zu Zeit die ILT-Übungen zu machen. Bedanken Sie sich bei ihm.
- Verwenden Sie keine beurteilenden Ausdrücke, wenn Sie Affirmationen durchführen. Verwenden Sie Begriffe, die Akzeptanz oder sogar Dankbarkeit in Ihren Aussagen beschreiben, und vermeiden Sie Urteile mit allen Mitteln.

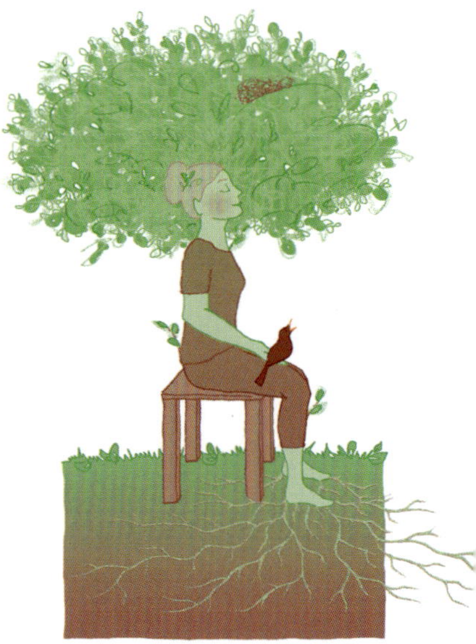

6.9 Heilmeditationen

Unter der Überschrift „Heilmeditationen – Bewusstsein ausrichten und Kohärenz fördern" haben wir in Kapitel 3.8: *Die Verschiebung des Immunsystems* (→ Seite 155; 164) bereits den Zusammenhang von Körper und Seele (Physis und Psyche) dargestellt und auf die hier vorgestellten

Heilmeditationen verwiesen. Sie können genau wie beschrieben von Ihnen durchgeführt werden, sie können aber auch beispielhaft als Anregung für Ihre eigenen Sätze und Formulierungen dienen. Um die Heilmeditationen durchzuführen, setzten Sie sich wie oben beschrieben aufrecht und bequem hin oder stellen sie sich sicher hin, bevor Sie beginnen.

Heilmeditation 1: Sicherheit im All-eins-Sein

In meinem Körper fühle ich Sicherheit.
Sicherheit strömt mit meinem Atem durch all meine Glieder.
Wärme fühle ich in meinem Schoß, aus dessen Kraft ich schöpfe.

In meinem Herzen fühle ich mein Leben.
Mein Leben fließt in meinem Blut in mir,
von meinem Herzen bis in meine Fingerspitzen
und von meinen Zehen zurück bis in mein Herzzentrum.
Alles in mir wird von meinem Blut durchströmt und belebt.

In meinem klaren Bewusstsein, jetzt, in diesem Augenblick,
erfühle ich mein wahres Wesen:
Meine Herkunft, mein Jetzt-Sein und meine Zukunft.
Ich bin es, der sie betrachtet, sie führt und sie ergreift,
durch alle Zeiten.
Zeitenlos bin ich, immer bei mir, bin ich
die, die ich bin (der, der ich bin).

In der Sicherheit meines warmen Schoßes,
im lebendigen Strom meines Blutes
und meiner Selbstheilungskräfte,
im sinnstiftenden Licht meines klaren Bewusstseins
fühle ich mit Dankbarkeit die heilende Kraft der Verwandlung,
wie sie mich durchströmt und durchwärmt
und wie Sicherheit mich trägt durch all mein Dasein.

Heilmeditation 2: Heilung durch Wärme, Leben und Licht

Wärme – in meinem Schoß.

Leben – in meinem Herzen.

Licht – in meinem Bewusstsein.

Wärme, Leben und Licht,
sie strömen in mir,
in heilenden Wellen,
im Auf und Ab meines Atems,
im Pulsieren meines Herzen.

Sie weben mein Lebenskräftefeld,
sie wirken heilend
in meinem ganzen Körper.

Ich fühle sie.

Ich verstärke ihr Strömen
durch meinen Atem.

Ich begleite sie
mit meinem inneren Licht
in liebevollem Erkennen.

Ich bin dankbar für die Heilung
in diesem Augenblick,
in meinem ganzen Leben.

Heilmeditation 3: Liebe

Die Scham, da ist sie.
Ich lasse sie los.
Sie gleitet von mir ab.

Die Schuld, ich fühle sie.
Ich lasse sie los und spüre, wie sie weiterzieht,
wie eine Wolke am Himmel.

Die Angst, ich kenne sie wohl.
Ich höre ihr noch eine kleine Weile zu
und entlasse sie, in Ruhe und Sicherheit.

Den Stolz, ich kenne ihn.
Ich lächle ihn an und lasse ihn stehen,
während ich innerlich weitergehe, zu mir.

Den Mut, ich spüre ihn
und atme ihn ein.

Die Bereitschaft, ich fühle sie
und öffne mich für sie und mein Leben.

Das Anerkennen dessen, was ist.
Ich fühle, wie wohl es mir tut,
und schaue auf die Dinge
und sehe sie, so wie sie sind.

Die Liebe. Ich bin aus ihr und in ihr.
Ich liebe mein Leben und mein Leben liebt mich.

Ich liebe.

Heilmeditation 4: Meditieren mit den sieben Chakren

Diese Meditation ist nach dem System der sieben Lebenszentren, den sogenannten Chakren des tantrischen Buddhismus aufgebaut. Sie bestehen aus dem

- Wurzelchakra (Muladhara Chakra),
- dem Sakralchakra (Svadhistana Chakra),
- dem Solar Plexus Chakra (Manipura Chakra, auch bekannt als Sonnengeflecht),
- dem Herzchakra (Anahata Chakra),
- dem Kehlkopfchakra (Vishudda Chakra),
- dem Stirnchakra (Ajna Chakra, auch bekannt als das *dritte* Auge) und
- dem Kronenchakra (Sahasrara Chakra),

die alle auf einer geraden Linie innerhalb der Körperachse liegen. Die Zahlen der einzelnen Sätze stehen dabei für das jeweilige Chakra, denen vom Körper unten beginnend (dem Wurzelchakra im Genitalbereich) bis hinauf zum Scheitelpunkt des Kopfes (Kronenchakra) die Nummern eins bis sieben gegeben werden:

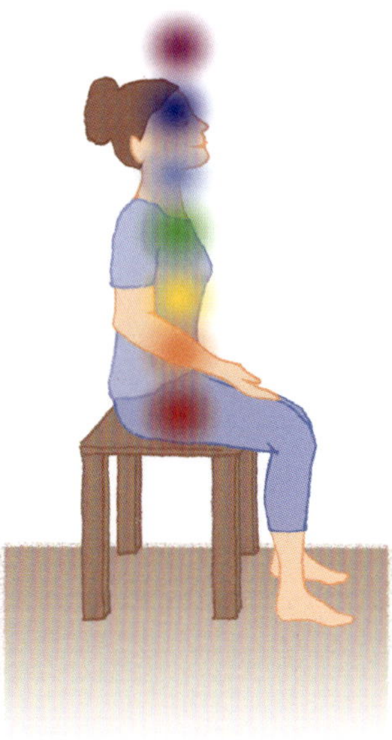

1 Ich fühle die Sicherheit und Stabilität als Kraftquelle tief unten in meinem Becken, das mich wie durch eine Wurzel mit den Lebenskräften der Mutter Erde verbindet. (Genitalbereich)
2 Ich fühle meine Kreativität und meine Schöpferkraft in meinem mittleren Becken und lasse sie frei fließen als Ausdruck meiner Weiblichkeit/Männlichkeit. (Zwei Finger breit unterhalb des Nabels)
3 Ich fühle meine innere Weisheit in meinem Sonnengeflecht, die Willenskraft in der Intuition meines Bauchgefühls. (Solar Plexus)
4 Ich fühle Wärme und Mitgefühl in meinem Herzen. Ich bin geliebt und ich liebe. (Höhe des Herzens)
5 Ich fühle mich frei, mich so auszudrücken, wie es mir gemäß ist, und ich kommuniziere offen mit meiner Umwelt. (Höhe Kehlkopf)
6 Ich fühle meine Intuition und erkenne mich selbst und die Welt. (Zwei Finger breit oberhalb der Nasenwurzel, *drittes* Auge)
7 Ich bin verbunden mit meinem höheren Selbst, mit dem universellen Bewusstsein, mit Gott. (Scheitelpunkt Schädeldecke, höchster Punkt des Kopfes bei aufrechter Kopfhaltung)

Heilmeditation 5: Die Licht-Meditation

In dieser Meditation liegt der Schwerpunkt auf der Harmonisierung des eigenen väterlichen (männlichen) und mütterlichen (weiblichen) Anteils – jenseits der Erlebnisse, die uns das Leben manchmal erschweren. Hier können wir uns in Dankbarkeit mithilfe unseres Bewusstsein mit den allgemeinen Kräften des elterlichen Ursprungs verbinden, wenn nötig oder förderlich auch in der Stimmung der Versöhnung.

Im mythologischen Bild gesprochen, führt uns diese Meditation zu den Ursprungskräften von Gaia (aus der griechischen Mythologie, bedeutet es soviel wie Mutter Erde) und Uranos (der in der griechischen Mythologie den Himmel oder auch Vater Kosmos darstellt). Mit diesen beiden Kräften wird auch das Unten und Oben als das sich bedingende Prinzip dargestellt:

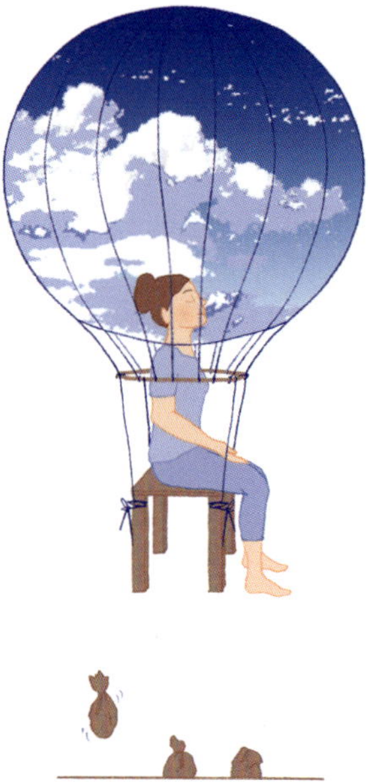

Ich fühle die wärmende Verbindung zur Erde unter mir.
Wie rotes warmes Licht strömt sie in mir durch mein Becken
entlang meiner Wirbelsäule hinauf.
Mit jedem Einatmen ziehe ich diese wärmende, Sicherheit
spendende, rote mütterliche Kraft in mich herein und geleite sie
mit meinem Bewusstsein entlang meiner Wirbelsäule
herauf bis zu meinem Haupt.
Ich fühle die klare, ordnende Kraft des Himmels über mir und
leite sie mit meinem Atem durch meinen Scheitelpunkt entlang
meiner Wirbelsäule in mich hinein.
Wie ein blaues Licht strömt sie als väterliche Kraft
ordnend in mich ein.
In meinem Herzen vereinigen sich die rote und die blaue
Lichtwelle (beim Einatmen) zu einem violetten Schein,
der (beim Ausatmen) von meinem Herzen aus
in alle Richtungen leuchtend sich verströmt.
Ich bin von Mutter und Vater gewollt und geliebt,
und ich lebe in Freiheit mein Leben.

Epilog

Krebs und ein gutes Leben schließen sich nicht aus

Es mag zunächst wie ein Paradox erscheinen. Eine Krebsdiagnose zu bekommen, kann die schlimmste Nachricht sein, die mich in meinem Leben ereilt, und sie kann gleichzeitig ein heilsamer Schlüsselmoment sein, für ein bewussteres Leben, das mehr zu mir passt, als das vor der Diagnose. Krebs in sich zu haben und ein gutes, erfülltes Leben zu leben, schließen sich nicht aus.

Wie ist das möglich?

Das Auflösen des Paradoxes macht eine differenzierte Betrachtung auf mehreren Ebenen notwendig. Ein Paradox weist stets auf einen Ebenenwechsel hin, der zu seiner Auflösung nötig ist. Dazu ist es hilfreich, dass ich einen Moment innehalte, meine gewohnten Beurteilungsstrategien ruhen lasse und mich ganz auf die Beobachtung dessen konzentriere, was gerade passiert. Diese Übung aus dem Achtsamkeitstraining empfehle ich jedem, der an einem tieferen Verständnis von Krankheit und Leben interessiert ist. Eine innere Haltung von Staunen und wachem Interesse hilft mir, den Blick auf tiefere Schichten zu lenken. Was spricht sich gerade aus in dem, was ich erfahren habe, was ich erlebe?

Stellen wir uns vor: Ein Mensch spürt einen Schmerz in seiner Brust. Er geht zum Arzt, der ihm nach der Untersuchung sagt, die Ursache des Schmerzes sei eine Krebsgeschwulst, die sich gebildet hat. „Sie haben Krebs!" Den meisten Menschen schwankt der Boden unter den Füßen, wenn sie das zum ersten Mal hören, und ein Schockzustand ist die Folge, oft für Tage oder Wochen. Angst und Todesnähe stehen unmittelbar vor einem und ziehen einen in ihren Bann. Nur eine bewusste innere Haltung kann diesen „Film" anhalten und die Kraft in einen Heilungsweg münden lassen.

Eine Einsicht kann sich einstellen: Etwas in mir hat sich dem gesunden Gleichgewicht meines Körpers entzogen. Was kann ich tun, um dieses Gleichgewicht wieder zu erlangen und gut, ja vielleicht sogar besser, mein Leben weiter zu leben, zu gestalten und auch wieder mit Sinn zu erfüllen und zu genießen?

Der philosophisch tiefsinnige Physik-Nobelpreisträger Niels Bohr (1885 bis 1962) schrieb einmal in einem Aufsatz folgende Erkenntnis:

> „Das Gegenteil einer korrekten Behauptung ist eine falsche Behauptung. Das Gegenteil einer tiefen Wahrheit kann sehr wohl eine andere tiefe Wahrheit sein."

Das ist ein Paradox. Der Ebenenwechsel wird durch das Wort *tief* ausgedrückt. Krebs ist ein „tiefes" Thema. Ein tiefes Problem, weist auf eine tiefe Wahrheit hin. Genauso ist unser Leben und unsere Biografie ein tiefes Thema mit tiefen Wahrheiten, die sich uns nur allmählich und durch eine Geduld und Selbsterkenntnis erfordernde Herangehensweise zeigen.

Auf der physiologischen Ebene ist Krebs eine potenziell todbringende Krankheit, die ich aus meinem Körper entfernen möchte, um nicht zu früh zu sterben. Auf der evolutionsbiologischen Ebene ist Krebs ein Rückschritt der Entwicklung meiner Körperzellen in einen Zustand, der den Tod meines mir bisher dienenden, hochdifferenzierten Körpers einläutet. Auf der seelischen Ebene konfrontiert mich die Krebskrankheit mit Leiden und mit existenziellen Fragen, wie ich bisher mein Leben gelebt und wie ich es in Zukunft leben möchte. Und auf der Erkenntnisebene ist Krebs ein ständig mahnender Hinweis auf die Gleichgewichtsnatur der Gesundheit, auf der aufbauend ich mein sich erfüllendes Leben vollziehen möchte. Die Möglichkeit, Krebs zu bekommen, ist tief in das Leben unserer Körperzellen eingewoben. Jede unserer Zellen trägt in sich proto-onkogene, d.h. ruhende und nach Aktivierung Krebs auslösende DNA-Abschnitte, die ich entweder mein Leben lang von der Umsetzung, Krebszellen zu erzeugen, durch eine gesunde Lebensweise abhalte oder aber durch das Gegenteil davon aktiviere, durch das allmähliche Einwirken von Krebs auslösenden Faktoren und durch das Schwinden von Gesundheit.

Wenn ich mit 100 Jahren mein Leben beende und dabei eine Krebsgeschwulst in mir habe, ist das keine Krankheit im Sinne dieses Buches. Dann ist Krebs eine natürliche Folge des Alterns und eine Tür, durch die ich aus dem Leben gehen und meinen abgenutzten Leib ablegen kann wie ein altes Kleidungsstück. Wenn Krebs die Ursache von Leiden und Lebensverkürzung ist, bevor ich mein Leben voll gelebt habe, dann ist es eine tragische Krankheit, die gelindert oder geheilt werden will.

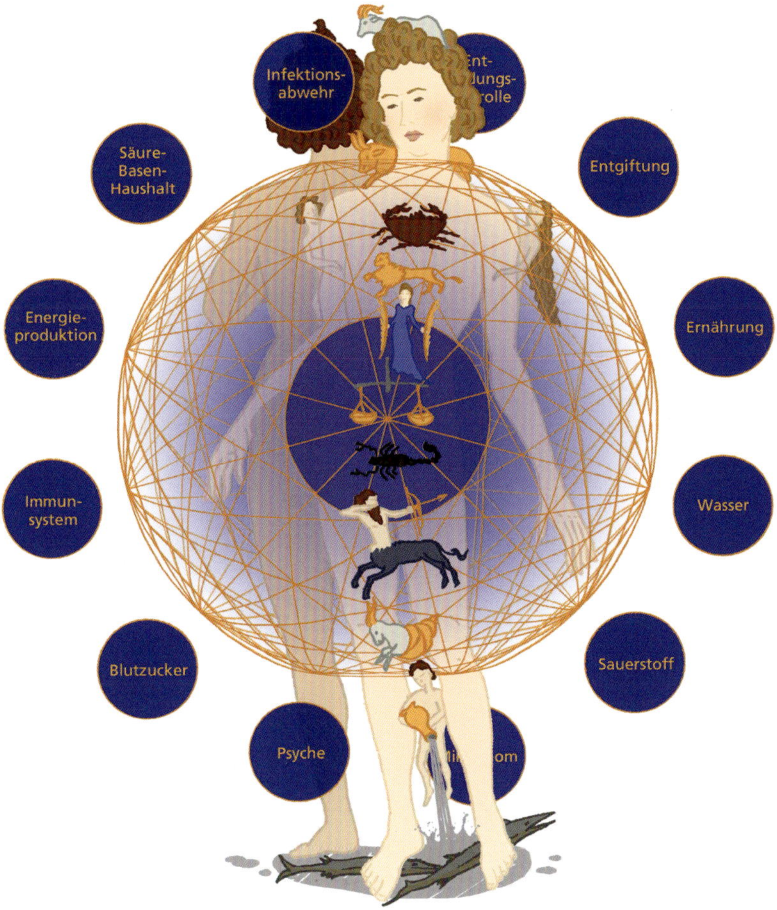

Mit Krebs sterben, nachdem ich mein Leben voll gelebt habe, das ist kein Unglück mehr. An Krebs zu sterben, bevor ich mein Leben gelebt habe, das ist die Tragik, für die dieses Buch einen vielschichtigen Lösungsweg aufzeigt, ohne jedoch ein billiges Heilsversprechen anzubieten.

Dass es neben den modernen onkologischen Behandlungen, die auf Krebselimination abzielen, einen Weg gibt, mit Krebs Frieden zu schließen, ihn als weckenden Wendepunkt zu erleben und sich zu entscheiden, gesund werden zu wollen, ungeachtet der Länge des Heilungsweges, und bereit zu sein, damit ein gelingendes Leben zu leben, bevor es gelungen ist, ist Gegenstand dieses Buches.

Danksagung

Wer das Glück hat, ein Buch wie dieses schreiben zu dürfen, darf sich mit Dankbarkeit an all die Menschen wenden, die an seiner Entstehung beteiligt waren. Ohne sie wäre dieses Buch nie zustande gekommen, und daher möchte ich meinen Dank für ihre Hilfe und die Inspiration, die sie mir gaben, an dieser Stelle zum Ausdruck bringen.

Allen voran gilt mein Dank meinen Eltern, die mir die Möglichkeit gaben, eine umfassende Schulbildung zu erfahren und schließlich Medizin zu studieren. Beide sind an den Folgen einer Krebserkrankung aus dem Leben geschieden. Ohne die wichtige Erfahrung gemacht zu haben, als Medizinstudent zu erleben, wie hilflos die Universitätsmedizin der metastasierten Brustkrebserkrankung meiner Mutter gegenüber war, wäre mein Leben sicher ganz anders verlaufen und dieses Buch nicht entstanden. Ein kleiner Teil dessen, was in diesem Buch beschrieben ist, konnte ich dann 20 Jahre später in die Begleitung meines an Krebs erkrankten Vaters einbringen, dessen Krankheitsverlauf über gut 11 Jahre wesentlich besser verlief, als es zu Beginn seiner Erkrankung zu befürchten war. In beiden Fällen bin ich dankbar für die mein Leben prägenden Erfahrungen in der Begleitung meiner von Krebs betroffenen Eltern.

Meinen Lehrern der Freien Waldorfschule Ulm gilt mein Dank dafür, dass sie nicht müde waren, meine vielen Fragen stets auf interessante Weise zu beantworten und mich dabei anspornten, immer weiter neue Fragen zu stellen. Insbesondere möchte ich Helmut Neuffer, Joachim Kratzer, Dr. Henrik Weidemann, Walter Schweizer und Reinhard Schwenk danken, dass sie mir beigebracht haben, wie man beobachtet, Phänomene auf sich wirken und zu sich sprechen lässt, staunt und forscht.

An meine akademischen Lehrer der Universität Ulm geht mein Dank, mich in die Welt der Naturwissenschaft eingeführt zu haben, insbesondere meinem Doktorvater PD Dr. med. Roderich Hohage und dem herausragenden Humangenetiker und Anthropologen Prof. Dr. Helmut Baitsch.

Für die Einführung in die Welt der Psycho-Onkologie richtet sich mein Dank an Dr. Oscar Carl Simonton, dem wohl bekanntesten Pionier auf diesem Gebiet, dessen Schriften ich bereits als Student las und der von 2000 bis zu seinem Tod 2009 mein Lehrer war.

Außerdem bedanke ich mich bei Ulrike Plaßmann, die mit ihren Illustrationen zu diesem Buch einen weiteren kongenialen Zugang zu den behandelten Themen eröffnet und darüber hinaus mit mir versucht hat, mit diesem Buch die Quadratur des Kreises zu schaffen. Sein Inhalt sollte die wissenschaftlichen Grundlagen aufzeigen und gleichzeitig für jede und jeden verständlich und anregend sein. Deshalb musste manch akademischer Ansatz auch in ausdrucksstarke Bilder und allgemein verständliche Worte gefasst werden.

Dem VAK Verlag und Herrn Schatz danke ich für die praktische Umsetzung und Veröffentlichung dieses Werks.

Meine Wertschätzung gebührt aber auch ganz besonders Ihnen, verehrte Leserin, verehrter Leser. Ihnen danke ich für Ihre Offenheit, Ihr Interesse und Ihre Bereitschaft, sich für das Buch Zeit zu nehmen und sich von seinem Inhalt berühren zu lassen.

Der größte Dank gilt jedoch all meinen Patientinnen und Patienten, die seit Beginn meiner ärztlichen Tätigkeit meine wichtigsten Lehrmeister waren und immer noch sind.

Literatur

Einleitung

Zadeh, Lofti: Fuzzy languages and their relation to human intelligence, in: Proceedings of the International Conference Man and Computer. Bordeaux/France. Published: *S. Karger,* pp. 130-165. Cited in Gaines. 1976. Foundations of fuzzy reasonin, in: International Journal of Man-Machine Studies 8(6), p 624

1 Wer an Krebs leidet und wer am Leiden verdient

Deutsches Ärzteblatt 2019: Checkpoint-Inhibitoren.

Flashar, Hellmut: Hippokrates. Meister der Heilkunst. H.C. Beck Verlag. München 2016

Gøtzsche, Christian: Tödliche Medizin und organisierte Kriminalität. Wie die Pharmaindustrie unser Gesundheitswesen korrumpiert. Riva 2014

Informationsdienst des Deutschen Krebsforschungszentrums

https://www.krebsinformationsdienst.de

International Agency for Research on Cancer: „Cancer Today"

https://gco.iarc.fr/today/home

Kleiner, P./Jaehde, U.: Checkpointinhibitoren. Dosisindividualisierung als Schlüssel zur Kostensenkung. 2020

Swanton, Charles: Journal of the Royal Society of Medicine. 2018, Vol. 111 (1) 8-14)

SGAnalytics Pharma & Life Sciences. „Insight Paper June 2017" (über die Gewinnspanne von Medikamenten)

Tirrell, Meg, in CNBC Newsletter, 2. Juni 2016 (über die Zulassung von Medikamenten)

2 Wie das Licht scheint

Bischof, Marco: Biophotonen. Das Licht in unseren Zellen. Zweitausendeins Verlag. Frankfurt 1995

Braden, Gregg: Im Einklang mit der göttlichen Matrix. Koha Verlag. Dorfen 2007

Donner, Dipl. rer. nat. Susanne: Biophotonen. Mehr Licht–mehr Qualittät. UGB. 2004

Endo H./ Inoue M.: Dormancy in cancer. Cancer Sci. 2019;110(2). 474-480. doi:10.1111/cas.13917

Nagl, F. W./ Popp, A.: A physical (electromagnetic) model of differentiation (Chaos-Köhärenz Regelkreis). 1983

Popp, Fritz-Albert: Biophotonen. Neue Horizonte in der Medizin. Von den Grundlagen zur Biophotonik. Haug Verlag. Stuttgart 2006

Wijk de, Roeland/ Aken van, Hans/ Schamhart, Dennis H. J.: Delayed Luminiscence of Rat Hepatoma Cells. Departement of Molecular Cell Biology. State University. Utrecht

Wijk van, Roeland: Light in Shaping Life. Biophotons in Biology and Medicine. Meluna 2014

3 Das holistische Modell der zwölf Vitalfelder

Drevs, Prof. Dr. med. Joachim: Integrative Onkologie. Definition, Inhalte, Bedeutung. de Gruyter Verlag. Berlin 2020

3.1 Die Entgiftung des Organismus

Arauz, J. et al.: Eur J Gastroenterol Hepatol. 26(2). 164-73. 2014

Birerdinc, A. et al.: Aliment Pharmacol Ther. 35(1). 76-82. 2012

Chen, S. et al.: J Gastroenterol Hepatol. 29(3). 435-41. 2014

Costentin, C.E. et al.: J Hepatology (54(6). 1123-9, 2011

Friedrich, K. et al.: J Gastroenterol Hepatol. 31(8). 1470-5. 2016

Gressner, O. A.: Hepatology. 50,970-978. 2009

Gressner, O. A. et al.: Liver International. 29, 886-897. 2009

Gressner, O. A.: Environmental Toxicology and Pharmacology. 28,1-10. 2009

Gutierrez-Grobe, Y. et al.: Annals of Hepatology. 11(3). 2012

https://www.kaffee-wirkungen.de/wirkungen/kaffee-und-krankheitsbilder/lebererkrankungen/

Jaruvongvanich, V. et al.: Clin Res Hepatol Gastroenterol. 41(1). 46-55, 2017

Klatsky, A.L. et al.: Archives of Internal Medicine. 166,1190-1195. 2006

Klemmer, I. et al.: Hepatology Research. 11.1094-109. 2011

Modi, A. A. et al.: Hepatology. 51, 201-209, 2010

Molloy, J.W. et al.: Hepatology. 55(2). 429-36. 2012

Shim, S.G. et al.: J Gastroenterol Hepatol. 28(12). 1877-84. 2013

Tanida, I. et al.: Jpn J Infect Dis. 68(4). 268-75. 2015

Wadhawan, M./ Anand, A.C.: J of Clin Experi Hepatology. 6(1). 40-6, 2016

Xiao, Q. et al.: Hepatology, 60(6). 2091–8, 2014

3.2 Gesunde Ernährung und gesundheitsfördernde Nahrungsergänzungsmittel am Beispiel der zwölf Vitalfelder

Béliveau, Richard/Gingras, Denis: Krebszellen mögen keine Himbeeren. Goldmann Verlag. München 2019

Budwig, Johanna: Die Original-Öl-Eiweiß-Kost. Das Grundlagenbuch. Ausgabe der Stiftung. Knaur Verlag. München 2017

Budwig, Johanna: Krebs, das Problem und die Lösung. Die Dokumentation. 2010

Dittrich-Opitz, Christian: Mitochondrien. Mehr Lebensenergie durch gesunde Zellkraftwerke. Hans Nietsch Verlag. Rossdorf 2017

Drevs, Prof. Dr. med. Joachim: Integrative Onkologie. Definition, Inhalte, Bedeutung. de Gruyter Verlag, Berlin 2020

Ghidoni, Dei Cas et al.: Dietary Curcumin. 2019

https://www.wp.de/staedte/herdecke-wetter/fast-jeder-patient-schluckt-zu-viele-pillen-id8813346.html

https://www.zentrum-der-gesundheit.de/heilkraft-von-kohl.html

Know, Lee: Die Mito-Medizin. Wie Sie Ihre Zellkraftwerke schützen, Krankheiten heilen und lange leben. Gesunde Mitochondrien, gesunder Körper. VAK Verlag. Kirchzarten 2018

Longo, Valter: The Longevity Diet. 2018

Longo, Valter: Iss dich jung. Die Longevità-Diät. Goldmann Verlag. München 2018

news.psu.edu

Schreiber, David Servan: Das Anti-Krebs Buch. Goldmann Verlag. München 2010

Sheffield Chamber of Commerce and Industry: Freeze-dried fruit does retain its goodness. Pressemitteilung undatiert

Wark, Chris: Chris Beat Cancer: A Comprehensive Plan for Healing Naturally. 2018

www.naturalnews.com und csiro.au

www.zentrum-der-gesundheit.de

3.3 Wasser – ein Lebenselixier

Batmanghelidj, F.: Sie sind nicht krank, sie sind durstig. Heilung von innen mit Wasser und Salz. VAK Verlag. Kirchzarten 2003

Class, A.: Strömungsberechungen für VortexPower AG. 2013

Pollack, Gerald H.: Cells, Gels and the Engines of Life. 2001

Pollack, Gerald H.: Wasser. Viel mehr als H_2O. VAK Verlag. Kirchzarten 2014

Sheldrake, Rupert: Das schöpferische Universum. Die Theorie des Morphogenetischen Feldes. 1993

3.4 Sauerstoff, Atmung und Krebswachstum

Ardenne/Urban/Fischer: Wo hilft Sauerstoff-Mehrschritt-Therapie? Erster schneller Weg zur anhaltenden Steigerung der Energie im menschlichen Organismus. 1989

Francia, Luisa: Beschützt, bewahrt, geborgen. Ullstein Verlag. Berlin 2010

Kreutzer, Dr. Franz: Intravenöse Sauerstofftherapie (IOT). Oxyvenierungstherapie nach Dr. Regelberger in Theorie und Praxis. Von den Anfängen bis in die Gegenwart. Deutsche Gesellschaft für Oxyvenierungstherapie e.V.

Petrova, V.: The hypoxic tumour environment. Nature 2018 (Krebs-assoziierte Fibroblasten)

https://www.atemmassage.de/atemerfahrung/allgemeines-zum-atem/zwerchfell-atmung

Petrova et al.: Oncogenesis (2018)7.10 DOI 10.1038/s41389-017-0011-9

Regelsberger, H. S.: Oxyvenierungstherapie in Wissenschaft und Praxis. Haug Verlag. Stuttgart 1976

3.5 Darmgesundheit pflegen

Banerjee, Sagarika et al.: The ovarian cancer oncobiome, Oncotarget 2017. May 30.8(22). 36225-36245

Claire F./Wesselingh, Steve L./Waliul, Khan I./Rogers, Geraint B./ Steinberg, Gregory R./Keating, Damien J.: The gut microbiome regulates host glucose homeostasis via peripheral serotonin. Proceedings of the National Academy of Sciences Oct 2019, 116 (40) 19802-19804. DOI. 10.1073/pnas.1909311116

Hung, Ivan, F.N./Wong C. Y.: Assessing the risks and benefits of treating Helicobacter pylori infections. Therapeutic Advances in Gasteroenterology 2. Nr.3. Mai 2009. 141-147

Iida, N. et al.: Commensal bacteria control cancer response to therapy by modulating the tumor microenvironment. Science 2013. 342. 967-70

Marschalek, J. et al.: Influence of orally administered pro-biotic lactobacillus strains on vaginal microbiota in women with breast cancer during chemotherapy. A randomized placebo-controlled double-blinded pilot study. Breast Care (Basel) 2017. 12. 335-9

Martin, Alyce M./Yabut, Julian M./Choo, Jocelyn M./Page, Amanda J./Sun, Emily W./ Jessup, Valles-Colomer, M./Falony, G. et. al.: The neuroactive potential of the human gut microbiota in quality of life and depression. Nature Microbiology 2019

Valles-Colomer, M. et al.: Nature Microbiol. https:// doi.org/10.1038/s41564-018-0337-x; 2019

Vancamelbeke, Maaike/Vermeire, Séverine: The intestinal barrier. A fundamental role in health and disease, in: Expert Rev Gastroenterol Hepatol. 2017 September. 11(9). 821-834. Doi. 10.1080/17474124.2017.1343143

www.mymicrobiome.info

3.6 Stress

Banerjee, S. et al.: Professional burnout in European young oncologists. Results of the European Society for Medical Oncology (ESMO). Young Oncologists Committee Burnout Survey. Psychooncology 26. 1732-1740 (2017). Ann. Oncol. 28. 1590-1596. 2017

Bundesgesundheitsblatt 2013. 56. S. 749-754

Fuchs/Gerber: Handbuch Stressregulation und Sport. Springer Verlag. Heidelberg/Berlin 2018

Hapke, U. et al.: Chronischer Stress bei Erwachsenen in Deutschland.

Küchler et al.: Impact of Psychotherapeutic Support for Patients With Gastrointestinal Cancer Undergoing Surgery. 10-years Survival Results of a Randomized Trial. Journal of Clinical Oncology. Vol. 25. No.19. July 1. 2007

Medisauskaite, A./Kamau, C.: Prevalence of oncologists in distress. Systematic review and meta-analysis

Morgan, G./Ward, R./Barton, M.: The contribution of cytotoxic chemotherapy to 5-year survival in adult malignancies. Clin Oncol (R Coll Radiol). 2004 Dec.16(8). 549-60. doi. 10.1016/j.clon.2004.06.007. PMID. 15630849

Reps, Paul: Ohne Worte ohne Schweigen. 101 Zen-Geschichten. O.W. Barth Verlag. München 1989

Rosa, Hartmut: Beschleunigung. Die Veränderung der Zeitstrukturen in der Moderne. Suhrkamp Verlag. Frankfurt/M 2005

Schmid, G. B.: Selbstheilung durch Vorstellungskraft. Springer Verlag. Heidelberg/Berlin 2011

Simonton, Dr. Oscar Carl: Wieder gesund werden und Auf dem Wege der Besserung. Rowohlt Verlag. Reinbek 2001 (Originaltitel: Getting well again/On the healing journey)

Tolle, Eckart: Jetzt. Die Kraft der Gegenwart. Ein Leitfaden zum spirituellen Erwachen. Kamphausen Verlag. Bielefeld 2010

Turner, Kelly: 9 Wege in ein krebsfreies Leben. Wahre Geschichten von geheilten Menschen. Irisiana Verlag. München 2015

Wärburg, Peter: Stress und die neue Un-Gesundheit. Natur und Kultur. 2002

Yawger, Dr. N.S.: Archives of Neurology and Psychiatry.Emotions as the cause of rapid and sudden death. S. 875-879, 1936

3.7 Zucker – Krebstreiber erster Güte

Donner, Susanne: Warum viele in die Süßstofffalle tappen. Die Welt. 2014

Soffritti, M./Padovani, M. et al.: The carcinogenic effects of aspartame. The urgent need for regulatory re-evaluation. Am. J. Ind. Med. 57. 383–397. 2014

Suez, J./Korem, T./Zeevi, D. et al.: Artificial sweeteners induce glucose intolerance by altering the gut microbiota. Nature 514. 181-186 (2014) https://doi.org/10.1038/nature13793

Winters, N.: Stoffwechsel in Balance. Krebs ohne Chance. Riva Verlag. München 2018

3.8 Die Verschiebung des Immunsystems

Janssen, LME./Ramsay, EE./Logsdon, CD./Overwijk, WW.: The immune system in cancer metastasis. Friend or foe? J Immunother Cancer. 2017 Oct 17. 5(1). 79. Doi. 10.1186/s40425-017-0283-9. PMID: 29037250. PMCID. PMC5644253

Jianguang, Ji/Sundquist, Kristina: Incidence of Cancer in Patients With Schizophrenia and Their First-Degree Relatives. A Population-Based Study in Sweden. Schizophr Bull. 2013 May. 39 (3). 527-536

3.9 Mitochondrien – Kraftwerke der Zellen

Béliveau, R./Gingras, D.: Krebszellen mögen keine Himbeeren. Kösel Verlag. München 2018

Buck, K. et al.: J. Clin. Oncol. 2011, Online DOI. 10.1200/JCO.2011.34.6478 (über Phytoöstrogene)

Dittrich-Opitz, Christian: Mitochondrien. Mehr Lebensenergie durch gesunde Zellkraftwerke. Hans Nietsch Verlag. Rossdorf 2017

Drevs, Prof. Dr. med. Joachim: Integrative Onkologie. Definition, Inhalte, Bedeutung. de Gruyter Verlag. Berlin 2020

Know, Lee: Die Mito-Medizin. Wie Sie Ihre Zellkraftwerke schützen, Krankheiten heilen und lange leben. Gesunde Mitochondrien, gesunder Körper. VAK Verlag. Kirchzarten 2018

Ray, Anasuya/Vasudevan, Smreti/Sengupta, Suparna: 6-Shogaol Inhibits Breast Cancer Cells and Stem Cell-Like Spheroids by Modulation of Notch Signaling Pathway and Induction of Autophagic Cell Death

Seyfried, Thomas N.: Cancer as a Metabolic Disease.Wiley 2012

3.10 Der Säure-Basen-Haushalt

Limburg-Stirum, Dr. Johan van: Moderne Säure-Basen-Medizin. Hippokrates 2008

Pischinger, Alfred: Das System der Grundregulation. Haug Verlag. Stuttgart 2010, 12. Auflage

Yeo, M./Kim, Dk et al: Selective induction of apoptosis with proton pump inhibitors in gastric cancer. Clin Cancer Res. 2004, 10 (24)

3.11 Infektionen ausheilen und verhindern

Fachgesellschaft für Ernährungstherapie und Prävention: https://fet-ev.eu/entzuendungen-symptombild

Holger, N.I.S. inc.: Proceedings of the first annual symposium held june 18-19 1999, Montreal, Canada

Jensen, Gitte: Pleomorphic Microbes in Health and Disease. Proceedings of the first annual symposium held june 18-19 1999. Montreal, Canada

Jensen, Gitte: https://mystemcellpower.com/business/gitte-jensen-phd.html

3.12 Chronische Entzündungen – Silent Inflammation

Balkwill, F./Charles, KA./Mantovani, A.: Smoldering and polarized inflammation in the initiation and promotion of malignant disease. Cancer Cell. 2005 Mar. 7(3). 211-7. doi. 10.1016/j.ccr.2005.02.013. PMID: 15766659

Singh, N./Baby, D./Rajguru, JP./Patil, PB./Thakkannavar, SS./Pujari, VB.: Inflammation and cancer. Ann Afr Med. 2019 Jul-Sep. 18(3). 121-126. doi. 10.4103/aam.aam.56.18. PMID: 31417011; PMCID: PMC6704802

Stix ,G.: A malignant flame. Understanding chronic inflammation, which contributes to heart disease, Alzheimer‘s and a variety of other ailments, may be a key to unlocking the mysteries of cancer. Sci Am. 2007 Jul. 297(1). 60-7. doi. 10.1038/scientificamerican0707-60. PMID: 17695843

4 Balance – alles im Fluss

Turner, Kelly: 9 Wege in ein krebsfreies Leben. Wahre Geschichten von geheilten Menschen. Irisiana Verlag München 2015

5 Strategien der biologischen komplementären Onkologie

Barkleit, G.: Scheitern eines innovativen Ansatzes. Manfred von Ardenne und die Krebs-Mehrschritt-Therapie. Deutsches Ärzteblatt Jg 102. Heft 6. 11.02.2005, S. 344-348

Bryant,A./Meyers: PEMF – The 5th Element of Health. Balboa Press. 2013

Mechanisms and therapeutic effectiveness of pulsed electromagnetic field therapy in oncology, Maria Vadalà, Julio Cesar Morales-Medina, et al. in Cancer Medicine, 2016. 5(11). 3128-3139

Coley Nauts, Helen/McLaren, John: Cancer Research Institute New York. Coleys Toxin. The First Century, in: Consensus on Hyperhtermia for the 1990. pp 483-500

Flashar, Hellmut: Hippokrates. Meister der Heilkunst. C.H. Beck Verlag. München 2016

Nilroy, R. et al.: Frontiers in Oncology June 2020. Vol.10 Article 819. Integrating Loco-Regional Hyperthermie into the current oncology practice. SWOT and TOWS analyses

Ross, A.: Treating Cancer with Insulin Potentiation Therapy. Hauser 2002

Szasz, A./Szasz, N./Szasz, O.: Oncothermia. Principles and Practices. Springer Verlag. Berlin 2011

The Edwin Smith papyrus. Published March 2011, BMJ 2011. 342. d1598

Thomas, M.B./Zhu, A.X.: Hepatucellular carcinoma:.The need for progress. J. Clin. Oncol. 2005, 23. 2892-2899

6 Krebstherapien – out of the box

Bakhiya, N./Demuth, I. et al.: Höchstmengen für Vitamine und Mineralstoffe in Nahrungsergänzungsmitteln. J Consum Prot Food Saf 13. 25-39 (2018)

Beyer, Frank: Eiweiß-spaltende Enzyme. Enzympräparate unter der Lupe, in: DAZ 2013. Nr. 22, S. 71

Dtsch Med Wochenschr.: Iod. Autoimmunerkrankungen und Fatigue. 2004. 129. 641-645

Derry, D.M.: Breast Cancer and Iodine. Trafford publishing Canada. 2001

GFV: Vitalpilze. Naturkraft mit Tradition neu entdeckt. Veröffentlicht im Eigenverlag der Gesellschaft für Vitalpilze e.V., 2017, 4. Auflage

Giovannucci, E. et al.: Prospective study of predictors of vitamin D status and cancer incidence and mortality in men. J Natl Cancer Inst 2006. 98. 451-459

Gorham, ED. et al.: Vitamin D and prevention of colorectal cancer. J Steroid Biochem Mol Biol 2005. 97. 179-194

Grant, WB.: An estimate of premature cancer mortality in the U.S. due to inadequate doses of solar ultraviolet-B radiation. Cancer 2002. 94. 1867-1875

Gröber, Uwe: Tabelle Orthomolekulare Medizin. Wissenschaftliche Verlagsgesellschaft. Stuttgart 2008

Gröber, Uwe: Arzneimittel und Mikronährstoffe. Wissenschaftliche Verlagsgesellschaft. Stuttgart 2018, 4. Auflage

Kelley, Robin K./Andrew, H. Ko.: Erlotinib in the treatment of advanced pancreatic cancer. Biologics. targets & therapy vol. 2,1 (2008). 83-95. doi. 10.2147/btt.s1832

Kienle, G.: Misteltherapie bei Krebs. Was ist belegt, was nicht?, in: Gynäkologie und Geburtshilfe, 11, 2019

Longo, Valter: Iss Dich jung. Goldmann Verlag. München 2018

Mastinu et al.: Zur entgiftungsfördernden, anti-entzündlichen und antioxidativen Wirkung von ZK. Molecules 2019. 24. 1517

Paepke, D.: Die Misteltherapie in der Onkologie. Im Focus Onkologie. 2018. 21 (3). S. 64-68

Paepke, D.: Misteltherapie in der Onkologie. Komplementärmedizin für eine bessere Lebensqualität. Im Focus Onkologie 2020. 23 (4). S. 66-70

Simonton, Oscar Carl: Auf dem Wege der Besserung. Schritte zur körperlichen und spirituellen Heilung. Rowohlt Verlag. Reinbek b. Hamburg 2013

Tipping, Colin: Ich vergebe. Der radikale Abschied vom Opferdasein. Kamphausen Verlag. Bielefeld 2010

Torremante, P.: Mastopathie. Mammakarzinom

Tröger, W./Galun, D. et al.: Lebensqualität von Patienten mit fortgeschrittenem Pankreaskarzinom unter Misteltherapie., in: Deutsches Ärzteblatt. Jg. 111. Heft 29-30. 21. Juli 2014, S. 493-502

Turner, Kelly: Radical Hope. 10 Key Healing Factors from Exceptional Survivors of Cancer & Other Diseases. HayHouse Inc. 2020

Weißenborn, A.: Keine klar definierten Referenzwerte für essentielle Mikronährstoffe

Zinn, Jon Kabat: Gesund durch Meditation. O.W. Barth Verlag. München 2001

Zonulin, Lamprecht et al.: Journal of the International Society of Sports Nutrition (2015) 12:40

Behandlung mit Medikamenten ohne Zulassung

Corsello, S. M./Nagari, R. T./ Spangler, R. D. et al.: Discovering the anticancer potential of non-oncology drugs by systematic viability profiling. Nat Cancer 1, 235-248 (2020). https://doi.org/10.1038/s43018-019-0018-6

Die Welt am Sonntag Nr. 46, 13.11.2016. S. 36-37

Ekinci, E./Rohondia, S./Khan, R./Dou, QP.: Repurposing Disulfiram as An Anti-Cancer Agent. Updated Review on Literature and Patents. Recent Pat Anti-cancer Drug Discov. 2019;14(2):113-132. doi: 10.2174/1574892814666190514 104035. PMID: 31084595

Friesen, C./Roscher, M./Alt, A./Miltner, E.: Methadone. Commonly Used as Maintenance Medication for Outpatient Treatment of Opioid Dependence. Kills Leukemia Cells and Overcomes Chemoresistance. Cancer Research 2008, 68. 6059-6064

Friesen, C./Roscher, M./Hormann, I,./Fichtner, I./ Alt ,A./Hilger, RA./Debatin, KM./ Miltner, E.: Cell death sensitization of leukemia cells by opioid receptor activation. Oncotarget 2013. 4, 655-690

Friesen, C./Hormann, I./Roscher, M./Fichtner,I./Alt, A./Hilger, R./Debatin, KM./ Miltner, E.: Opioid receptor activation triggering downregulation of cAMP improves effectiveness of anti-cancer drugs in treatment of glioblastoma. Cell Cycle 2014. 13(10). 1560–1570

Huang, W./Sundquist, J./ Sundquist, K. et al.: Phosphodiesterase-5 inhibitors use and risk for mortality and metastases among male patients with colorectal cancer. Nat Commun 11, 3191 (2020). https://doi.org/10.1038/s41467-020-17028-4

McLelland, Jane: Den Krebs aushungern, ohne selbst zu hungern. VAK Verlag. Kirchzarten 2020

Miltyk, W.: Celecoxib in Cancer Therapy and Prevention. Review. Curr Drug Targets. 2019;20(3):302-315. doi: 10.2174/1389450119666180803121737. PMID: 30073924

Moorjani, Anita: Heilung im Licht. Goldmann Verlag. München 2015

Novalis, Georg Philipp Friedrich von Hardenberg: 1772-1801, aus: 5. Hymne an die Nacht

Tang, Jing/Li, Zhijie/Lan Lu/Chi Hin Cho: β-Adrenergic system, a backstage manipulator regulating tumour progression and drug target in cancer therapy. Seminars in Cancer Biology. Volume 23. Issue 6. Part B. 2013, Pages 533-542

Tołoczko-Iwaniuk, N./Dziemiańczyk-Pakieła, D./Nowaszewska, BK./Celińska-Janowicz, K./ Zi, Fuming/Zi, Huapu et al.: Metformin and cancer. An existing drug for cancer prevention and therapy. Oncology letters 15. 683-690, 2018

ILT und Meditationen

Hay, Louise: Gesundheit für Körper und Seele. Ullstein Verlag Berlin 2010, 12. Auflage (Originaltitel: You can Heal your Life)

Martinez, Dr. Mario: The MindBody Code. How to Change the Beliefs that Limit your Health

Pema, Chödrön: Die Weisheit der Ausweglosigkeit. Arbor Verlag. Freiburg 2012 (Originaltitel: Comfortable with uncertainty)

Thich, Nath Hanh: Das Wunder der Achtsamkeit. Theseus Verlag. Bielefeld 2009 (Originaltitel: The Miracle of Mindfulness)

Tipping, Colin: Radical Forgiveness

Tolle, Eckhart: Jetzt. Die Kraft der Gegenwart. Kamphausen Media Verlag. Bielefeld. 2010. 15. Auflage (Origtinaltitel: The Power of Now)

Turner, Dr. Kelly: Neun Wege in ein Krebsfreies Leben. Irisiana Verlag. München 2015 (Originaltitel: Radical Remission)

Turner, Dr. Kelly/White, Tracy: Hoffnung auf ein krebsfreies Leben. Irisiana Verlag. München 2021

Winters, Dr. Nasha/Kelley, Jess Higgins: Stoffwechsel in Balance. Krebs ohne Chance. Kapitel 12: Seelisches und emotionales Wohlbefinden: die stärkste Medizin (Originaltitel: The Metabolic Approach to Cancer. Chapter 12: Mental and emotional wellbeing. Cultivating the most powerful medicine of all)

Anmerkungen

1 Corpus Hippocraticum, elfter Brief IX, 328 L.

2 *Goethe, Johann Wolfgang von:* Gedichte: Ausgabe letzter Hand 1827, Zahme Xenien, Kapitel 3

3 *Goethe, Johann Wolfgang von:* Gedichte. West-östlicher Diwan. 1814-1819. Buch des Sängers

4 *Tao Te King:* Zweiter Vers. DTC Klassik. Okt.1991, 4. Auflage

5 *Evangelium nach Matthäus* 6,34

6 *Schmid, Gary Bruno:* Selbstheilung durch Vorstellungskraft. Springer Verlag. Heidelberg 2011

7 *Goethe, Johann Wolfgang von:* Eins und Alles (zweiter Teil des Gedichts). Hamburger Ausgabe. Band 1. Gedichte und Epen. Deutscher Taschenbuch Verlag. München 1998

8 Hippokrates. Erstes Buch

Über den Autor

Dr. med. Henning Saupe wurde 1964 in Laupheim/Oberschwaben geboren. Er ist Vater von drei Söhnen. Dr. Saupe lebt in Bad Emstal, nahe Kassel.

Sein Medizinstudium absolvierte er von 1986 bis 1992 an der Universität Ulm, wo er auch 1992 seine Approbation erhielt.

1995 erhielt er nach erfolgreicher Promotion im Fachbereich Psychotherapie den Titel Doktor der Medizin.

1996 erhielt Dr. Henning Saupe auch die schwedische Approbation. Er arbeitete zehn Jahre lang in Stockholm als Allgemeinmediziner mit Interessenschwerpunkt Naturheilkunde, anthroposophische Medizin und ganzheitliche Krebstherapie.

Von 1997 bis 2006 war er als Vorstandsmitglied in der schwedischen Vereinigung der Anthroposophischen Ärzte (LAOM) tätig.

Im Januar 2005 gründete und eröffnete er die Arkadiakliniken in Stockholm, die erste Hyperthermieklinik in Schweden, die sich auf onkologische Hyperthermie spezialisiert hatte.

2006 entschied er, zusammen mit einem ärztlichen Kollegen, die Arcadia-Praxis in Kassel zu gründen, die er 2009 um zusätzliche Therapien erweiterte.

Im Juni 2014 eröffnete er die neue Arcadia-Praxisklinik in Bad Emstal. Seither ist Dr. Henning Saupe ärztlicher Leiter der Praxisklinik.

Auszeichnungen und Mitgliedschaften

Seit 2005 hält Dr. Henning Saupe regelmäßig Vorträge in Skandinavien (Stockholm, Oslo, Göteborg, Malmö) und 2019 erstmalig auch in den USA zum Thema „Ganzheitliche Krebsbehandlung".

Im September 2007 wurde ihm der „Professor-Olof-Lindals-Preis für Komplementärmedizin" im Reichstagsgebäude in Stockholm für sein „Verdienst, die medizinische Hyperthermie in die Komplementärmedizin in Schweden einzuführen" verliehen.

Henning Saupe ist Mitglied der ICHS (International Clinical Hyperthermia Society) und der DGO (Deutsche Gesellschaft für Onkologie).

Mehr unter: www.arcadia-praxisklinik.de

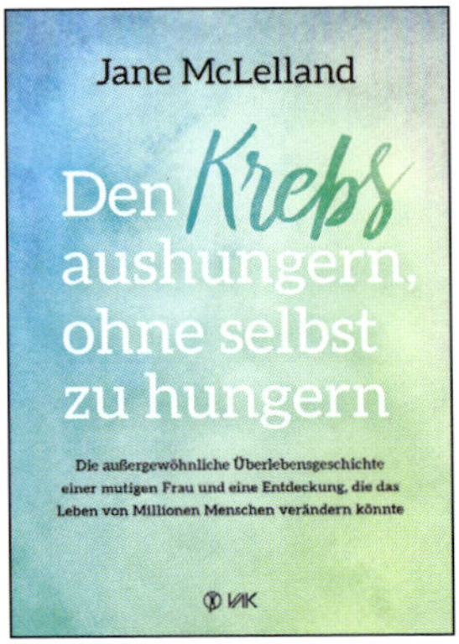

Jane McLelland:

Den Krebs aushungern, ohne selbst zu hungern

Leseprobe unter: www.vakverlag.de

Die Autorin war selbst an einem als unheilbar eingestuften Krebs erkrankt und begann, neben der klassischen Behandlung aus Operation und Chemotherapie zu recherchieren, welche Substanzen und Medikamente krebshemmende Nebenwirkungen haben. Herausgekommen ist ein synergistisches Zusammenspiel aus einer Ernährung, die Krebszellen buchstäblich verhungern lässt, starken Nahrungsergänzungsmitteln und einer Reihe altbekannter Medikamente, die auch eine krebshemmende Wirkung haben.

416 Seiten, 15 Abb, Klappenbroschur (15 x 21,5 cm)
ISBN 978-3-86731-234-9

Dr. Gerald H. Pollack:

Wasser – viel mehr als H_2O

Bahnbrechende Entdeckung: Das bisher unbekannte Potenzial unseres Lebenselements

Leseprobe unter: www.vakverlag.de

Dieses Sachbuch entschlüsselt bislang ungelöste Rätsel, die uns das Element Wasser aufgibt. Dr. Gerald Pollack hat zahlreiche Experimente mit Wasser durchgeführt. Sein Fazit: Es muss noch eine unentdeckte Qualität, eine bisher unbekannte Energie, einen anderen Aggregatzustand von Wasser geben als nur seine flüssige, seine gefrorene und seine dampfende Form! Mit diesem Buch nimmt er uns mit auf eine fantastische Entdeckungsreise durch die Welt des Wassers und zeigt uns ein verborgenes Universum voller physikalischer Aktivität.

368 Seiten, vierfarbig, Paperback (21 x 25 cm)
ISBN 978-3-86731-158-8

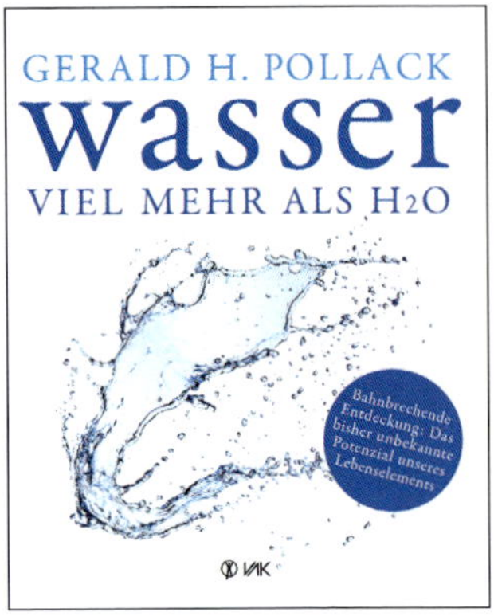

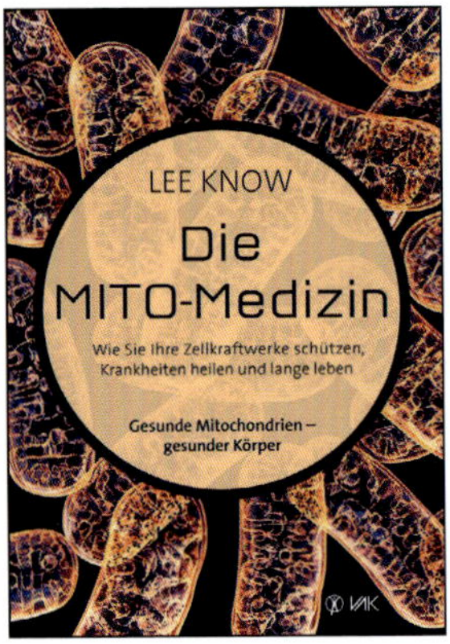

Lee Know:

Die Mito-Medizin

Wie Sie Ihre Zellkraftwerke schützen, Krankheiten heilen und lange leben

Leseprobe unter: www.vakverlag.de

Warum altern wir? Welche Verbindung besteht zwischen Alzheimer und Herzinfarkt? Was haben chronische Erschöpfung und Stress mit dem Stoffwechsel zu tun? Die Antworten auf all diese Fragen liefern die Mitochondrien, die nahezu jede Zelle in unserem Körper mit Energie versorgen. Wenn wir verstehen, wie sie funktionieren, verstehen wir auch, wie wir bis ins hohe Alter gesund bleiben können. Hier erfahren Sie, wie Sie Ihre Mitochondrien gesund erhalten können, wenn Sie z. B. in Ihren Alltag mehr Bewegung einbauen oder Ihre Ernährung mit gesunden Fetten, spezifischen Vitaminen und Nährstoffen aufwerten.

320 Seiten, 11 Illustrationen, Paperback (15 x 21,5 cm)
ISBN 978-3-86731-212-7

Abonnieren Sie unseren Newsletter (gratis) unter: www.vakverlag.de